整合型县域卫生新体系建设理论与实践
——对县域卫生高质量发展的系统思考

刘 珏 李满昌 宋 超 陈 楠 编著

北京大学医学出版社

ZHENGHEXING XIANYU WEISHENG XINTIXI JIANSHE LILUN YU SHIJIAN——DUI XIANYU WEISHENG GAOZHILIANG FAZHAN DE XITONG SIKAO

图书在版编目（CIP）数据

整合型县域卫生新体系建设理论与实践：对县域卫生高质量发展的系统思考 / 刘珏等编著． -- 北京：北京大学医学出版社，2025．9． -- ISBN 978-7-5659-3287-8

I . R199.2

中国国家版本馆 CIP 数据核字第 2024GV1956 号

整合型县域卫生新体系建设理论与实践——对县域卫生高质量发展的系统思考

编　　著：刘　珏　李满昌　宋　超　陈　楠
出版发行：北京大学医学出版社
地　　址：（100191）北京市海淀区学院路 38 号　北京大学医学部院内
电　　话：发行部 010-82802230；图书邮购 010-82802495
网　　址：http://www.pumpress.com.cn
E-mail：booksale@bjmu.edu.cn
印　　刷：北京瑞达方舟印务有限公司
经　　销：新华书店
策划编辑：董采萱
责任编辑：靳　奕　　责任校对：靳新强　　责任印制：李　啸
开　　本：787 mm×1092 mm　1/16　印张：19.25　字数：480 千字
版　　次：2025 年 9 月第 1 版　2025 年 9 月第 1 次印刷
书　　号：ISBN 978-7-5659-3287-8
定　　价：98.00 元

版权所有，违者必究

（凡属质量问题请与本社发行部联系退换）

前 言

医药卫生体制改革（医改）是世界性难题，既要遵循卫生事业改革发展的内在规律，又要紧密结合各国国情。在地大物博的中华大地，探索并实践一条符合县域卫生发展规律的道路难度很大。

近年来，紧密型县域医共体改革已从试点逐渐走向全面推进。有关县域卫生体系重构、紧密型医共体建设等研究论文、研究报告不断出现，推动着县域卫生改革从多以经验为根据的实践变得更系统化、理论化——分级诊疗制度已被公认是我国医药体制改革成功的标志。

作为县域卫生改革的亲历者、研究者、实践者，作者一直在思考什么是紧密型医共体、为什么要坚持紧密型医共体建设、如何才能建好紧密型医共体这几个问题，尤其是如何因地制宜地推动县域医共体建设，并实现县级医院高质量发展。

在具体实践中，我们深刻地感受到县域医改是一项复杂的系统性工程。它既要结合政策、创新性地开展工作，又要因地制宜、找到最符合当地实际的改革策略，还需要党和政府的高位统筹、医共体上下的齐心协力。既要有体制、机制上的改革和突破，也要有人、财、物等资源的重组优化，还要有县域卫生整体格局的变革和利益重构。

在推动改革和实施改革的各项具体工作中，比起恢宏的理论或繁杂的知识点，更需要一个系统性的工具来帮助更多的县域卫生工作者快速、全面、准确地了解紧密型医共体建设的全貌。编写一本可以全面、清晰、系统地介绍县域卫生体系重构或紧密型医共体建设的工具书，为广大县域医共体建设者提供普适性的基本原理或价值经验的念头慢慢在我脑海中成型。

正是怀着这样一种朴素的想法，我们有意识地关注全国医改动向、收集资料、查阅文献、开展调研，试图从紧密型医共体概念、发展历程、主要特点、改革难点、建设模式、主要路径，牵头医院、中医医院、妇幼保健院、基层医疗卫生机构等医共体成员单位发展策略和医防融合、疾病管理、县域卫生发展趋势等方面，阐述县域卫生改革与发展之路，以求为县域卫生改革决策者、践行者、研究者提供参考。

本书顺利出版我们感慨万分。首先感谢这个伟大的时代。是这个时代给予了我们躬耕县域，践行县域卫生体系重塑与探索高质量发展的机遇，让我们在实践中有所感、有所悟，亦有所获。其次，感谢县域卫生战线的同行们长期以来的关心、支持和鼓励，与他们的探讨也带给了我们更多、更深层次的思考。再次，感谢国家自然科学基金优秀青年科学项目等的支持，这让我们得以深入基层开展调研，并收集到了宝贵的一手资料。最后，还要感谢国家卫生健康委基层卫生健康司的指导、中国医院协会医共体分会等有关专家与学者的支持，感谢《中国县域卫生》杂志、健康县域传播平台等发布的全国优秀县域医改案例对本书的启发。在此，一并致以诚挚的感谢！

诚挚期望本书能为县域医共体建设同行提供参考。由于本书的编撰较为仓促，难免会有疏漏、不足之处，敬请广大专业同行予以指正，以便其修订和完善。

编者著
2025 年 3 月

目 录

第一章 紧密型县域医共体概述 … 1
- 第一节 紧密型医共体建设背景 … 3
- 第二节 紧密型医共体概念与内涵 … 8

第二章 紧密型医共体建设难点与困惑 … 17
- 第一节 医共体建设谁来主导 … 18
- 第二节 各地医共体模式是否相同 … 19
- 第三节 一个县应当建几个医共体 … 21
- 第四节 如何制定医共体发展战略规划 … 23
- 第五节 如何理顺利益相关关系 … 25
- 第六节 如何科学整合和合理分配有限的资源 … 26
- 第七节 如何实现医共体与专科联盟共赢 … 27
- 第八节 怎样才能成为"六位一体"的"一家人" … 28
- 第九节 什么样的信息化建设方案才是最佳选择 … 30
- 第十节 如何构建医共体集团化高质量运营架构 … 31

第三章 紧密型医共体建设关键环节 … 34
- 第一节 因地制宜制定科学的战略规划 … 35
- 第二节 紧密型医共体组织变革与设计 … 51
- 第三节 紧密型医共体建设权责清单机制 … 57
- 第四节 紧密型医共体内部治理机制 … 60
- 第五节 关于设立医共体理事会和党委的思考 … 63

第四章 医共体外部治理核心机制 … 66
- 第一节 医共体编制总量备案管理制度 … 67
- 第二节 医疗保险付费机制改革 … 68
- 第三节 基本公共卫生服务经费打包支付改革 … 76
- 第四节 紧密型医共体"两个允许"机制 … 80

第五章　紧密型医共体共享资源整合策略······92
第一节　共享资源整合概述······93
第二节　共享资源整合的原则与策略······98
第三节　专科资源整合与重塑策略······103
第四节　资源整合在医院等级评审中的应用······108

第六章　医共体人才培养模式与路径······111
第一节　医共体人力资源盘点与评估······112
第二节　医共体人才管理策略······120
第三节　医共体紧缺人才引进策略······123
第四节　医共体内部人才培养策略······128

第七章　医共体龙头医院发展······136
第一节　直面发展的机遇与挑战······137
第二节　共识县域医改"初心"······145
第三节　重塑医共体"龙头"医院定位······148
第四节　建好临床服务五大中心······155
第五节　差异化发展，重构专科诊疗中心······166
第六节　建强县域急诊急救体系······172

第八章　医共体中医医院发展······177
第一节　县级中医医院发展的机遇与挑战······178
第二节　医共体中医医院发展策略······189

第九章　医共体妇幼保健体系发展······204
第一节　我国妇幼保健体系发展概述······205
第二节　县级妇幼保健院发展策略······210

第十章　医共体基层卫生发展······216
第一节　乡镇卫生院发展历程与挑战······217
第二节　回归本位，做好基层健康"守门人"······222
第三节　主动融入医共体，构建发展新格局······223
第四节　错位发展，打造特色专科/专病······224
第五节　"用好"医共体资源共享中心······226
第六节　"用活"下沉专家，激发临床活力······227
第七节　守正创新，打造群众喜爱的中医服务······228
第八节　注重慢病管理，做好医防深度融合······231
第九节　注重政策落实，夯实高质量发展基础······235

第十一章　医共体医防融合与慢病管理·······238
- 第一节　国内外医防融合经验·······239
- 第二节　医防融合价值与难点·······241
- 第三节　紧密型医共体医防融合策略·······245
- 第四节　医防融合在慢病管理中的应用与延伸·······247
- 第五节　新基本公共卫生模式探讨·······249

第十二章　医共体集团化运营管理·······253
- 第一节　医院运营管理概述·······254
- 第二节　医共体整体运营管控体系构建·······258
- 第三节　医共体绩效考核体系建设·······266
- 第四节　医共体专项运营管理·······269
- 第五节　医共体内部控制与风险管理·······274

第十三章　面向未来：从1.0走向3.0·······279
- 第一节　县域卫生发展趋势·······280
- 第二节　因地制宜构建医共体建设模式·······284
- 第三节　从县域医共体走向健康共同体·······289

参考文献·······294

第一章

紧密型县域医共体概述

新中国成立后，我国先后经历5个主要阶段的医药体制改革（医改）。紧密型医疗共同体（医共体）建设是在第5个阶段提出的，并先后经历了2015年分级诊疗，2017年医联体建设，2019年医共体试点，2020年后全面推进、高质量发展4个主要阶段，先后颁布了诸多新政策、出台了诸多新措施和新要求。

在医共体建设中，县域卫生改革者和实践者常常关注三大主要问题：一是什么是紧密型医共体。在相关政策文件中，对紧密型医共体建设的要求、规范、考核标准有较为系统的阐述，但仍然有人对紧密型医共体的概念和内涵理解得不够准确。二是为什么要搞新医改、要搞医共体建设。时至今日，依然有一些人对国家推行紧密型医共体建设或多或少存在一些顾虑或疑问；也有很多县未启动或刚刚启动改革，一些县只是在做"形式上"的医共体。三是紧密型医共体建设是县域卫生体系重构的过程，它不单单是一项政治任务、民生工程，也是资源整合、体系改革的过程。作为新的医改方向，必然会遇到一些难点和问题，但这些难点和问题有"被放大"的倾向。

为什么会存在上述问题呢？我们先从中国县域医改历程（图1-1）来探寻紧密型医共体建设为何会成为县域医改的主要方向和发展趋势。

图 1-1 中国县域医改历程

第一节 紧密型医共体建设背景

回顾一下整个医药体制改革（医改）的历史，或许我们可以看出医改是一个复杂的工程，是全社会都在高度关注的持久性改革，尽管每次改革的背景不同、任务不同，过程有难易，效果有大小，但历次改革都适应了社会发展的阶段性需要。中国医改从1985年已经开始，总体分为3个阶段：第一阶段是1985年，医药卫生市场化改革起步。第二阶段是2009—2018年，医药卫生市场化改革深化。第三阶段是2019年以后，全面深化"三医联动"医药卫生体制改革。紧密型医疗卫生共同体（医共体）改革是我国医改进入新时期、新阶段的一次针对县域卫生发展的一次新型改革。

一、1979—2008年"新医改"起步：构建中国特色卫生体系

我们现在讲的"新医改"是相对于1997年以前的卫生体制改革而言的。

1979年，医改"初露端倪"。时任卫生部部长钱信忠在媒体采访时提出要"运用经济手段管理卫生事业"。

1980年，国务院批转卫生部《关于允许个体开业行医问题的请示报告》，打破了国营公立医院在医疗卫生领域一统天下的局面。

1985年，中国医改元年。卫生部提出"必须进行改革，放宽政策，简政放权，多方集资，开阔发展卫生事业的路子，把卫生工作搞好"。

1989年，国务院批转卫生部等发布的《关于扩大医疗卫生服务有关问题的意见》，让医改在争议中继续前行。

1992年，向"医疗市场化"进军。国务院下发《关于深化卫生改革的几点意见》，医院要在"以工助医""以副补主"等方面取得新成绩，医疗服务进入市场化阶段。

2000年，公立医院产权"变卖"。国务院体改办等发布《关于城镇医药卫生体制改革的指导意见》。其中，"鼓励各类医疗卫生机构合作、合并""共建医疗服务集团、营利性医疗卫生机构""医疗服务价格放开，依法自主经营，照章纳税"等条目，被解读为完全"市场化"的医改开了绿灯。

2003年，严重急性呼吸综合征（SARS）疫情在全国蔓延，中国开始反思公共卫生体系的漏洞，进而开始审视整个卫生事业。

2005年，医改风云突变。时任卫生部政策法规司司长刘新明提出"市场化非医改方向"，中国医改再次引起关注。

可以看出，1985年以后"医疗卫生机构市场化转型"，目的是引进社会力量，加强基层卫生能力。核心思路是医疗保障制度、医疗服务体制、药品生产流通体制三大改革。但也出现了过度市场化、公立医院民营化、基层人才大量流失等突出问题。

到2007年，通过10年的"医疗卫生机构市场化转型"发展，各级医疗卫生机构得

到大幅度的发展；但与此同时也出现了大医院越来越大，基层医院越来越弱，基本公共卫生（公卫）形式化，医疗卫生机构之间恶性竞争、同质化竞争、医疗质量不高等新问题。县域内医疗卫生机构之间消除服务的割裂与分散，提升整体服务水平迫在眉睫。

2007—2008年，医改进入最后冲刺阶段，最新医改方案提交2008年3月的中华人民共和国全国人民代表大会和中国人民政治协商会议（两会）讨论。至此，中国医疗改革近30年的风雨征途进入了最后的冲刺阶段。

二、2009—2018年医药卫生市场化改革深化：构建整合医疗卫生服务体系

2009年也被称为"新医改年"。国务院出台《医药卫生体制改革近期重点实施方案（2009—2011年）》，其中重点提出5项改革：一是加快推进基本医疗保障制度建设，二是初步建立国家基本药物制度，三是健全基层医疗卫生服务体系，四是促进基本公共卫生服务逐步均等化，五是推进公立医院改革试点。此五项重点改革，旨在着力解决群众反映较多的"看病难、看病贵"问题。

2012年3月，国务院印发《"十二五"期间深化医药卫生体制改革规划暨实施方案》，提出"到2015年，个人卫生支出占卫生总费用的比例降低到30%以下，看病难、看病贵问题得到有效缓解"。6月，《深化医药卫生体制改革三年总结报告》完成。此报告指出，新一轮医改统筹推进5项重点改革，如期全面完成了3年医改各项任务。8月，卫生部、财政部等联合发布了《关于开展城乡居民大病保险工作的指导意见》。开展大病保险，对城乡居民因患大病发生的高额医疗费用给予报销，目的是要解决群众反映强烈的"因病致贫、因病返贫"问题，使绝大部分人不会再因为疾病陷入经济困境。

这一时期，医疗卫生领域也出现了腐败现象严重、医药流通行业乱象问题。着力解决人民群众最关心、最直接、最现实的利益问题，全面加强公卫服务体系建设，建立健全疾病预防控制、健康教育、妇幼保健、精神卫生、应急救治、采供血、卫生监督和计划生育等专业公共卫生服务网络，完善以基层医疗卫生服务网络为基础的医疗服务体系的公共卫生服务功能。基层卫生能力与发展再次成为焦点。

但是，群众"看病难、看病贵"的难题始终没有得到有效解决。核心原因：一是县域内医疗服务能力弱，尤其是针对大病和急难重症。二是群众经济收入增加，对医疗服务的要求提高，都希望能找大医院、大专家看病，大医院人满为患，基层医院发展受限，县外就医比例居高不下，导致了大量的医保资金外流。本质上，是群众对本地医疗卫生机构的信任度没有增加。因此，2015年9月，国务院办公厅印发的《关于推进分级诊疗制度建设的指导意见》推行基层首诊、双向转诊、急慢分治、上下联动的分级诊疗模式，建立符合国情的分级诊疗制度，引导常见病、多发病回归基层，回归县域。

长期以来，制约县域卫生发展的核心因素之一，就是人才与技术短板。县级医院，尤其是偏远的、欠发达县份，可引进副高级职称以上人才或重点大学本科、研究生以上学历人才；但受制于县级医院平台较低，此问题很难在短期内通过自身的努力解决。

2017年4月，国务院办公厅印发《国务院办公厅关于推进医疗联合体建设和发展的指导意见》，提出医联体4种类型：在城市组建城市医疗集团，在农村组建县-乡-村一体化的紧密型县域医共体，国家、省、市三级医院与二级医院建立医联体和专科联盟，在边远、贫困地区发展远程医疗协作网。它们可有效提升基层服务能力，解决基层卫生专科人才、专业人才和技术短板。在一定程度上弥补了基层卫生发展在人才与技术上的"先天不足"。

然而，多年以来，县域卫生一直存在"条块分割"，传统意义上的办医主体是政府，管医主体也是政府。卫生局（后改为卫生健康局，简称卫健局）代表政府管理辖区内政府主办的县（乡）公立医疗卫生机构、村（居委会）卫生室及民营医疗卫生机构，在这种管理机制下，县级医院之间彼此缺乏协作；县、乡医疗卫生机构之间彼此也少有管理与技术上的协同；村（居委会）卫生室虽为乡镇卫生院代管，但其关系依旧较为松散。换言之，县级医院作为县内代表最高技术的医疗卫生机构，对县内其他医疗没有管理权限，也不存在法律层面和管理层面的义务。基于市场化因素，医疗卫生机构之间彼此竞争，这可能会导致基层医院被"虹吸"和弱化。这既不利于各医疗卫生机构持续发展，也不利于县域卫生整体能力提升。

针对第二阶段医改，有两个截然相反的观点：第一种观点是问题的根源在于商业化、市场化的走向违背了医疗卫生事业发展的基本规律。第二种观点坚持认为计划经济体制是造成卫生事业问题的根源，认为目前的市场化改革不彻底，改革的方向应坚持市场化。我们认为，商业化、市场化的走向是造成消极影响的原因之一。

医疗卫生服务不适合商业化、服务化的走向，原因有以下几点：

医疗卫生服务的公共品性质与商业化、市场化服务方式之间的矛盾。具有公共品性质的服务是营利性市场主体做不了、做不好或不愿做的。必须且只能由政府来发挥主导作用。SARS所暴露的公共卫生危机充分显示出此问题的重要性。

医疗卫生服务可及性与商业化、市场化服务方式之间的矛盾。医疗卫生的普遍公共服务性质，决定了它必须能够及时满足每一位患者的需要。医疗卫生服务体系本身必须是多层次的、布局合理的。商业化、市场化的服务必然导致医疗服务资源在层次布局上向高端服务集中，在地域布局上向高购买力地区集中，从而使医疗卫生服务的可及性大大降低。

医疗卫生服务的宏观目标与商业化、市场化服务方式之间的矛盾。对于中国这样的发展中国家，合理目标只有选择成本低、健康效益好的医疗卫生干预重点及适宜的技术路线，才能实现卫生目标。商业化、市场化的服务体制下，医疗卫生服务机构及医务人员出于对营利目标和自身经济效益的追求，其行为必然与上述目标发生矛盾。在医疗卫生干预重点的选择上，只要将经济效益放在首位，就必然出现轻预防、重治疗，轻常见病和多发病、重大病，轻适宜技术、重高新技术的倾向。

疾病风险与个人经济能力之间的矛盾。如果将医疗服务需求视为私人消费品，主要依靠个人和家庭的经济能力来抵御疾病风险，则必然有相当一部分社会成员的医疗服务需求无法得到最低程度的满足，他们的基本健康权利无法得到保障。

解决这一问题，势在必行。紧密型医共体也正是在这样的背景下被提出，并从试点逐步成为县域卫生新医改的主要方式。

三、2019年以后：全面深化"三医联动"医药卫生体制改革

1. 从"三医联动"改革走向全面深化

医改是一项体系化改革工作，应包含医保、医疗、医药3条主线。单独的一项医改是不易成功的，只有"三医联动"的改革，才能推动医改进行，达到医改的目的。

我们发现在医改的进程中，主要切入角度为改革医保制度、降低药品价格、推动医疗资源的平衡，打破我国长期以来"以药养医"的局面，利用有限的医保基金，最大化满足人民群众对医疗服务的需求，提升我国医疗服务水平，建立健全更加健康的医疗卫生制度。

对于中国这样一个拥有14亿人口，34个省级行政区划、2843个县级行政区划的国家，医改的基本矛盾是医疗卫生的无限需求与医疗卫生有限资源的矛盾。有限的医疗卫生资源，如何在社会成员之间以及不同的医疗卫生需求之间进行合理的分配，必须首先解决保障谁、保障什么的问题。

基于此，医改有3种选择：①依然走市场化路线，优先满足部分社会成员的所有或大部分的医疗卫生需求，但"不公平问题""群众看病难、看病贵"问题都将得不到合理解决。②普惠化医疗，对所有的社会成员提供均等的、有限水平的服务保障，这样的方式也难以操作。③中国特色的正确选择，有效保障所有人的基本医疗需求。在此基础上，满足社会成员更多的医疗卫生需求，即保证公平性的基础上满足多样化需求。

改革开放以来，尤其是近10年来，随着经济社会发展和城市化进度加剧，县域内医疗需求呈现4种形式：①部分农村人口向县级城市为主的城市转移，以县级医院为主的城市医疗消费逐年增长。②虽是农村户籍人口，但医疗需求以县级医院为主的大病消费需求增加。③农村常住人口以乡镇卫生院为主的基本医疗需求增加，但乡镇卫生院难以满足群众医疗服务需求。④有以常见病和疾病预防为主的常见药品消费需求的患者，就医选择多为就近就医，多为村（居委会）卫生室、药店、乡镇卫生院。

换句话说，以农村人口为主的县域医疗卫生机构，既要能够满足大部分群众的基本医疗需求，也要能够满足少部分群众的多样性医疗服务新需求。这对县域医疗卫生机构在医疗技术、服务能力、服务水平等方面都提出了新的、更高的要求。而县域医疗卫生机构服务能力不足，也必将导致县外就医居高不下，从而造成医保基金大量流出甚至"穿底"。从"被逼出来"的三明医改实践来看，2011年医保基金穿底20 835万元，改革后2017年节余18 658万元，说明"三医联动"改革是县域医改的一条有效的路径。

2. 紧密型医共体从试点走向全面推进

2019年5月，国家卫生健康委等发布的《关于推进紧密型县域医疗卫生共同体建设的通知》要求"进一步完善县域医疗卫生服务体系，提高县域医疗卫生资源配置和使用效率，加快提升基层医疗卫生服务能力，推动构建分级诊疗、合理诊治和有序就医新秩

序。要求到2020年底，全国500个县（含县级市、市辖区，下同）初步建成目标明确、权责清晰、分工协作的新型县域医疗卫生服务体系，逐步形成服务、责任、利益、管理的共同体""构建服务责任、利益、管理共同体，实现县域就诊率90%，县域内基层就诊率达到65%左右，基层医疗卫生机构有能力开展的技术、项目不断增加。"

2019年8月，国家卫生健康委《关于印发紧密型县域医疗卫生共同体建设试点省和试点县名单的通知》在全国遴选山西省、浙江省为紧密型县域医共体建设试点省，北京市西城区等567个县为紧密型县域医共体建设试点县。国家卫生健康委和国家中医药管理局也联合发布了《关于开展紧密型县域医疗共同体建设试点的指导方案》，紧密型医共体建设进入新阶段。

这一阶段，国家先后印发三医改革、医保政策、医疗改革、医药政策和疫情防控等相关政策文件，涵盖了"三医联动"改革纲领性文件、集中带量采购、医保支付、改善医疗服务、医疗质量管理、中医药发展、疫情防控等多个方面。而医保改革是重中之重，中共中央、国务院印发了《关于深化医疗保障制度改革的意见》。堵漏洞、保基本、惠民生，解决医保基金穿底风险，打击医保违法违规问题和加强医保基金监管、推进医保管理体制改革，成为"牛鼻子"。对这一点，医保部门应该深有体会。未来，医保监管，尤其是基于信息化的科学监管将会越来越严，处罚力度也会越来越大。这值得我们注意。

2020年7月，国家卫生健康委、国家中医药管理局联合颁布《医疗联合体管理办法（试行）》，医联体管理进入部门规章，医联体建设进入法治化、规范化发展新阶段。明确提出"党委把方向、管大局、作决策、促改革、保落实的领导作用"和医改由政府主导、卫生健康（卫健）部门牵头落实，明确了医改的主体责任。

为进一步明确医共体建设标准，国家卫生健康委等印发的《紧密型县域医疗卫生共同体建设评判标准（试行）》细化并明确了"责任、管理、服务、利益"共同体具体要求，同时印发的《紧密型县域医疗卫生共同体监测指标体系（试行）》进一步明确和细化了可量化的指标。紧密型医共体从试点探索，走向可定性、可量化的高质量发展新阶段。共同体的内涵也得到进一步明确：是对居民健康进行有效的分类管理，要理顺医疗卫生服务体系，整合医疗卫生资源，建立高效协同的运营管理体系，要从以"治病救人为中心"走向"以人民健康为中心"，要从形式改变，逐步走向内涵建设、质量提升、县域整体医疗服务能力提升。

3. 紧密型医共体与"千县工程"融合驱动

公立医院改革与发展，质量是核心，也是根本。2021年6月，国务院办公厅印发了《关于推动公立医院高质量发展的意见》，要求5年以内实现公立医院发展"三个转变""三个提高"*。云南省政府也印发了《关于公立医院高质量发展的意见》，明确了全省医

---

* "三个转变""三个提高"即发展方式上由规模扩张型转向质量效益型，狠抓内涵建设、精细管理，提高质量；在管理方式上由粗放的行政化管理转向全方位的绩效管理，走向内涵式的、集约性的、高效的管理，主要是通过信息化的手段来提高效率；在资源配置上，要重点从基础设施、医疗设备逐渐转向人力资源发展来提高人的积极性，提高广大医务人员的待遇。

疗规划布局和建设目标。

中共中央、国务院也将紧密型医共体建设列入乡村振兴战略，首次以"中央一号文件"印发，明确"提升村卫生室标准化建设和健康管理水平，提高基层卫生服务水平，提升乡镇卫生院医疗服务能力，选建一批中心卫生院"。为了提升县域服务能力，国家卫生健康委印发《"千县工程"县医院综合能力提升工作方案（2021—2025年）》，明确依托紧密型医共体建设以"二十大中心"*建设为抓手，到2025年全国至少有1000家县医院达到三级服务能力；云南省印发《云南省"百县工程"县医院综合能力提升方案（2021—2025年）》，要求到2025年80%的县医院达到三级服务能力，并且"以奖代补""跟踪问效"。

同时，国家卫生健康委印发《关于印发公立医院高质量发展评价指标（试行）的通知》，从五大方面进行考核。至此，紧密型医共体建设已成为县域卫生高质量发展的一个重大机遇。也必将成为未来10年县域卫生发展的一个重大转折。

以云南省为例，2022年8月1日，云南省深化医药卫生体制改革领导小组印发《关于全面推进紧密型县域医共体建设的实施意见》，再次明确"2022年底，全省不低于90%的县、市、区建成管理、服务、责任、利益'四位一体'的紧密型县域医共体，每个州、市至少建成一个紧密型县域医共体示范县，大部分的县、市、区同步开展医保基金打包付费改革。到2025年，50%的中心乡镇卫生院达到国家服务能力推荐标准。每年6月和12月对开展医共体建设的县、市、区进行一次评估。"并且明确了建设重点任务清单、政府办医责任清单、医共体内部运营管理清单，对于医共体建设"怎么做"给出了明确的"标准答案"。

习近平总书记在党的二十大报告中指出："推进健康中国建设。把人民健康放在优先发展的战略位置……深化医药卫生体制改革，促进医保、医疗、医药协同发展和治理。促进优质医疗资源扩容和区域均衡布局，坚持预防为主，加强重大慢性病健康管理，提高基层防病治病和健康管理能力。深化公益性为导向的公立医院改革……发展壮大农村医疗卫生队伍，把工作重点放在农村和社区"。再次为县域卫生发展指明了方向，这将是未来县域医改"千载难逢"的机遇。全面推行紧密型县域医共体建设并与"千县工程""双融合""双驱动"，必将是未来几年县域卫生改革与高质量发展的有力抓手。

第二节　紧密型医共体概念与内涵

尽管紧密型医共体建设已经推行了5年，但依旧有不少人对什么是医联体、什么是紧密型医共体的认识不清晰。要理解紧密型医共体建设的内涵，就要先从医联体开始入手，正确区分县域医共体、城市医疗集团、专科联盟与远程协作网的区别。

---

* "二十大中心"指资源共享五大中心＋临床服务五大中心＋急诊急救五大中心＋高质量发展五大中心。

一、医疗联合体 4 种形式

2020 年 7 月，国家卫生健康委和中医药管理局联合发布《关于印发医疗联合体管理办法（试行）的通知》（国卫医发〔2020〕13 号），明确"医联体包括但不限于城市医疗集团、县域医疗共同体（或称县域医疗卫生共同体）、专科联盟和远程医疗协作网。"

城市医疗集团和县域医共体是由政府主导，根据区域医疗资源结构布局和群众健康需求实施网格化管理。专科联盟和远程医疗协作网依托学（协）会等行业组织或医疗卫生机构自主组建为主，由地方卫生健康行政部门和中医药主管部门进行指导。

城市医疗集团是指由政府主导，由城市三级医院牵头联合社区医疗卫生机构、护理院、康复机构等组建的医疗集团，其核心目的是实现资源共享分工协作。原则上，委（局）属（管）医院、高校附属医院、省直属医院应当与城市医疗集团形成高层次合作关系，不牵头管理城市医疗集团网格。

县域医疗共同体是指由政府主导，充分发挥县级医院的城乡纽带作用和县域龙头作用，形成县－乡－村三级医疗卫生机构分工协作机制，构建三级联动的医疗服务体系。

城市医疗集团和县域医疗共同体按照"规划发展、分区包段、防治结合、行业监管"的原则，加强中西医协同，科学规划、组建，主要发挥地市级医院和县级医院以及代表区域医疗水平医院的牵头作用，为网格内居民提供疾病预防、诊断、治疗、营养、康复、护理、健康管理等一体化、连续性医疗卫生服务。要制定医联体章程，规定牵头医院与其他成员单位的责任、权利和义务，明确各成员单位功能定位，建立利益共享机制。按照精简、高效的原则，整合设置公共卫生、财务、人力资源、信息和后勤等管理中心，逐步实现医联体内行政管理、医疗业务、公共卫生服务、后勤服务、信息系统统一管理，统筹医联体内基础建设、物资采购和设备配置。加强医联体内资源共享，通过设置医学影像、检查检验、病理诊断和消毒供应等中心，为医联体内各医疗卫生机构提供同质化服务。在保障医疗质量的前提下，推进医联体内不同级别类别医疗卫生机构间检查、检验结果互认。实行人员岗位管理，逐步实现医联体内人员统一招聘、培训、调配和管理。专业技术人员在城市医疗集团和县域医共体内多点执业不需办理执业地点变更和执业机构备案手续。设置专门部门承担医联体财务管理、成本管理、预算管理、会计核算、价格管理、资产管理、会计监督和内部控制工作，逐步实现医联体内财务统一管理、集中核算、统筹运营。

专科联盟是由各级卫生健康行政部门和中医药主管部门指导，根据患者跨区域就诊病种及技术需求情况，针对群众健康危害大、看病就医需求多的重大疾病、重点学科建立联盟，以专科协作为纽带，充分发挥牵头医院的技术辐射、带动作用，通过专科共建、教育培训协同合作、科研和项目协作等多种方式，提升成员单位的医疗服务能力和管理水平。重点推进肿瘤、心血管、脑血管等学科，以及儿科、妇产科、麻醉科、病理科、精神科等短缺医疗资源建立专科联盟。鼓励省直属医院和妇幼保健院专科优势，辐射和带动区域内医疗服务能力提升。鼓励积极推进呼吸、重症医学、传染病等专科联盟建设，着力提升重大疫情防控救治能力。

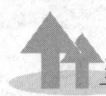

远程医疗协作网是由各级卫生健康行政部门和中医药主管部门指导的远程医疗服务，是结合区域全民健康信息平台建设，以委（局）属（管）医院、高校附属医院、省直属医院和妇幼保健院等为主要牵头单位，通过远程医疗、远程会诊、远程查房、远程教学、远程心电检查、远程监护等形式，逐步推进互联网诊疗，利用信息化手段，下沉优质医疗资源，提升基层医疗服务能力，提高优质医疗资源可及性重点发展面向边远、贫困地区的远程医疗协作，鼓励构建省-地（市）-县-乡-村五级远程医疗服务网络。

二、医联体4种形式对比分析

从医联体4种形式可以看出以下几点。

县域医共体主要适用于以农村为主的县域。城市医疗集团主要适用于以城市人口为主的市级及以下城市（设区的市或城市核心区）。县域医共体和城市医疗集团均是紧密型治理结构，即要求实现人力资源、行政管理、财务管理、业务管理、医保价格管理、信息管理、内控审计、公共卫生服务、后勤服务、运营管理等统一。

专科联盟和远程医疗协作网适用范围较为广泛，可根据县域卫生医疗卫生机构地理区位、短板学科、紧缺技术、患者需求等，建立国家-省-市-县-乡专科联盟，也可以建立国家-省-地（市）-县-乡-村的远程协作网络。其治理结构和管理模式，也较城市医疗集团和县域医共体更为灵活和松散。

我们用一张表来看县域医共体、城市医疗集团、专科联盟、远程医疗协作网4种医联体形式的共性与区别（表1-1）。

表1-1 医联体4种形式的共性与区别

序号	类别	县域医共体	城市医疗集团	专科联盟	远程医疗协作网
1	助力构建分级诊疗制度	●	●	●	●
2	应当坚持政府主导	●	●		
3	地方卫生健康行政部门和中医药主管部门指导	●	●	●	●
4	依托学（协）会等行业组织或医疗卫生机构自主组建为主			●	●
5	根据区域医疗资源结构布局和群众健康需求实施网格化管理	●	●		
6	社会办医参与	●	●		
7	坚持政府办医主体责任不变	●	●		
8	财政投入资金渠道不变	●	●		
9	公立医院的社会责任不变	●	●		
10	医疗、医保、医药联动改革，破除行政区划、财政投入、医保支付、人事管理等方面的壁垒和障碍	●	●		
11	建立分工协作与利益共享机制	●	●	●	●
12	医疗质量同质化管理	●	●	●	●

（续表）

序号	类别	县域医共体	城市医疗集团	专科联盟	远程医疗协作网
13	发挥地（市）级医院和县级医院以及其代表区域医疗水平医院的牵头作用	●	●		
14	委（局）属（管）医院、高校附属医院、省直属医院			●	●
15	强化中医，强调医院独立法人地位	●	●		●
16	传染病、精神病专科医院			●	
17	一体化、连续性医疗卫生服务	●	●		
18	三级医院、妇幼保健机构、公共卫生机构和以康复、护理等为主的慢性病医疗卫生机构跨网格提供服务		●		
19	保障患者就医自主选择权利	●	●	●	●
20	相互配合、有序竞争、科学发展的机制	●	●	●	●
21	应当设立医联体管理专门机构	●	●		
22	制定章程明确责权利关系	●	●	●	●
23	加强医联体党建工作	●	●		
24	整合设置公共卫生、财务、人力资源、信息和后勤等管理中心，逐步实现医联体内行政管理、医疗业务、公共卫生服务、后勤服务、信息系统统一管理，统筹医联体内基础建设、物资采购和设备配置	●	●		
25	通过设置医学影像、检查检验、病理诊断和消毒供应等中心，实现资源共享	●	●		
26	检查检验结果互认	●	●	●	●
27	人员统一招聘、培训、调配和管理	●	●		
28	医联体内多点执业不需办理执业地点变更和执业机构备案手续	●	●		
29	设置专门部门运营管理	●	●		
30	信息平台互联互通	●	●	●	●
31	落实防治结合要求	●	●		
32	突发公共卫生事件应急处置	●	●		
33	建立双向转诊通道与平台	●	●	●	
34	全科+专科团队签约服务实现医防融合	●	●		
35	医联体内医疗质量同质化管理	●	●		
36	医联体内药品、耗材供应保障统一和同质化药学服务	●	●		
37	院内制剂调剂使用	●	●		
38	签订合作协议	●	●	●	●

从表 1-1 我们可以看出，医联体的 4 种主要形式有其共性，也有所区别。其共性突出体现在以县域为核心，以分级诊疗、形成有序就医格局为目标，以人民健康为中心、解决群众"看病难、看病贵"问题，是一种全方位、体系化变革的过程。而县域医共体和城市医疗集团是针对县域和城市的两种紧密型医疗卫生服务体系重构过程，而专科联盟和远程医疗协作网则主要偏重于以信息化建设为基础，通过专科联盟和远程协作方式解决县域医院人才缺乏、专科不强、能力不足问题，是县域医院发展的外部赋力。

三、紧密型县域医共体内涵

因此，紧密型医共体建设主要内涵，即为什么要推进紧密型县域医共体建设，可以概括为以下几个方面：

1. 重构县域卫生新体系，形成有序的就医格局

图 1-2 是紧密型医共体建设就医格局变化示意图。如图 1-2 所示，改革前县域外就医（门诊和住院）占比较大，甚至有些县域外就医总量超过本地就医；而基层医疗卫生机构就医占比较少，从而造成了群众"就医难、看病贵"问题。通过改革，我们期望实现住院以县级医院为主，基层医疗卫生机构为辅，县域外就医住院比例逐年下降趋势；门诊的患者，以基层为主，县级医疗卫生机构为辅，县外门诊人数呈现逐年下降趋势。最终实现 65% 以上首诊在基层，90% 就医在县域的医改目标。

就医格局的变化也必然带来医保基金使用率的变化。县域内医疗卫生机构接诊患者越多，县域外就诊患者越少，医保基金支出也将越少。从而在最大限度保障患者就医需求的同时，最大限度节约医保基金。

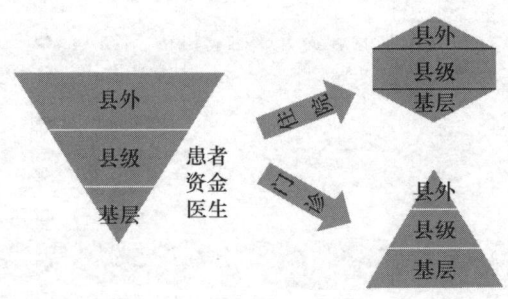

图 1-2　紧密型医共体建设就医格局变化示意图

2. 整合医疗卫生资源，实现县域内有限资源重构

县域卫生发展的制约因素之一，就是人才紧缺、技术薄弱、资源有限，尤其是财政投入。公立医疗卫生机构的发展依赖于政府的财政支持，尤其是高层次紧缺人才引进、大型医学装备购置、医院硬件设施改善，都需要投入大量的资源。但传统的县域卫生格局难以实现有限的资源最大化统筹和利用，甚至会造成重复投资和资源浪费。紧密型医共体建设就是要解决这一问题，实现有限的资源整合重组并发挥"1+1＞2"的效能（图1-3）。

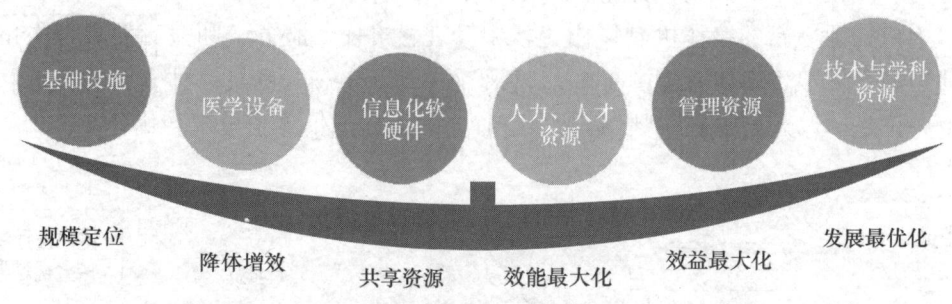

图1-3 紧密型医共体建设，县域有限资源重组示意图

以大型医学设备购置为例，在紧密型医共体建设之前，如果县医院申请购置一台256层CT，中医医院申请购置一台128层CT，但县医院已有1台128层CT和64层CT，中医医院已有1台64层CT和16层CT，政府应该如何决策呢？政府如果同意，有可能存在设备使用率不高，甚至设备闲置浪费的情况；如果不同意，又会制约医疗卫生机构的技术和发展，并对患者的服务带来影响；如果将县医院的设备划拨给中医医院，则涉及资产处置有关法律风险和财务风险。这应该如何处理好呢？

如果县医院与中医医院及各乡镇卫生院组建成为紧密型县域医共体，这一问题则迎刃而解。首先，我们将县医院、中医医院医学影像科（有的医院称为放射科）整合成为医共体区域影像中心，并将人员、设备、场地、绩效、经营管理统一划归区域影像中心管理。其次，要求区域影像中心实行独立核算，如果所购置设备导致中心亏损则影响中心人员绩效；换言之，大型设备购置需要中心认真做好科学的购置论证和效益分析，以避免不必要的资金浪费和资源闲置。最后，如果需要购置，则由区域影像中心提出申请和论证方案；如果不购置，则由区域影像中心提出解决方案，如设备共享。

那么，区域影像中心提交的方案可能为：

方案一：设备购置方案。中心购置一台256层CT，供整个医共体使用，设备配置于县医院影像科，并将256层CT和128层CT供医共体共享使用，优先保障中医医院。县医院将1台64层CT划归中医医院使用，但所有权不变。

方案二：暂时不购置新设备。所有设备区域影像中心共管共用，待确实需要购置256层新设备时采取方案一处置。

出现上述情况的原因是通过资源共享形成"一家人"，避免了"两家人"资源不共享、同质化竞争的问题。

3. 理顺医疗卫生服务体系，重构县域卫生新格局

县域医疗卫生事业的发展离不开卫生健康部门和中医药主管部门、财政部门、医保部门、人社部门、编制部门的支持，也离不开国家、省、市医疗中心和三级医院的帮助，同时，它与区域内的机关企事业单位、居民、患者、流动人口等也有着千丝万缕的联系。打破传统的卫生格局，也必将造成固有的权力、利益格局改变。应理顺县域医疗卫生服务体系，科学重构县域卫生管理与运行机制，梳理县域内县医院、中医医院、妇幼保健院、乡镇卫生院关系，并与国家医疗中心、省级医疗中心、市级医疗中心和民营医疗卫生机构建立新的合作机制，构建新型管理、责任、服务、利益、发展与文化"六位一体"的县域卫生新体系（图1-4）。这既是一种新生态，也是一种全新的变革。而这种变革，正是"以人为中心""以病人为中心"的医疗卫生体系重组与优化。

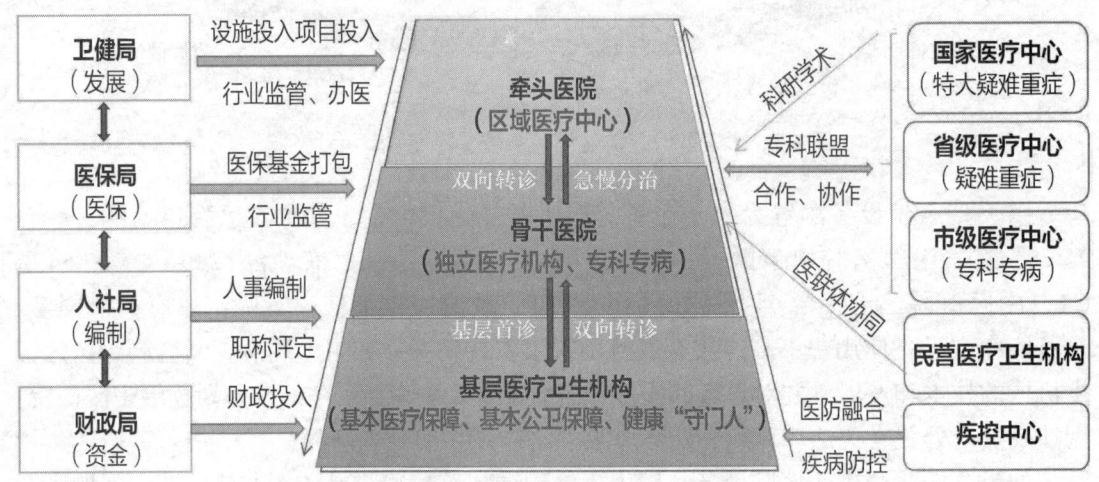

图1-4　紧密型医共体的县域卫生新体系

在紧密型医共体体系中，我们发现有3个主要关系在新的县域卫生格局中发生了根本性变化。

一是县域内医疗卫生机构关系从改革前的"各自为政"转变为"上下一体"。紧密型医共体以牵头医院为引领，以骨干医院为纽带（可以是中医医院、妇幼保健院、专科医院、民营医院，也可以是中心卫生院），以乡镇卫生院和村卫生室为基础，形成金字塔结构的、紧密型管理关系和合作关系。牵头医院承担县域医疗中心功能，并服务于医共体成员单位。骨干医院承上启下，并与牵头医院在功能定位、技术、服务上形成互补。基层医院与骨干医院、牵头医院之间形成互补合作、双向转诊关系。

二是县域内医疗卫生格局从改革前的"无序竞争"转变为"有机组合"。以县级医院为龙头可以更好地争取国家医疗中心、省级医疗中心和市级医疗中心的合作和支持，建立专家工作站或专科联盟。同时，也可以与民营医疗卫生机构组建医联体，与基层卫生院建立远程协作网。专科骨干医院也可以借助医共体平台与省（市）级专科医院、医共体牵头医院、基层卫生院建立专科联盟，扩大专科、专病服务能力。同时，疾控中心、妇幼保健院等专业机构也可以与医共体进行平台化的协同、协作，提高服务效能。

三是政府主管部门职能从改革前的管理"多个医院"转变为管理"一个医共体"。行业监管职能与医疗卫生发展服务职能并重，服务职能更为凸显，而监管也将从事务性管理转向更为精细、精准的管理与服务。

4. 对居民健康进行有效的分类管理，构建新型医防融合

在传统的医疗服务格局中，"重医轻防"是普遍存在的。医疗卫生机构多将关注重点放在了"治已病"，而忽视了"治未病"。《黄帝内经》有言："上医治未病，中医治欲病，下医治已病。"未病先防，已病即治，将最大限度地降低疾病发病率，减少患者的病痛，节约患者的经济负担。为此，对居民健康进行科学、有效的分类管理，实现早发现、早治疗既是医改的目标，也是以人民为中心、以健康为中心的具体体现。紧密型医共体建设，就是要重新定位医共体各医疗卫生机构的功能定位，并做实医防融合，从而实现群众不生病、少生病的目标。

5. 建立高效协同的运营管理体系，实现降本增效

紧密型医共体建设也是县域卫生运营管理体系变革的过程。医院运营管理方式也从原来的单体医院转变为一个区域，多医疗卫生机构，涵盖县、乡、村不同级别医疗卫生机构的集团化运营管理。运营管理内容也从单体医院内部运营，扩展为医共体治理结构设计与变革、牵头医院内部运营与牵头医院对医共体医疗卫生机构整体支持、中医医院运营监管、基层卫生院及基层卫生与牵头医院、中医医院、妇幼保健院协同，以及医共体与政府有关部门关系的"大健康、大卫生"整体运营管理。除此之外，它也涉及县域卫生整体能力提升、人财物管理及突发性重大公卫事件管理、教学与人才培养模式等诸多方面变革。这一变革，使医共体对各医疗卫生机构的管理幅度和责权利均发生了体系化的变化。

也正是因为紧密型医共体人财物的高度统一管理，从而为整个医疗集团实施药品、耗材、设备、信息化及后勤等物资统一采购、统一配送、统一管理提供了条件，使医共体集团化"带量采购"成为可能，从而降低采购成本和风险。

高效的运营管理体系，与医共体的组织设计是分不开的。因此组建专业化、中心化的运营管理部门，建立健全紧密型医共体运营管理制度、流程体系，是紧密型医共体运营管理的基础。

6. 构建"六位一体"共同体，县域整体服务能力提升

2020年9月18日，国家卫生健康委、国家医保局、国家中医药局联合发布《关于印发紧密型县域医疗卫生共同体建设评判标准和监测指标体系（试行）的通知》（表1-2），指出县域医共体建设评判标准由责任共同体、管理共同体、服务共同体、利益共同体4个维度构成，县域医共体建设监测指标体系由有序就医格局基本形成、县域医疗卫生服务能力提升、医疗卫生资源有效利用、医保基金使用效能提升4个方面构成。

责任共同体，重点从党委、政府主导，医共体决策权限，医共体有效考核等方面评判。管理共同体，重点从人员统筹管理、财务统一管理、药品统一管理等方面评判。服务共同体，重点从患者有序转诊、信息互联互通、促进医防融合等方面评判。利益共同

体，重点从收入统一管理、医保管理改革等方面评判。

除此之外，发展是医共体县、乡、村三级医疗卫生机构的共同愿望。医共体建设不能弱化中医，更不能弱化基层。"虹吸"基层医疗卫生机构不是紧密型医共体建设的初衷。因此，医共体建设也要在实现县–乡–村三级医疗卫生机构共同发展上下功夫，通过有效的手段促进县域卫生整体服务能力提升。而文化建设也是紧密型医共体建设的题中之意，各医疗卫生机构整合成为"一家人"也必将带来原有的文化与"新家庭"的冲突，因此文化建设也显得尤为必要。

表 1-2 紧密型县域医疗卫生共同体建设评判标准（试行）

评判维度	评判标准	选项（A、B、C）
责任共同体	党委、政府主导。成立党委、政府牵头的县域医共体管理委员会，定期研究县域医共体工作，统筹推进县域医疗和公共卫生服务 医共体决策权限。县域医共体牵头机构能够代表全部成员单位与医保经办机构签订协议，建立县域医共体管理章程及相关制度，成员单位参与决策 医共体有效考核。党委、政府对县域医共体建设发展情况进行考核，并将考核结果与县域医共体负责人的聘任和年薪挂钩	
管理共同体	人员统筹管理。推动落实县域医共体内岗位设置、绩效考核、收入分配、职称聘任等自主权 财务统一管理。县域医共体内财务统一管理、分户核算，完善预算管理 药品统一管理。县域医共体内药品耗材统一管理、统一采购配送、统一支付货款、统一用药目录等	
服务共同体	患者有序转诊。县域医共体内建立患者基层首诊、双向转诊、急慢分治、上下联动的分级诊疗范围、流程，确保医疗质量统一管理。县域医共体间形成相互配合、优势互补、错位发展、有序竞争的机制 信息互联互通。县域医共体内建立卫生健康信息共享平台，推进化验、影像等资源共享，推动区域检查检验结果互认 促进医防融合。统筹县域医共体内公共卫生资源与医疗资源，提供全方位、全生命周期的健康服务	
利益共同体	收入统一管理。运行补助经费依据公立医院和基层医疗卫生机构的补助政策由财政原渠道足额安排。医疗收入实行统一管理、独立核算。基本公共卫生服务项目等补助经费依据县域医共体统一考核结果进行拨付 医保管理改革。制定适合县域医共体医疗服务特点的支付政策，探索医保基金对县域医共体实行总额付费，加强监督考核，结余留用，合理超支分担	

选项说明：A.有明确的制度安排，且已经组织实施；B.有明确的制度安排，但仍在筹备，尚未实施；C.没有制度安排。

第二章

紧密型医共体建设难点与困惑

医改是世界性难题。

在实践中,紧密型医共体建设主要存在10个难题,即医共体建设谁来主导,各地医共体模式是否相同,一个县应当建设几个医共体,如何制定医共体发展战略规划,如何理顺各方利益关系,如何科学整合和合理分配有限的资源,如何实现医共体与专科联盟共赢,怎样才能成为"六位一体"的"一家人",什么样的信息化建设方案才是最佳选择,如何构建医共体集团化高质量运营架构。

这些问题是各地医共体建设中的共性问题。除此之外,还涉及支持政策、职能分工、制度流程、人事薪酬、编制管理等诸多难点。

本章我们针对主要问题,进行一一剖析,希望能为广大县域卫生同行提供参考。

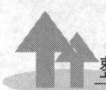

第一节　医共体建设谁来主导

紧密型医共体建设是新医改的重要组成部分，也是县域卫生体系科学重构的重要契机。

2020年国家卫生健康委与国家中医药管理局联合印发的《医疗联合体管理办法（试行）》中，明确指出医联体建设的基本原则：①坚持政府主导。城市医疗集团和县域医共体建设应当坚持政府主导，根据区域医疗资源结构布局和群众健康需求实施网格化管理。②坚持政府办医主体责任不变，切实维护和保障基本医疗卫生事业的公益性。③坚持医疗、医保、医药联动改革，引导医联体内建立完善分工协作与利益共享机制。④应当坚持以人民健康为中心，引导优质医疗资源下沉，推进疾病预防、治疗、管理相结合，逐步实现医疗质量同质化管理。

从政策层面看，国家卫生健康委已明确医共体建设由政府主导，并充分发挥政府办医主体责任，推行"三医联动"改革。那么，为什么"谁来主导"会成为难点呢？

从实践来看，造成这一问题的原因主要有以下几个方面：

1. 对上级政策掌握不清

国家大政方针政策出台到县乡贯彻实施中间历经各个环节，一些地方在医改政策性文件的学习中存在不系统、不深入、不全面或者因其他重点工作而没有将医改政策吃透、用活。

2. 主导改革的领导力因素

比如政府主导是由政府"一把手"主导还是由主管卫生的卫生健康管理部门主导问题。一些地方将医改的主导权由卫生健康部门来主抓，但医共体建设涉及卫生健康（卫健）、医保、医疗、人社、编制、财政、发改等诸多部门，卫健部门往往难以协调或者协调力度不够，从而影响改革的推进。还有一些地方由政府分管卫生的副县长主导。在很多县级人民政府，分管文教卫生的副县长常常资历较浅，且财政、发改、人社、编制等部门常常由常务副县长分管。这也会影响医改工作的力度和协调难度。我们认为，医改必须是"一把手工程"，只有县委、县政府"一把手"亲自抓，才更有利于协调各方关系、推动改革进程。从国内近3年的医共体建设案例来看，凡是启动早、改革推进快、成效显著的县都采取了县委、县政府"一把手"任医改领导小组组长的高位统筹医改领导机制。

3. "三医联动"改革需要多方协同

如果我们将县委、县政府"一把手"作为县域医共体建设的"总指挥"，那么，解决如何改、改成什么样、如何做等核心问题则需要一张清晰的"改革蓝图"，设计师应当由分管副县长和卫健局、医保局、人社局与医共体总院长或理事长共同完成。从实践来看，没有清晰的改革路线图、"施工图"的改革往往难以科学、持续和高质量。施工图有了，我们还需要一支专业的、优秀的施工队，医共体总院长或理事长应当成为优秀的"施工队长"，并组建一支优秀的施工团队即医共体理事会和监事会。

总之，县域医共体建设需要县委、县政府"一把手"主导作为"一把手工程"推动，同时还需要设计师、施工队共同努力。在这一改革中，县委书记、县长是"总指挥"，分管副县长是"总协调人"，卫健局局长等是"总设计师"，医共体总院长是"总施工队长"，县级人大、政协应当在其中扮演着"总监工"的角色（图2-1）。

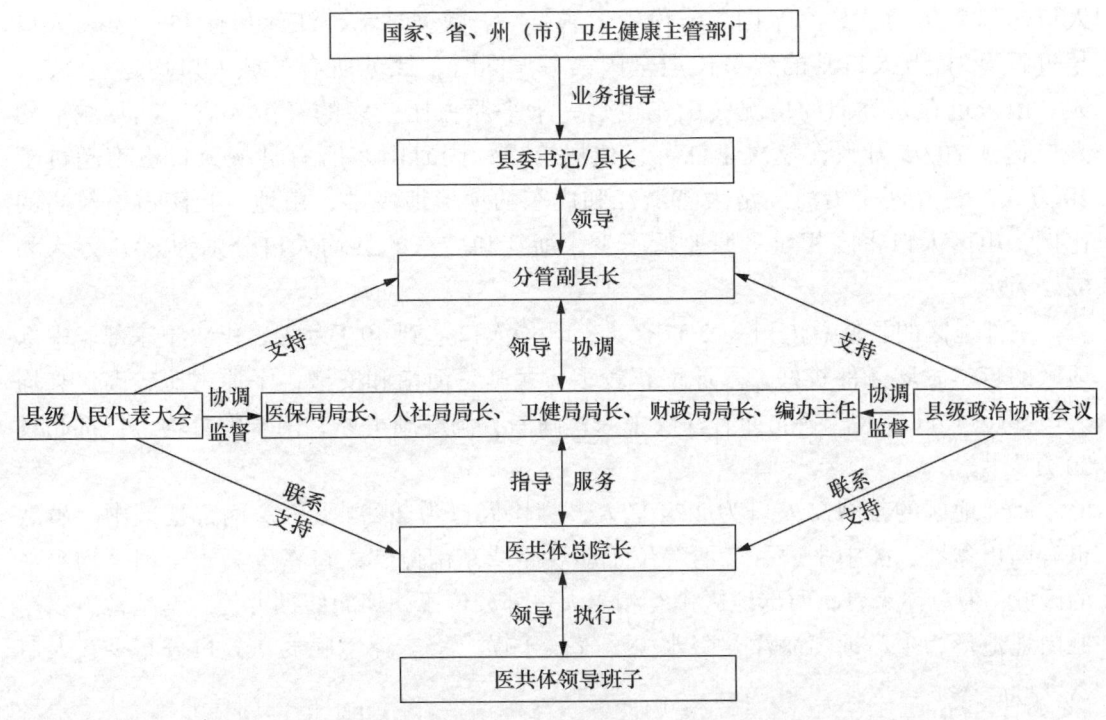

图2-1 紧密型县域医共体建设组织保障机制示意图

此外，县域医共体建设既需要由上而下的改革，也需要由下而上的同心协力。形成改革的共识和合力，是县域医共体建设与高质量发展的关键之一。

第二节 各地医共体模式是否相同

中国，有平原、有丘陵、有高原；有经济发达的中东部地区，也有经济欠发达的西部地区；有以汉族为主的县区，也有多民族边疆县域；有百万人口大县，也有地广人稀的小县。

《2020中国人口普查分县资料》对第七次全国人口普查时1800多个县域（包括县、县级市、自治县、旗、自治旗、1个特区、1个林区，不包括市辖区和功能区）人口数据统计发现，我国县域常住人口约7.48亿人，县域平均人口达39.9万人。从规模来看，常住人口超过70万人的县域共有207个，占总数的12%。常住人口10万人以下的县域有190个，其中常住人口53万以下的县域有82个（图2-2）。从县域人口分布来看，受自然地理条件、经济社会发展、产业结构等因素的影响，县域之间的人口数量差异较大。

东部地区的县域人口总量为2.41亿人，约占全国县域人口的32.2%，县域平均人口为57.84万人，在区域发展的四大板块中位居第一。分省份来看，江苏县域平均人口达到94.6万人，在全国各省份中位居第一。数据显示，江苏共有12个县域人口超过百万，百万人口县的数量位居全国第一。同时，江苏所有县域人口均超过20万人。山东也存在类似的情况。山东也是一个平原占比较多的经济大省，其县域平均人口达到70.95万人，仅次于江苏，位居第二；同时山东所有县域人口也都超过了20万人。另外两个沿海经济大省浙江和广东的地形地貌中，山地、丘陵占据较高的比例，山区人口密度相对平原要低不少，浙江和广东的县均人口分别为63.7万人和62.2万人。

中部地区的县域总人口为2.37亿人，县均人口达到49.3万人，仅次于东部。中部地区的自然发展条件较好，平原面积较多，尤其是河南和安徽，平原占比较高，县均人口都超过60万人。湖北拥有江汉平原，湖南有洞庭湖平原，两省的县均人口都超过50万人。

西部地区的县域总人口为2.24亿人，县均人口为26.94万人。西部地区中，虽然也有四川盆地、关中平原、广西等位于胡焕庸线东南侧、人口密度高于全国平均水平的区域；但总体来看，西部地区中有相当大一部分位于胡焕庸线西北侧，这些地方以高原山地地形为主，远离海洋，降水少、气候干燥、生态环境脆弱，人口分布少，人口密度低。

东北三省的县域总人口为4657.3万人，县均人口为31.68万人，东北的县域经济不发达，民营企业发展不充分，县域人口流向东部沿海地区和东北的中心城市，加上人口出生率较低，因此县均人口数量也比较少。

这一人口分布，与《中国县域统计年鉴》记载的中国县域人口规模相近。各地的地理、交通、人口、经济、文化、社会发展以及管理水平均存在一定的差异性。换言之，紧密型医共体建设的理念和基本框架应该是一致的，但各地的实际情况迥异，具体的建设路径和模式需要因地制宜。因地制宜、科学合理地设计符合当地实际的紧密型医共体是我国新医改的新生事物，也必将在实践中不断创新和完善。从这个意义上讲，紧密型医共体建设没有一模一样的模式。

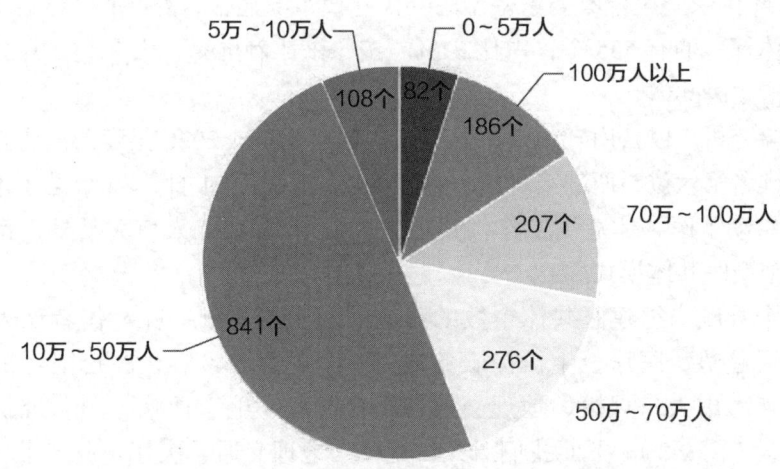

图 2-2　中国县域人口规模

第三节　一个县应当建几个医共体

到目前为止，依然有一部分医改决策者、建设者、参与者在纠结于这个问题。2022年作者到云南省7个县交流医共体建设经验和思路，在与同行的交流中，发现有超过七成的同行对此表示高度关注。有人担心一个县组建一个医共体会导致"一家独大"、虹吸医疗资源，有人担心会弱化中医医院和民营医疗，也有人担心医共体"权力过大"影响到卫健、医保、人社等部门的权力。我想这些担心和顾虑应该不只是极少数人的想法。

2021年9月28日，由国家卫生健康委基层司、国家卫生健康委卫生发展研究中心主办的"全国紧密型县域医疗卫生共同体建设培训会暨工作推进会"在安徽省天长市举行。中国人民大学医院管理研究中心主任助理何继明研究员在对安徽天长市、浙江长兴县、云南云县以及陕西宁强县4个县市负责人所作的主题报告进行综合点评时指出："一个县建几个医共体的问题，主要是看当地的人口规模，还要看县中医医院与县人民医院实力的对比。如果两者旗鼓相当，在起步的时候建两个医共体是比较合理的。在两个医共体之上，可以设置县医共体集团管委会进行统筹。如果只有三五十万居民，还是建立一个医共体好，主要是比较好运作。责任共同体要体现为契约化（家庭医生签约）、量化（服务包）。"

2022年4月21日，河北省印发《加快推进紧密型县域医疗卫生共同体建设的实施方案》（下文简称《实施方案》）推出20项具体举措，统筹推进"五新"紧密型县域医共体建设。《实施方案》提出，各县（市、区）要组建以综合实力最强的县级医疗卫生机构为牵头医院，其他若干家县级医疗卫生机构及辖区内所有乡镇卫生院（社区卫生服务中心）为成员单位的医共体，每县（市、区）组建1~2个医共体，鼓励实力强的县级中医医院牵头组建医共体。

根据 2021 年国家卫生健康委紧密型医共体建设情况通报，754 个试点县中，符合紧密型县域医共体标准的有 535 个，占比 71%。按照该比例推算，大多数试点县推行一个县组建一个紧密型医共体。

从实践经验分析，以云南省 129 个县（市、区）为例，2020 年度云南省在全国医共体监测评估中排名第六位、西部第一位。截至 2022 年 3 月 31 日，86 个县（市、区）制定了实施方案启动了医共体建设工作，其中除少数 50 万以上人口大县外，都推行一个县组建一个紧密型医共体模式。

那么，一个县应当组建医共体个数的影响因素主要有哪些呢？作者认为应当考虑政策要求、发展趋势、医疗卫生机构服务能力 3 个主要因素。在医疗卫生机构服务能力方面，要重点考虑人口规模、地理交通、医疗布局、组织现状、团队现状、财政投入 6 个方面要素（图 2-3）。下面我们对人口规模、地理交通、医疗布局 3 个主要因素进行探讨。

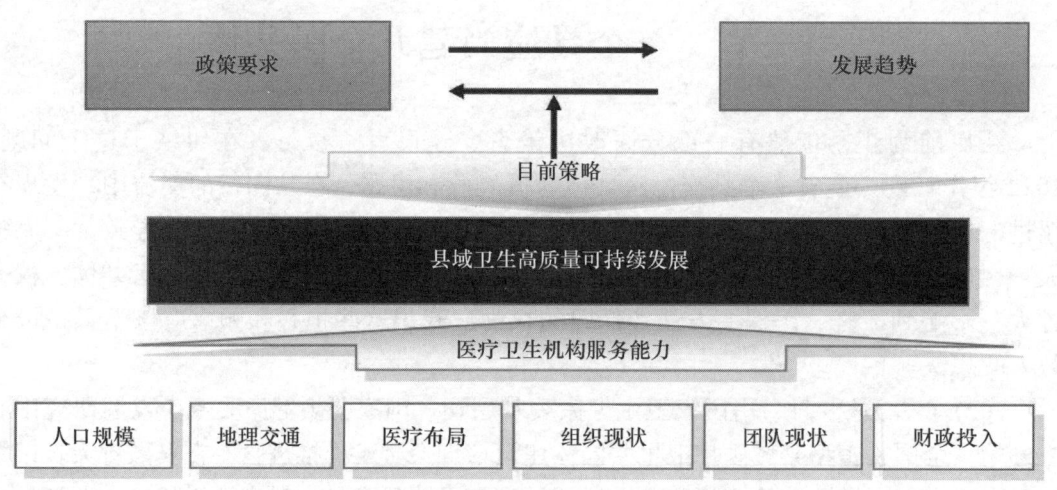

图 2-3　县域医共体数量的影响因素

- 人口规模：50 万人口以内的县，只适合建一个医共体。50～100 万人口的县，为便于资源整合建议首先考虑建一个医共体。100 万以上人口的县，可以考虑建 1～2 个医共体，但要特别注意医疗资源区域分布。
- 地理交通：以牵头医院为核心，考虑牵头医院对周边基层卫生院的辐射和服务能力，即辐射范围内最远的乡镇卫生院到牵头医院的黄金救治时间是否大于 30 min（以救护车救护时间计算）。30 min 以内优先考虑一个医共体，30 min 以上要考虑组建次中心或多个医共体。
- 医疗布局：首先考虑县医院、中医医院及基层卫生院的服务辐射范围之间的关系。如果县医院与中医医院及县内最强的基层卫生院分别辐射不同的区域，如呈三足鼎立之势，若考虑医疗服务及时性，则可适当考虑多个医共体；如果它们相对较为集中，则考虑一个医共体统筹。其次是县医院与中医医院的服务能力差距。如果县医院远强于中医医院，则优先考虑一个医共体；如果两者旗鼓相当，则可以考虑两个医共体。最后是基层卫生服务能力。如果县内乡镇卫生院总体能力较强或者部分卫生院能力强于其他卫生院，可以考虑多个医共体或一个医共体下的次中心建设模式；如果基层卫生院总体服务能力较弱，则不建议设立多个医共体分散有限的资源。

当然，因各地的实际情况存在诸多差异，决定组建一个还是多个医共体的"初心"都应该是为群众、为患者提供更好的医疗服务，并且有利于县域卫生更高质量、更可持续发展。便民、利民、惠民、发展是决策的基本原则。

除此之外，还有如何处理医共体与医联体、专科联盟关系，如何选择医共体信息化最佳选择建设方案，医共体内绩效如何设计，成员单位资源如何共享，医共体内部职能管理部门如何设置，怎样理顺医疗卫生服务体系及其利益相关关系，如何合法合规进行集团化采购，如何财务一体化管理等诸多难点和困惑。这些难点有技术层面的，也有非技术层面的，应当因地制宜处理。

第四节　如何制定医共体发展战略规划

紧密型医共体建设是县域卫生体系科学重构的过程，它不是一个简单的拼凑组合问题。战略规划应具有长远性、全局性、指导性、整合性特点。

所谓长远性，即立足当前实际，制定未来5~10年的规划，以保障改革的可持续。全局性，既要考虑县域内县、乡、村三级医疗卫生体系的整体发展，也要充分考虑各个医疗卫生机构的差异化发展路径，同时还要考虑本地医疗卫生体系与周边的竞争格局、合作共赢机制，以及改革中相关利益方的诉求。指导性，即规划须明确现状与问题，长期与短期目标，并形成参与各方的统一共识。整合性，必须有对应的战术、策略、方法、措施匹配才能发挥作用。

在医共体建设实践中出现了3种现象：一是"草率决策"，没有专业的规划和可行性论证便启动改革和建设。二是简单模仿，基于对国内先行先试的医共体单位的考察学习较为急迫地推动本地改革，但对医共体建设的内涵和逻辑却不甚清晰。三是规划脱离实际未能因地制宜。

在制定医共体战略规划中，要综合考虑政策环境、地理环境、社会环境及相关利益者之间的关系，尤其要对县域内各医疗卫生机构进行内外部环境分析，找准优势、劣势、机会和挑战，并以数据分析为依据准确定位改革目标、重点和方法步骤，因地制宜地制订可执行的战略规划方案（图2-4）。

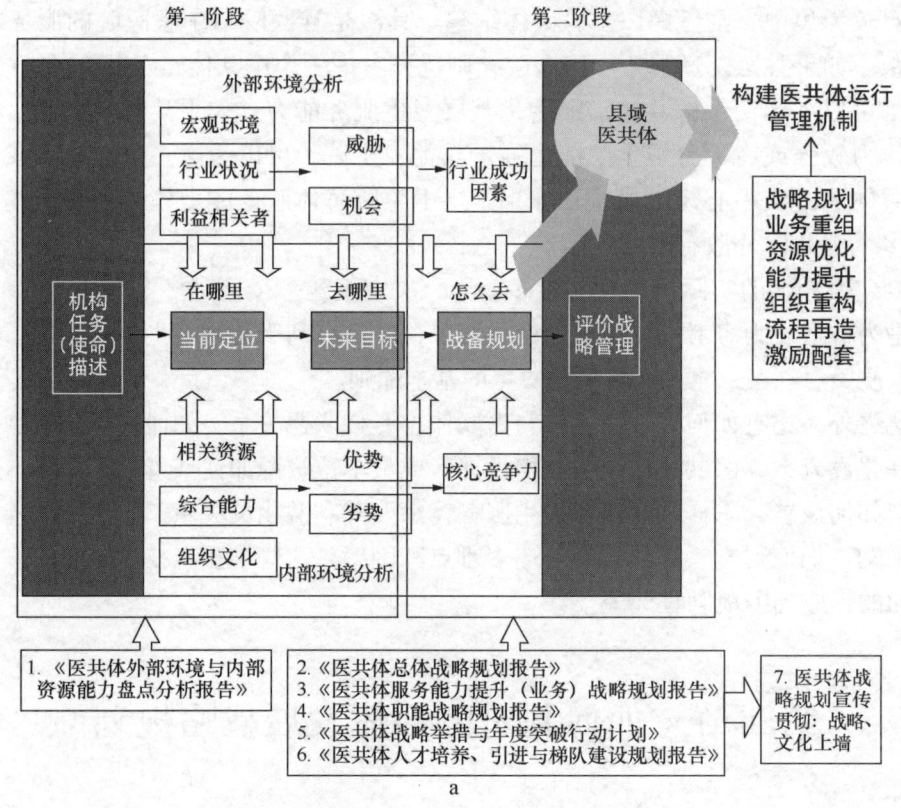

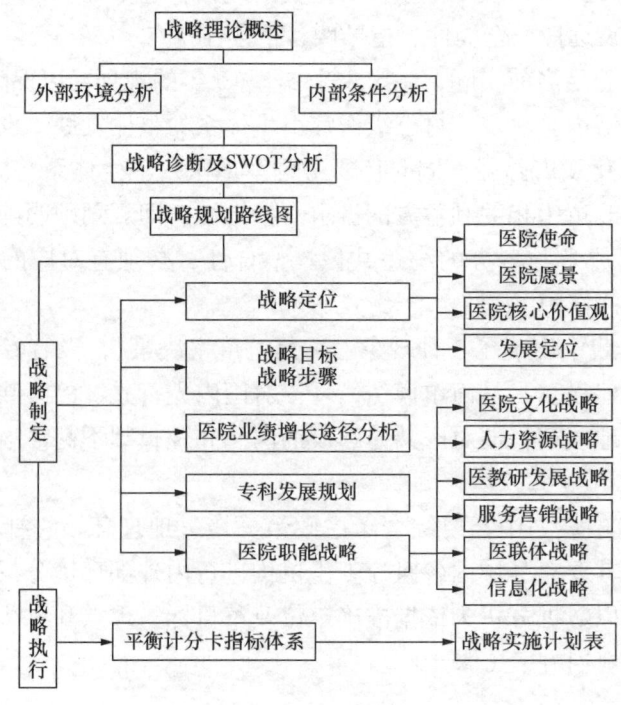

图 2-4 紧密型县域医共体战略规划
a. 战略规划示意图；b. 战略规划核心步骤。

第五节　如何理顺利益相关关系

紧密型医共体建设必将打破部分既有的利益格局、权责格局，也会面临政府办医主体责任与医共体经营责任、卫健局与医共体总院的关系、医保局监管方式、财政局财政资金渠道和监管、人力资源和社会保障（人社）与编制部门人事和编制权力、各医疗卫生机构院长权责、医药供应商利益等诸多变化和调整，甚至医院评等定级和医疗服务价格调整等，涉及多方利益调整。

举个例子来说，紧密型医共体建设之前县级卫生健康主管部门的管理职权是垂直管理全县所有的医疗卫生机构，包含三级、二级、一级医疗卫生机构和村卫生室，以及民营医疗体系的卫生执法、行业监管、公立医院人事任命、党的建设（党建）、资金、项目等。在建设紧密型医共体后，管理结构、管理幅度和管理职权发生了变化，管理者由管理多个机构变为管理一个医疗集团，虽在职能上仍然是行业主管部门，但职权上有所调整。

首先，卫健局从传统的管理多个公立医疗卫生机构转变为主要管理一个紧密型医共体，管理方式从分散变为集中（图 2-5、图 2-6）。其次，医共体承担更多的医疗卫生机构管理主体责任，卫健局承担更多办医主体责任，"管办分开"形成新的常态。再次，为了更好地促进医院发展，医共体必然要求在人事薪酬、编制、绩效等方面有更多的自主权，尤其是编制总量管理和中层以上干部人事推荐。最后，紧密型医共体建设也必将逐步在设备、药品、耗材等采购方面走向集团化统一采购，这也将改变传统的医疗卫生机构自行采购格局。

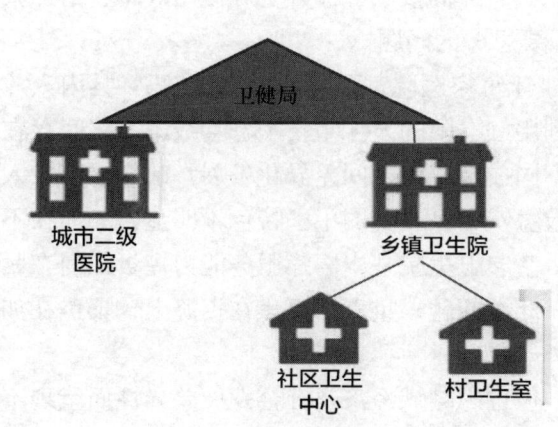

图 2-5　医共体建设前的管理方式

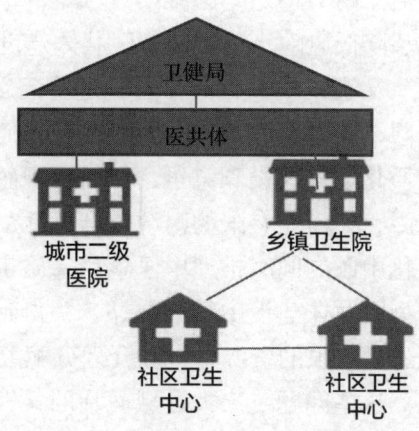

图 2-6　医共体建设后的管理方式

医保、编制、人社、财政、发展改革（发改）、宣传等有关政府部门的社会管理和服务职能、职权也因紧密型医共体建设而有一定程度的变化和调整。

其中，利益关系最为直接，也是调整最大的。突出表现在以下几个方面：一是管理权。从原来的各个医疗卫生机构独立、自主管理，转变为由医疗集团管理，各成员单位院长的职权受到医共体"总院长"及其班子的制约和监管。二是采购权。药品、耗材、设备采购以及基础设施建设投资等权力由原来的分散自主转变为集中统一，责任、权力、利益必将面临重新分配。三是人事权。在各成员单位"独立运行"阶段，各单位院长、书记具有本单位的人事推荐权，医共体建立以后，人事推荐权将因为法人代表的统一由上级医院"接管"。当然，最终的人事任免权依旧在卫生主管部门和组织部门。四是财权。医共体建设之前，各单位财务管理独立、收支独立；医共体建立后，集团化财务管理必将带来上级医院对下级医院的财务监管和规范化管理。

此外，医共体内各个成员单位之间，医共体与民营医疗卫生机构之间，医共体与地（市）三级医院、省级医院和国家医疗中心等的关系也随着医共体紧密程度和能力发展而变化。医共体内部管理方式、管理制度、管理流程等也随之变化。如何平衡好各方利益，并形成推动县域卫生高质量发展的积极动力？这一难题必须予以合理解决。

因此，构建科学、合理的利益机制，成为医疗集团建设和发展的关键因素之一。

第六节　如何科学整合和合理分配有限的资源

县内医疗相关资源主要集中在财政投入、医疗设备、房屋等基础设施、医护人员和关键技术、病床位设置、患者就医选择等方面，这些资源都是有限的。在县域经济发展滞后、财力不足、医院增收困难的情况下，如何降低投入、提升资源使用效率、增加收入、降低风险，是紧密型医共体建设中必须要思考的问题。

在实践中，我们常遇到这些问题：需要让每家医院都配备CT、MRI吗？县内人才有限，关键医疗技术相对滞后，如何整合利用好有限的人才与技术？县级医院之间存在同质化学科建设和竞争，如何实现医共体不同成员单位之间差异化发展？政府财政投入有限，如何让有限的财政资金发挥最大的效益？中医医院的中医特色不明显，如何在不弱化中医的同时推动中医学科高质量发展？基层卫生院基本医疗服务能力短板如何在紧密型医共体建设中得到弥补，并得到提升？此类问题，重点都聚焦在资源上，聚焦在如何进行有限的资源整合和合理分配上。

这些问题是广大县域面临的共性问题；但也因县域经济、社会发展差异性而呈现不同的特点，其主要影响因素为经济、交通、人口、医疗资源、人才技术和就医习惯。表2-1展示了3类县域的9种类型。

表 2-1　3 类县域的 9 种类型

经济	交通	人口	医疗资源	人才技术	就医习惯
发达县	便利	≥100 万	资源丰富	丰富	本地
	便利	50 万～100 万	相对丰富	较丰富	本地+外埠
	便利	≤50 万	资源不足	缺乏	本地
中等县	便利	≥100 万	资源丰富	丰富	本地
	较便利	50 万～100 万	相对不足	较丰富	本地+外埠
	一般	≤50 万	资源不足	缺乏	外埠较多
贫困县	不便	≥100 万	资源不足	较丰富	本地
	一般	50 万～100 万	相对丰富	较丰富	本地+外埠
	便利	≤50 万	资源丰富	缺乏	本地+外埠

从表 2-1 可以看出，经济、交通、人口、医疗资源、人才技术、居民就医习惯等，都是决定县域医疗卫生发展的重要变量。任何一个因素都将影响本地医疗卫生规划和改革的具体策略。

但以下几点应该成为共识：在高精尖大型设备投入、病床位设置和可以共享的资源建设和管理上，应该遵循以下几个基本原则。在基础设施建设投资上，应注重总体规模控制；在医学设备投入上，应注重降本增效和资产效益最大化；在信息化建设上，应考虑县域总体规划"一张网""一盘棋"；在人才与技术方面，应结合实际考虑不同医疗卫生机构定位需求，合理配置，并发挥人才与技术的最大效益；在资源管理上，应注重不同等级医疗卫生机构管理需要，整合资源推动县域医疗卫生发展同质化精益管理能力提升；在学科建设与发展上，应注重不同医疗卫生机构的定位，有侧重点地发展重点学科和专科、专病，以增强各医疗卫生机构竞争力和服务能力。

第七节　如何实现医共体与专科联盟共赢

紧密型县域医共体建设离不开地（市）级、省级，甚至国家级三甲医院的支持，尤其是在疑难疾病诊疗、学科建设、远程会诊、科研学术、人才培养等方面。但随着改革的深入，地（市）级以上医疗卫生机构也面临着巨大的经营和发展压力，有些老牌三级医院甚至首次出现空床、院内同质化竞争、院外"虹吸"患者等问题。在这种背景下，我们既要借助外部力量帮助本地医疗卫生发展，又要避免被"虹吸"，该如何建立和管理专科联盟？

国家级、省级、地（市）级、县级 4 级医疗体系存在明显的功能分层。国家医疗中心重点应聚焦于关键技术和疑难疾病、罕见病、专病领域，发挥其在国家层面的技术引领作用。对于县域医共体来说，与国家医疗中心的关系较远，但可以在科研和人才培养层面形成松散式合作。省级医疗中心处于国家医疗中心与地（市）、县级医疗卫生机构的结合部。它是一个省最新、最高医疗技术的代表，功能定位也应回归省级关键技术和疑难疾病、罕见病、专病领域；与国家医疗中心协同发展，引领全省医疗技术发展方向；并承担县级骨干技术人才、全省人才培养和先进技术应用推广的重任。地（市）级医疗中心也应面向以地（市）为单位的区域，承接省、县之间的关键技术传递和疑难疾病、罕见病、专病治疗，解决县域医疗服务能力不足问题；走向专科化道路，与县域医疗错位发展；同时还要作为县域医疗基础人才的培养基地。而县级医院则应成为县域医疗的龙头，主要解决常见病、多发病的治疗；并逐渐提升能力，承接省、地（市）级医疗卫生机构下转患者，发展技术难度相对较高的专科领域关键技术，以解决群众"看病难、看病贵"和全周期健康管理问题。作为核心纽带，对上要与省级、地（市）级医疗中心建立联系，尤其是在专科能力、专病技术和科研学术、人才培养层面强化交流和合作；对下也要承担起县域医疗中心的职能，引领县、乡、村医疗高质量、可持续发展。

在紧密型医共体建设和国家"千县工程"的建设背景下，县级医院综合能力提升包括医学影像、医学检验、病理、心电诊断、消毒供应的资源共享五大中心，慢病管理、肿瘤防治、麻醉疼痛诊疗、微创介入、重症监护的临床服务五大中心，卒中、胸痛、创伤、危重孕产妇的救治、危重儿童和新生儿救治的急诊急救五大中心，医疗质控、运营管理、人力资源、医保管理、信息数据的高质量五大中心，统称"二十大中心"的建设。重点是建设平台化、区域化中心，提升县级医院综合服务能力。其中，临床服务和急诊急救中心建设，在一定程度上都需要省、地（市）级医疗卫生机构的支持。因此，处理好医共体与专科联盟的关系，也有助于医共体高质量和可持续发展。

第八节 怎样才能成为"六位一体"的"一家人"

紧密型医共体建设，要求建立责任、管理、服务、利益、文化、发展"六位一体"的医疗共同体。

从责任共同体而言，要落实党委、政府在医改中的主导责任，政府办医主体责任，包含党委、政府领导和卫健、医保、机构编制、人社、财政、发改等部门在破除制约医改的核心机制方面的责任；医共体牵头医院对医共体经营管理责任和决策权限；医共体对成员单位的绩效考核监管责任；以及医共体各成员单位对重构县域卫生新体系，改善县域医疗服务能力的社会责任。

在管理共同体方面，要从传统的单体医疗卫生机构走向组建医疗共同体，实现人员统筹管理，推动落实医共体内岗位设置、绩效考核、收入分配、职称聘任等自主权。医共体内财务统一管理、分户核算，完善预算管理。医共体内药品耗材统一管理、统一采购配送、统一支付货款、统一用药目录等。但各成员单位在法人主体地位、财务核算、日常运营等方面又具有相对的独立性。

在服务共同体方面，要求形成患者有序转诊格局，建立患者基层首诊、双向转诊、急慢分治、上下联动的分级诊疗机制、流程，实行医疗质量统一管理。医共体间形成相互配合、优势互补、错位发展、有序竞争的机制。实现信息互联互通，建立卫生健康信息共享平台，推进化验、影像机构等的资源共享，推动区域检查检验结果互认。统筹县域医共体内公共卫生资源与医疗资源，提供全方位、全生命周期的健康服务，促进医防融合。

在利益共同体方面，实现收入统一管理，运行补助经费依据公立医院和基层医疗卫生机构的补助政策由财政原渠道足额安排；医疗收入实行统一管理、独立核算；基本公共卫生服务项目等补助经费依据县域医共体统一考核结果进行拨付。推动医保管理改革，制定适合县域医共体医疗服务特点的支付政策，探索医保基金对县域医共体实行总额付费的方式，加强监督考核，结余留用，合理超支分担。

在实践中，要形成责任、管理、服务、利益共同体，实现医疗、医保和医药"三医联动"，并非易事。现行医保政策中，医保基金由市级统筹，县级党委、政府和医保部门难以从县域推动医保支付方式改革，在按人头打包支付、总额预付、疾病诊断相关分组（DRGs）或按病种分值（DIP）付费或中国DRGs（CDRGs）+综合付费等付费方式上，各地区执行政策有所不同。而管理共同体的形成，离不开法人代表的统一。没有法人代表的统一，则难以真正实现管理协同、责任共担、利益一致。在改革过程中，最大的资源因素是人，最大的阻碍因素也是人。不同医疗卫生机构、不同科室、不同团队的文化氛围、改革认知、发展理念也存在一定差异，要想把医共体内外各种因素汇聚在一起，在改革促发展的大局上起到积极的作用，就必须要形成文化与发展的共同体。

所谓文化共同体，是指具有共同理想和相同的文化性状的社会个体所构成的有序群体。包括3个要素：共同的文化记忆、共同的文化生活以及共同的文化精神。构建紧密型医共体文化共同体，必须要在医共体各成员单位之间建立共同的社会价值观和共同的理想追求，为改革提供巨大思想源泉和精神动力；有效协调多元文化之间的关系，增强凝聚力；塑造医共体新形象，强化社会认同，弥合社会矛盾，构建新型关系。

所谓发展共同体，就是要把县域卫生整体发展与医共体各成员单位发展统一起来，既要实现牵头医院高质量发展，也要推动中医医疗可持续发展，更要通过改革实现基层卫生能力提升，最终实现县域医疗整体服务能力提升，解决好群众"看病难、看病贵"问题，同时实现职工职业生涯的发展。并且通过可持续的高质量发展，使现有患者满意，并吸引新患者，从而实现政府满意、群众满意、职工满意的整体目标。

毋庸置疑，一张清晰的改革蓝图和一个清晰的发展战略，一套科学合理的管理体系和一个坚强有力的改革班子，一条适合当地发展的、汇聚县域卫生力量的利益机制和权责分工，显得尤为重要。而共同的发展、共同的利益，应当是县域医共体建设的初心。

而实现县、乡、村一体化发展，避免"虹吸"中医医院和基层卫生院，是县域卫生改革中必须要科学合理解决的关键问题之一。

第九节 什么样的信息化建设方案才是最佳选择

信息化建设是紧密型医共体建设的重要抓手，没有信息化的支撑和互联互通，就难以形成资源共享、管理统一、发展协同，这一点已成为共识。但信息化究竟该如何建设？什么样的建设方案、投资总量才是最佳选择？这些问题确实难以解决。

2020年8月，中国医院协会信息化专业委员会全国县域医共体试点地区信息化建设调研课题组葛忠良、何雨生、赵强等专家，联合卫宁健康科技集团等信息化企业，对我国县域医共体试点省和试点县的牵头医院信息化建设现状开展调查，发布了《全国县域医共体试点地区信息化建设》调研报告。报告对全国紧密型县域医共体2个试点省、567个试点县的牵头医院进行问卷调查，样本涵盖东部地区医院167所、中部地区医院33所、西部地区医院69所，三级医院87所，二级医院182所。报告指出，20.4%的医院仍未开展医共体建设，原因为资金问题或医共体在筹划和建设过程中。信息化建设总投资在300万~500万元的占比最高，1000万~3000万元投资较为普遍。资金来源以自筹为主，政府投资+自筹为辅。医院级别越高，信息化建设资金自筹的比例越高，医院级别越低，政府投资+自筹的比例越高，越依赖政府投资。医院开展医共体信息化建设需求高频词汇为"加大投入"。在信息建设规划、功能模块、平台协同、硬件设施、安全等保、电子病历等级等方面中西部地区和不同级别医院差异较大。在269所样本医院中，234所医院（87.0%）在医共体信息化建设中存在资金缺乏的问题，190所医院（70.6%）存在人员缺乏的问题，139所医院（51.7%）存在系统应用的问题，109所医院（40.5%）存在网络建设的问题，69所医院（25.7%）存在管理制度的问题，25所医院（9.3%）存在其他问题。

报告提出6条建议：一是卫生健康行政部门统一规划，完善医共体信息化建设顶层设计，亟需地方卫生健康行政部门立足全局，统一规划，通过顶层设计优化区域信息化建设，制定医共体信息化建设标准；二是强化政府财政投入职责，增加医共体信息化建设资金投入，尽量避免之前出现的机构资金充裕时多投入、机构资金不足时减少投入的现象，尤其是加强对基层医疗卫生机构的投入；三是重视信息化专业人才队伍建设，加强信息数据资源利用；四是加强网络安全建设，提高信息的安全性、准确性和稳定性；五是拓宽医共体信息化应用场景，保障促进"互联网+"发展；六是倡导信息先行，发挥信息化对医共体建设和发展的引导作用。

2020年1月，国家卫生健康委统计信息中心发布了《县域医共体信息化建设指南（征求意见稿）》，从技术、应用、评价3个方面，提出需求分析、总体架构、基层条块融合、基础设施、标准规范、安全保障、便民服务、基层业务、资源共享、协同管理、后勤管理、县域综合管理、绩效评价、政策依据等17个方面专业指导意见，对医共体信息化建设具有重要指导意义，但其以省为单位的建设指南或实施细则较少。县域医共体信息化建设架构图见图2-7。总体来看，医共体信息平台应满足医共体资源共享、协

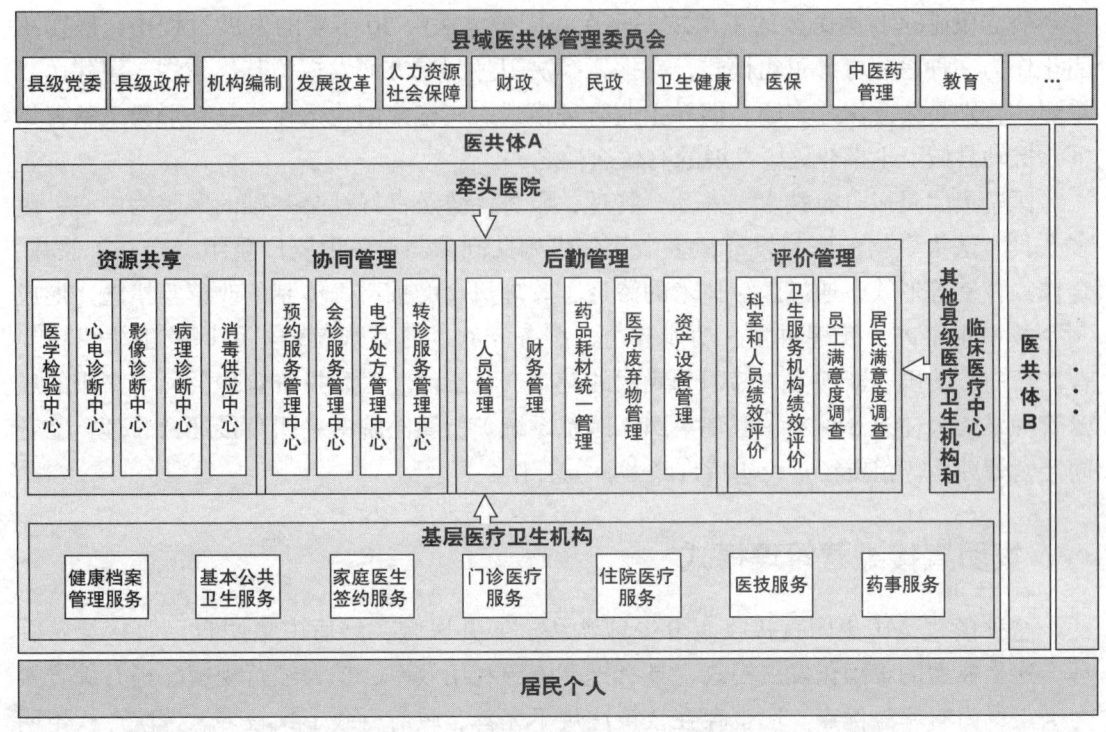

图 2-7 县域医共体信息化建设架构图

同管理、后勤管理、评价管理,以及牵头医院、基层医疗卫生机构、居民个人和政府有关监管部门的应用需求,同时与省、市区域卫生信息平台联通共享。

国家卫生健康委发布的《三级医院评审标准(2020年版)》也对三级医院等级评审提出数据和信息化建设要求,尤其是电子病历评级、互联互通评价和安全等级评级。

那么,为什么信息化建设会成为县域医共体建设一大难题呢?究其原因,主要有以下几个方面:①资金投入。受到县级财政和国家、省、市医共体信息化建设资金投入制约,医共体自筹资金压力大。②县域医疗信息化建设缺乏科学的整体规划,尤其是准确的需求调研,难以准确评估建设需求、内容和投资规模。③在信息化服务厂商和技术方案选择上,县域医共体专业能力受限,现有系统如何合理、有效地利用需要专业评估和科学决策。④自筹资金建设的债务压力。

要解决这一难题,还需要省市政府高位统筹,从政府财政投入、专业指导、区域规划等方面加强支持,尤其是要做好以省为单位的医疗信息化建设现状调查评估和建设指南,对进一步改进和规范县域医共体信息化建设具有重要的意义。

第十节 如何构建医共体集团化高质量运营架构

紧密型医共体建设与传统的医院管理巨大的区别之一,便是医疗卫生运营管理方式的变革。医院运营的复杂性和难度都将增加,这非常考验医院管理者的智慧和担当。

公立医院是我国医改的主角之一，在我国公立医院30多年的发展过程中，医院集团化作为一种医疗资源重组模式，在探索解决卫生问题方面发挥了其优越性。组建医疗集团，特别是公立医疗集团、倡导企业管理模式、实施集团化运作，是新形势、新背景下，推动县域卫生事业健康发展的有效途径之一。

医院集团是以具有技术、人才、管理、服务优势及良好社会基础的医院为中心，由多个具有法人资格的医院投资，多个管理机构共同参与，采取资产重组、合并、兼并、合作、合资等形式，通过医疗技术的渗透、管理概念的推广、体制的改革等措施，形成一个技术水平高、管理科学、功能齐全、服务完善、具有规模效益的医疗卫生机构集合。目前，美国、新加坡、韩国和我国的健康产业集团（医院投资管理公司）采用的经营管理模式大体有5种：①医院集团（医院系统）所属医院由集团直接经营管理，②合同经营管理，③租赁经营，④特许经营，⑤合作联营。

一、集团直接经营管理模式

这种模式是由集团直接投资开办或购买、兼并医院，然后由集团自己直接经营管理。这是典型的集团化发展模式，具有提高资源利用效率、扩大经营规模、提升综合实力与市场占有率等优点。但也存在政策法规不完善、政府行政干预较多、医院产权不明晰、与大力发展社区医疗政策相违背、集团直接投资难度高且效率低、医疗服务受地域限制强、医院价值评估易失真、各成员医院文化冲突明显等问题。

二、合同经营管理模式

这种模式是由医院管理公司与医院产权人签订经营管理合同，接受业务委托经营管理医院。管理公司无须对医院建设投资，只负责医院的经营管理工作，承担合同条款规定的经营亏损风险。该模式实现了医院集团化经营，但仍没有充分体现集团化优势，容易出现利益偏差、管理与业务脱节的问题。

三、租赁经营模式

这种模式是出租人即目标医院的所有者将整个医院出租给医院投资管理公司，非公资本公司按合同规定以企业法人资格取得对医院的经营权，并固定地向出租人支付租金的一种经济行为。该模式为医院集团化打下了良好的基础，多个医院在医院管理投资管理公司的统一租赁下，从形式上组成了医院集团公司，但也存在医疗行业市场化程度低、没有充分体现集团化优势、偏离医院作为社会公益事业定位、容易出现短期管理行为等问题。

四、特许经营模式

这种模式是医院集团向外让渡特许经营权，允许受让者医院使用集团的名称、标志、管理模式、营销网络等,但受让者在产权和财务上保持独立,不受集团控制,受让者需向集团支付特许权使用费。该模式从形式上实现了医院集团化经营,但仍存在医疗行业市场化程度低、没有充分体现集团化优势、医疗服务水准名不副实等问题。

五、合作联营模式

这种模式是各个独立经营的医院自愿联合起来,采用统一公认标志和质量标准,执行统一市场营销策略。这是一种松散的组织,医院之间保持财务独立。合作联营的主要目的是创造整体形象、增强营销宣传力度和互相转诊患者,联合行动所需费用由成员医院分摊。合作联营模式保持了集团化固有的优势,而且克服了其他模式的缺点,主要体现在:①适应现有的医疗环境。在充分尊重现有医院自主经营权与医院管理和经营模式的基础上,本着自愿原则,形成联合体,且不强制性地打破地域限制盲目重组或兼并。②各医院仍保留原有的经营特色和独有的文化差异、财务独立,医院也有选择进出集团的自由。③提高了各医院的综合实力。各医院加入集团后,形成统一的品牌,创造了整体形象,降低各医院的间接成本,设备、信息、人才等资源可以共享,医疗资源得到充分利用。④提高医疗服务水平。医院之间建立完善的双向转诊制度,患者能够得到及时、有效的适度医疗,从而发挥医疗集团的协同效应。

但这种方式也给集团牵头医院及其运营管理人员带来挑战。尤其是具体操作层面,需要考虑组织机构设计、运营管理制度机制、流程优化、绩效考评、文化建设和运营管理团队的职业化和专业化等。

综上所述,医院运营管理集团化不是简单的几个医院的集合,也不是医院及其上下游企业的融合,而是按照"健康中国"战略的大思考和大健康产业的布局来设计。也就是说,医院集团的组建与运营需要有一种符合医院集团生存和发展规律,并与社会发展相适应的系统思维方式。

而紧密型医共体集团化运营,从本质上讲,属于合作联营模式,但它也存在其特有的属性:一是公立医院公益性,二是坚持党的领导,三是服从以卫生健康主管部门为代表的政府有关部门监管,四是要建立和完善以实现共同利益、共同发展、集团化管理与服务为核心的集团化运营制度机制保障,五是牵头医院要有远见、胸怀和担当,六是要在市场与公益性服务之间找到一条可持续的、促进区域卫生健康发展的有效路径。这是因为降本增效和可持续发展才是集团化运营的根本目的。

第三章

紧密型医共体建设关键环节

　　紧密型医共体建设是县域卫生体系科学重构的过程，它绝不是简单地拼组整合，更不是形式上的"联"和"共"。

　　紧密型医共体建设需要政府主导、高位统筹、科学定位规划、合理的资源整合优化重组，并以牵头医院为龙头强化学科与提升技术能力。要兼顾中医医院、妇幼保健院以及基层医疗卫生机构、民营医院的价值与发展，通过改革实现县-乡-村三级医疗服务体系高质量、同质化发展和县域卫生服务能力整体提升。

　　同时，要突破制约县域卫生发展的关键制度和机制，激发医疗卫生机构发展活力和创新动力，尤其是医保、人事薪酬和编制、公卫经费支付等核心保障机制改革，从而最终实现"急慢分治、分级诊疗"的新格局。

　　需要特别强调的是，紧密型医共体建设不是单纯的强龙头，也不是单一的强县域，不能刻意弱化中医、弱化基层、弱化民营，也不能刻意地与省、市级医院形成"无序的非必要竞争与对抗"。要建立符合当前发展实际，与国家、省、地（市）、县、乡、村6级卫生机构高质量协同发展新格局。这既是改革的初心，也是中国县域卫生的未来。从实践来看，紧密型医共体建设总体上分为规划设计、持续建设、运营管理、高质量发展4个阶段，涵盖9个主要关键环节。

第一节 因地制宜制定科学的战略规划

紧密型医共体建设是卫生体制改革的方式之一，也存在其自身的运行规律。县域卫生改革是一项复杂的系统工程，因此在客观上需要科学的战略规划、合理的持续建设、高效的运营管理和以县、乡、村为核心的管理、服务、责任、利益、文化与发展"六位一体"的高质量发展。如图3-1所示，规划设计是基础，是县域卫生体系科学重构的前置性因素和关键环节之一。

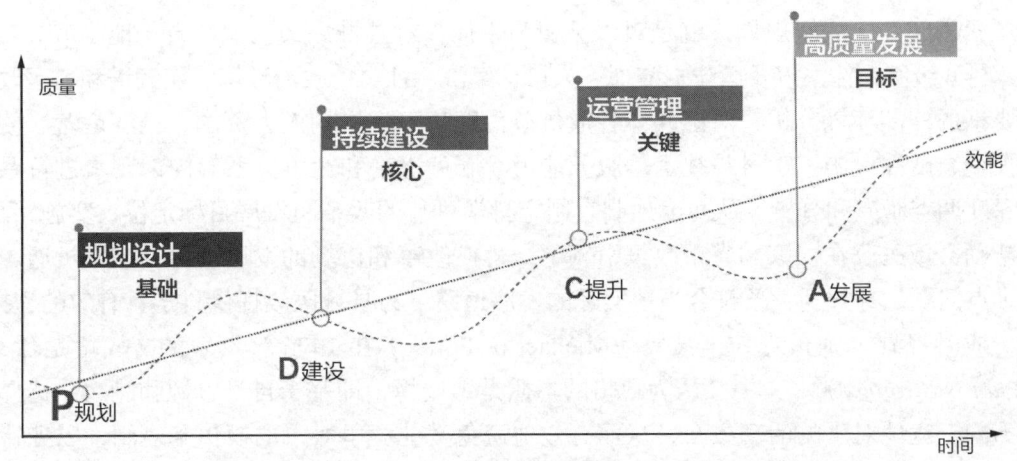

图3-1 紧密型县域医共体改革与发展4个阶段示意图

一、战略规划概念与内涵

战略是一个军事术语，意思是将军指挥军队的艺术。著名的企业战略5P模型提出：在企业的发展角度，战略表现为一种计划（plan）；而在企业过去发展历程角度，战略则表现为一种模式（pattern）；如果从产业层次来分析，战略表现为一种定位（position）；从企业层次来分析，战略则表现为一种远景蓝图（perspective）；企业在竞争中，战略是所采用的一种计谋（ploy）。

战略管理，就是指对一个企业或一个组织在一定时期的全局的、长远的发展方向、目标、任务、政策和管理艺术，以及为资源调配做出的决策。

战略管理包含4个要素：

- 战略分析：评价影响目前和今后发展的关键因素，并确定在战略选择步骤中的具体影响因素。战略分析包含使命和目标、外部环境分析、内部条件分析。
- 战略选择：该阶段所需要回答的问题是"走向何处"。其主要步骤是制定针对性战略选择方案、评估战略备选方案、选择战略、制定战略实施路径和方法。
- 战略实施：是将战略转化为行动。例如，如何在组织内部各部门和各层次间分配

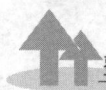

及使用现有的资源;为了实现组织目标,还需要获得哪些外部资源以及如何使用;为了实现既定的战略目标,需要对组织结构做哪些调整;如何处理可能出现的各种利益再分配和文化的适应性问题、如何进行文化管理和责权利关系定位、如何尽量减少或缩小利益冲突或阻力,以保障战略成功实施等。

- 战略评价和调整:战略评价是通过评价组织的经营业绩及其与既定目标之间的差距,审视战略的科学性和有效性。战略调整是根据组织情况的发展变化,即参照实际的经营事实、变化的环境和政策、新的思维和机会、出现的新问题等,及时对制定的战略进行调整,以保证战略对组织经营管理进行指导的有效性。这包括适时调整组织的战略展望、长期发展方向、目标体系、战略路径以及战略执行具体策略等内容。

紧密医共体战略规划,就是对以县域为主体,对县域周边国家、省、地(市)、县、乡、村6级医疗体系以及区位、交通、人口、经济、社会、政治环境、疾病谱和与医改相关要素的外部环境分析,对医共体各成员单位医疗卫生机构人力资源、经济运营、债务与投资、硬件设施、学科与技术、服务能力、服务水平和竞争关系等内部要素进行系统的深度调查研究和分析,从而因地制宜制定科学可行的改革与发展目标定位、实施路径,以帮助县域医改在国家和省市政策引领下,遵循改革和市场的发展规律,抓住机遇、突破难点问题,寻找到一条符合当地实际的发展道路,为县域医改提供科学、有效的支撑。

战略规划大师迈克尔·波特(Michael E. Porter)在1996年发表的《战略是什么》(*What is Strategy*)一文中,认为战略的本质是做选择,即基于自身资源和能力,选择一套不同于竞争对手的活动方案,从而有效地避免其他竞争对手的模仿和复制,以独特的定位和竞争优势提供独特的价值。

华西医院管理者石应康在为《解密华西》一书的序中指出他在16年从医和20年管理经验中,得出了3点感悟:一是正确的价值观——方向,二是管理——服务,三是预测——战略。他认为科学预判战略定位,是医院领导者的责任,也是走出围城,站在社会、行业和患者的高度引领医院发展的领头人的必备能力。华西医院在1996年底面对医院经营发展中出现的阶段性难题,提出了让华西再次飞跃的战略规划方案。可见,因地制宜的、科学的战略规划对医院发展具有重要的意义。

二、战略规划制定主要特点

1. 全局性

紧密型医共体处于内部和外部的复杂环境中,它是跨组织、跨层级、跨体系的区域性的,多层次、多要素、多重关系相交织的系统。从医共体内部来看,其战略规划不同于传统的单体医院战略规划,必须纵观县域乃至更大的区域全局,根据区域卫生总体发展需要制定县域整体卫生及其成员医院的总体行动方针和方案,并协调好医共体与政府有关部门、医院之间、医院与科室之间、管理层之间等多方关系。同时,要结合医共体各成员单位实际和其所处的区域地理、交通、人口、疾病谱及其服务辐射等因素,考虑成员单位差异化发展定位和协同关系。从医共体外部来看，医共体的战略管理必须服从国家或区域大局，结合国家、省、地（市）医疗卫生发展规划制定。

2. 长远性

医共体战略规划是对县域未来较长时间内（5年以上），就县域卫生如何生存、如何改革、如何高质量可持续发展，以及医共体各成员单位学科建设、团队建设和群众就医便捷性、可及性等问题进行统筹规划。在对未来的筹划中，重要的不是回答未来怎样，而是要通过详实的数据统计分析和调查研究，找出制约发展的问题，预测未来的变化趋势，制定相应的改革策略和实施路径，做出长期性的战略计划和短期性的实施计划。

3. 关键性

战略规划中必须重视对县域卫生整体改革与发展目标实现起决定性作用的因素和环节。关键性意味着一方面要把握经营全局，另一方面也必须关注医共体改革与建设、集团化运营的重点，如医共体治理机制、集团化运营机制、组织架构设计、医共体与政府有关部门权责清单、中医协同发展机制、基层卫生能力提升路径、牵头医院能力提升与责任和担当、政府投入、医疗质量、服务质量等，以此理顺医疗集团的运行模式和发展方式。

4. 系统性

医共体各成员单位之间是相互联系的、紧密配合的系统。其中牵头医院与国家医疗中心、省级医疗卫生机构、市级医疗卫生机构存在纵向的技术支持、转诊关系和横向的专科协作、协同关系，与县级疾控部门和妇幼专业机构存在横向的协作关系，与医共体成员单位存在纵向的管理与协作关系，与医联体单位存在横向的合作关系。各机构之间共同构成了医共体内外部的生态系统，且这一系统是基于紧密型医共体建设形成的新型生态系统。因此，不能简单地将紧密型医共体作为一个医疗卫生机构或社会组织来看待。

5. 权变性

医院的经营与管理会受到环境、政策的影响和制约。由于环境是复杂多变的，新的发展机会和限制因素会不断出现，尤其是随着改革的不断深入和各医疗卫生机构内部经营发展，医共体各成员单位的功能定位和发展路径也会因时而变。因此，医共体及其各成员单位要想获得竞争的主导地位，不仅要确定原来制定的发展战略是否正确，还要根据变化的环境及时调整自己的发展战略。对战略规划实施的跟踪与阶段性评估、改善就显得尤为必要，即既要考虑"一张蓝图干到底"，还要因时而变考虑对蓝图进行局部优化调整，以保障战略规划的科学性和指导性。

6. 特异性

一个战略规划方案是否可以在不同的县域通用呢？答案显然是否定的。全国有2800多个县，每个县的县情都不尽相同，县内的医疗卫生机构发展也存在诸多差异；且同一个县的医共体内部各个成员单位医疗卫生机构的局部目标和发展路径也不尽相同。这一特异性决定了医共体战略规划必须因地制宜地制定。同时，要将全局性、长远性、关键性、系统性、权变性和差异性等特点结合起来，从而形成既具有通用性原则，又具有特异性的战略规划。这一特点，也形成了县域卫生体系重构的复杂性。

三、战略规划管理过程与工具应用

总体来说，紧密型医共体战略规划分为 5 个阶段：

第一个阶段是内外部环境分析。主要工作内容是进行深度的实地调查研究，并基于调查研究和理论分析对医共体战略环境做出较为全面的分析。

第二阶段确定战略目标。即根据内外部环境分析，对医共体在未来改革与发展过程中，应对各种变化达到的目标进行准确、清晰的战略定位。

第三阶段就是要制定战略规划。当目标确定了以后，考虑使用什么手段、什么措施、什么方法来达到这个目标，这就是战略规划的具体路径。

第四个阶段是将战略规划形成文本，以备评估、审批。如果审批未能通过的话，那可能还需要多个迭代的过程，需要考虑修正和完善。在此过程中，要特别注重通过各种有效方式实现县域卫生有关改革者、执行者、利益方对战略规划形成共识。其中，组织邀请专家进行战略规划论证是非常重要的环节。

第五个阶段是战略规划宣贯与实施。在过往的经历与实践中，我们常常发现一种怪象：很多战略规划在制定后不能落在实处。主要原因有 3 个方面：一是将战略规划当作一种形式、一个应付上级考核或等级医院评审的工作，不予重视。二是对规划的重要性理解不深或未认真理解，故在实际工作中未能坚持执行。三是规划制定后没有人专门监督执行，也缺乏对规划设计内容行之有效的监督考核。人是改革的核心力量，也是发展的核心要素。再好的规划没有人的坚持和努力，都只能是"死文档"，而不能转化为改革与发展的指挥棒、"活地图"。

因此，非常有必要进行系统的战略规划实施，并应用一些有效的工具辅助战略规划落地。

四、战略规划的基本结构与内容

我们以《××市紧密型医共体建设战略规划（2018—2025）》为例，规划报告目录如图 3-2。

从目录中，我们可以清晰地看到有明确的战略执行实施措施和评价；在规划报告内容中，有明确的定量评价指标和改革路径，并且提供了详实的前期调查研究的有关基础数据和资料供战略执行中宣贯、理解战略规划的结论和实施路径。

我们再来看另一份战略规划报告目录，该报告以 PPT 形式展现（图 3-3）。整体结构上较为完整，但在具体实施路径和计划方面显得较为粗糙，缺乏具体的、有效的具体策略、路径和方法，在执行战略实施过程中可能会带来理解不一致、路径不清晰、实施困难、难以落地等问题。

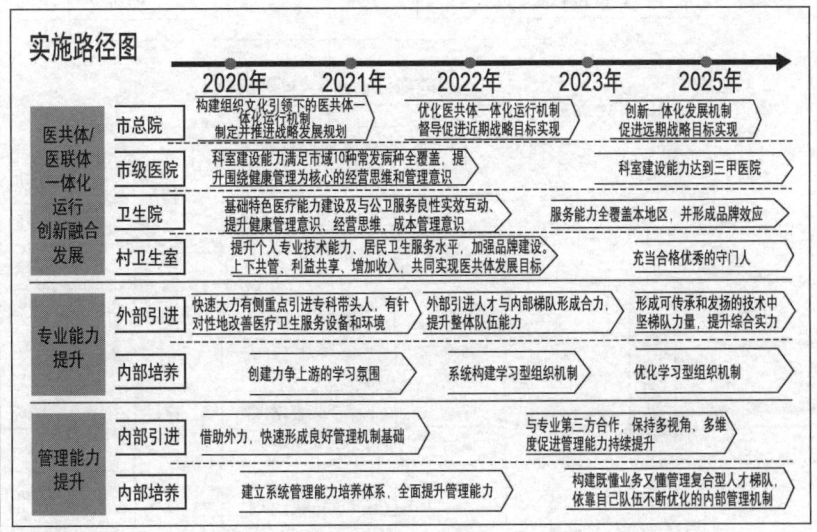

图 3-2　××市医共体规划报告目录

图 3-3　规划报告目录的演示文件

我们再来看看某县卫生系统"十三五"发展规划（图 3-4），目标任务很明确，但规划实施路径多停留在政策要求和工作目标任务要求上，缺少具体的现状分析和实施路径指导。这份规划该如何落地、由谁去执行、如何执行？不禁让人产生诸多疑问。

图 3-3 和图 3-4 这样的发展战略规划如何让政府领导决策？如何让医共体各级医疗卫生机构执行？如何让战略规划指导医药卫生改革与建设？这些问题在实践中应当尽力避免。合理的医院战略诊断和规划流程图见图 3-5。

县卫生系统"十三五"发展规划

为切实落实党的各项卫生事业发展纲要,全面提高我县医疗事业的发展,及时完善医疗服务水平,改善医疗服务条件,逐步使我县的各项医疗工作与社会医疗需求相适应,根据我区卫生改革的趋势,结合我县"十二五"卫生事业发展的基础,为全面实现广大人民群众享有基本的初级医疗保健服务,制定我县卫生系统"十三五"发展规划。

一、指导思想

"十三五"卫生事业发展规划以高举邓小平理论和"三个代表"重要思想伟大旗帜,全面落实科学发展观和中央第五次西藏工作座谈会为指导,牢固树立执政为民、以人为本的宗旨和全心全意为人民服

2.建立健全突发公共卫生事件的应急处理机制和长效处理机制,落实疾病预防控制措施,重点控制严重危害农牧民身体健康的鼠疫、大骨节病、结核病等传染病及碘缺乏病等地方病。积极开展非传染性慢性疾病和职业病、寄生虫病的防治工作。加强精神卫生工作,防止各种意外伤害。扩大计划免疫接种范围,稳定计划免疫接种率,提高现代结核病控制策略的人口覆盖率。法定传染病报告率接近全区平均水平。

3.加强孕产妇保健和儿童保健工作,提高孕产妇住院分娩率、高危孕产妇筛查和管理率,提高新法接生率,稳定降低孕产妇死亡率、5岁以下儿童死亡率和婴儿死亡率,将孕产妇死亡率、5岁以下儿童死亡率和婴儿死亡率控制在全区平均水平;不断改善儿童营养状况,不断提高妇女和儿童的健康水平。

在县委、县人民政府的正确领导下,在上级各主管部门的支持下,不断推进医疗卫生体制改革,科学合理地配置和利用卫生资源。"十三五"期间,建立起布局合理、功能完善、技术先进、竞争有序、服务便捷高效、与社会主义市场经济发展相适应的医疗卫生机构。

提供各类有价疫苗,使疫苗针对的相应疾病得到有效控制。继续巩固和完善全球基金项目及疟疾控制项目的实施与管理;加强疫情信息网络建设,确保疫情信息畅通;加强疾控中心实验室的规范化建设,提高卫生监测能力。

5.农牧区孕产妇住院分娩率达90%,孕产妇保健覆盖率达95%,儿童保健覆盖率90%,新法接生率达98%。

图 3-4 ××县卫生系统"十三五"发展规划摘录

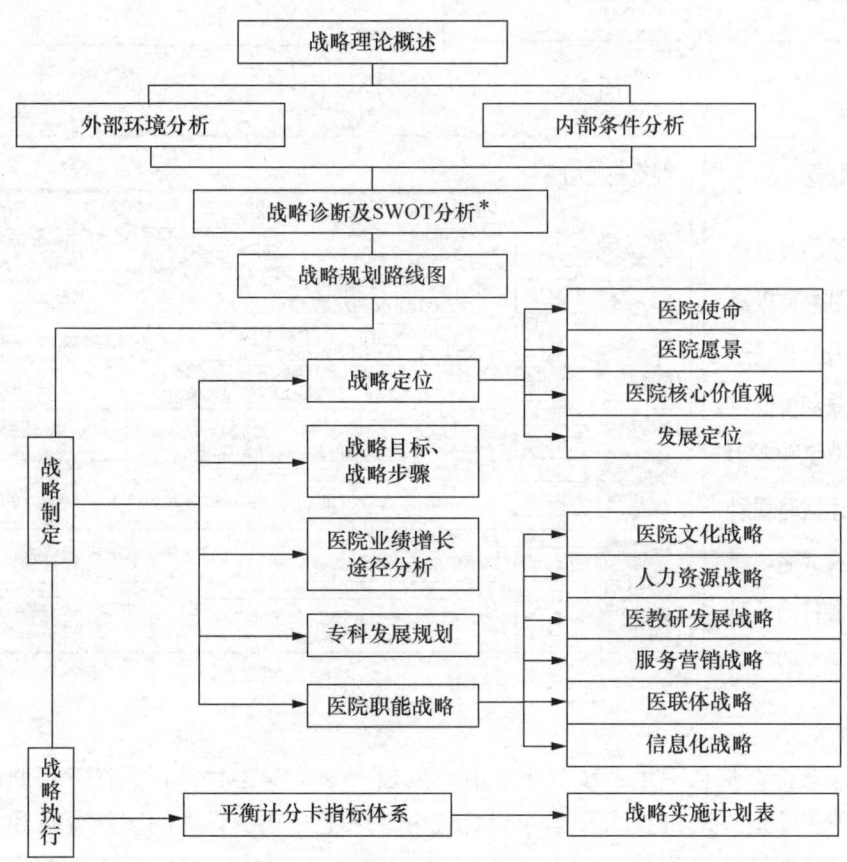

图 3-5 医院战略诊断和规划流程图

---

* SWOT 分析是一种战略分析方法,S 代表优势(Strengths),W 代表劣势(Weaknesses),O 代表机会(Opportunities),T 代表威胁(Threats)。

五、战略规划制定与实施

1. 战略诊断及 SWOT 分析

客观、系统的调研是做好战略诊断的前提。医院首先要对外部政策、市场需求、行业竞争、医保支付,以及内部学科发展、人力资源、经营管理等方面进行全面系统的调研,在此基础上分析医院外部环境中的机遇和挑战、内部条件中的优势和劣势,形成医院战略诊断的 SWOT 框架,利用 SWOT 模型得出医院战略发展的初步方向。

2. 战略定位

战略定位是对医共体及其各成员单位未来 5 年左右的战略选择做出详细描述,包括使命、愿景、核心价值观、发展定位以及战略目标及步骤。战略定位是否准确,关系到医共体和各成员医院制定具体经营战略是否得当和整个医共体未来经营业绩的好坏。

战略定位的制定要综合考虑包括 SWOT 分析得出的结论、政府及政策文件对医院发展的要求、对医院前一周期战略定位的深化提高等因素,结合 STP 理论,予以综合考虑(图 3-6)。

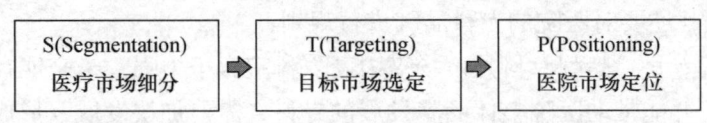

图 3-6 STP 理论

3. 业绩增长途径

在外部压力越来越大,医院业绩增长难度越来越大的背景下,战略规划中必须要对医院未来发展的业绩增长途径进行梳理。其中,特别要注重对存量业务和增量业务的梳理,尤其是如何做强存量、做大增量。要从政府办医支持、应对医保限费、优化收入结构、提升业务效率、加强学科建设、加强服务营销等方面梳理医院业绩提升的思路和方法,表 3-1 所示为某医院业绩增长的举措和实施方法。

表 3-1 医院业绩增长的举措和实施方法

举措	实施方法
应对医保限费	根据政策控制费用,提升就诊量,提高技术,同时重视非医保人员的就医问题
优化收入结构	降低药比、耗材比,相对合理地提高医疗服务占比,调整收入结构
提升业务效率	提升门急诊量,提升床位使用率,缩短平均住院日
加强学科建设	鼓励疑难重症病例探索和技术进步,鼓励协作,优化业务结构
加强服务营销	提升满意度,提升就诊量,改善患者结构
整合行业资源	合理定位,整合上级技术品牌和下级市场,优化业务结构

(续表)

举措	实施方法
重视临床路径	重视临床路径管理，强化质量、效率与成本控制
加强财务管理	加强预算管理和成本控制
专科重新布局	优化学科规划，优化床位结构和业务结构
优化人力资源	重视定岗定编，发挥专家价值，优化人员结构

4. 制定专科发展规划

专科规划是制定经营战略的重点，可参照以下原则进行专科规划：

- 市场需求：明确针对某专科（专病）领域范围内的市场容量总和。
- 市场竞争：明确针对某专科（专病）领域范围内与本专科开展同类诊疗项目的医院（或专科）与本院的整体竞争态势。
- 专科能力：评估专科能力，即医院某专科目前所具备的全部资源和条件。
- 战略需要：学科规划必须贯彻医院战略思想（战略定位、学科特色、医保对策、带动作用等）。

在此基础上，还要对医院的专科品牌进行规划：

- 打造品牌专科：品牌专科是市场潜力高、科室竞争力强，未来能在整个地区产生影响力，并能带动医院整体品牌发展的专科，需要加快发展，形成专科品牌。在品牌专科建设上，应当集中优势资源和力量重点予以建设和发展，并应用好其对其他关联学科、专病的辐射效应。
- 做强重点专科：重点专科是市场潜力较高、科室竞争力较强的专科，需要鼓励发展。医院要有计划地发展重点专科，并使其逐步形成区域影响力。
- 做精特色专科：特色专科是具备专病提升潜力的专科，可以通过细分市场，专病突破来发展。
- 做好配套专科：配套专科则是市场潜力相对不高，科室竞争力相对不足的专科，应维持或重组。

此外，医共体整体的发展规划制定后，还需要对每个医院、每个专科，特别是品牌专科和重点专科进行具体的专科发展规划。

5. 职能战略规划

医共体在确定好战略定位、业绩增长途径、学科规划之后，要考虑如何将总体目标分解，如何建立各项目标的实施路径，这就需要通过系统的职能战略予以对接。

从实践经验来看，医共体职能战略规划中要重点制定组织战略、关键制度机制改革策略、文化战略、人力资源战略、医技资源整合战略、品牌建设战略以及智慧医疗七大战略，按照专业职能分工，提高决策的保障、确定战略的实施路径。职能战略要从不同角度对接医共体各成员医院战略定位、业绩增长和学科发展规划这三大战略决策的要求。具体职能战略规划的方法和重点在后续章节中详细说明。

6. 战略实施

（1）战略共识是前提

要通过战略共识研讨、战略宣贯以及战略执行调控等方式，让医共体各成员单位领导者（决策层）、执行者（中层核心干部）充分理解和掌握战略规划的目的和具体路径、操作办法，以便确保战略规划落在实处。

（2）目标分解是基础

战略目标作为一种总目标、总任务和总要求明确以后，要进一步分解成一些具体的目标、具体任务和具体要求，并将目标任务表单化、任务化，并确定负责人和完成时限，才能使其具有具体可操作性。战略目标应自上而下逐层分解。我们以云南省某紧密型县域医共体建设重点任务清单为例（表3-2）。

表 3-2　云南省某紧密型县域医共体建设重点任务清单

重点任务	具体任务	完成时限
全面推广医共体建设	1. 各州（市）在2022年6月底前出台工作推进实施方案，原则上以州（市）为单位整体推进，每个州（市）到年底至少建成一个紧密型县域医共体示范县	2022年12月
	2. 各试点县在年度监测评估时全部达到紧密型标准	2023年3月，并持续推进
责任共同体建设	3. 建立落实县域医共体管理委员会决策流程机制和定期会商制度，决策医共体的规划建设、投入保障、人事安排和考核监管等重大事项	2023年3月，并持续推进
	4. 制定医共体治理架构，明确县域医共体与其他医联体，以及区域内其他医疗卫生机构的关系，建立落实牵头单位与各成员单位共同参与、定期协商的议事决策制度和工作章程，明确权责清单	2023年3月，并持续推进
	5. 明确县域医共体对基层医疗卫生机构的具体管理权限	2023年3月，并持续推进
	6. 建立完善医共体绩效考核制度，包括管委会对医共体的考核和医共体理事会对成员单位的考核，并明确结果应用办法	2023年3月，并持续推进
管理共同体建设	7. 按照"按需设岗、竞聘上岗、以岗定薪"的原则制定落实医共体内人员岗位管理制度	2023年3月，并持续推进
	8. 提高基层医疗卫生机构执业（助理）医师占比和聘任为中、高级专业技术岗位的人员比例	2023年3月，并持续推进
	9. 制定并落实医共体内财务统一管理办法，明确资产的调剂、调拨和共享共用机制	2023年3月，并持续推进
	10. 制定并落实药品耗材统一管理，统一用药目录、统一采购配送、统一支付货款等有关制度	2023年3月，并持续推进

(续表)

重点任务	具体任务	完成时限
服务共同体建设	11. 制定实施基层常见病、多发病防治指南，明确县域医共体内县、乡两级疾病诊疗目录，建立并落实医共体内部、医共体之间和县域向外转诊管理办法	2023年3月，并持续推进
	12. 开展远程医疗服务，以县级医院为纽带，向下辐射有条件的乡镇卫生院和村卫生室，向上与城市三级医院远程医疗系统对接	2023年3月，并持续推进
	13. 实现医共体内医疗卫生机构之间信息互联互通	2023年3月，并持续推进
	14. 实现医共体信息系统对医疗服务、公共卫生服务、财政管理、人事管理和绩效管理等提供技术支撑	2023年3月，并持续推进
	15. 发挥县域医共体牵头医院和专业公共卫生机构的技术优势，为区域内公共卫生服务提供技术支撑	2023年3月，并持续推进
利益共同体建设	16. 原渠道足额安排对医共体成员单位财政补助资金	2023年3月，并持续推进
	17. 制定并实施医共体结余资金使用管理办法	2023年3月，并持续推进
防疫共同体建设	18. 坚持常态化防控和应急处置相结合，医共体内加大专项指导和培训力度，强化医务人员症状辨别、疫情处置流程、个人防护、院感防控、核酸采样、医废处置等技术培训和应急演练，提升应急处置能力	2022年12月，并持续推进
	19. 统筹调配基层疫情防控人员力量，原则上抽调离岗参与疫情防控人员的占比不超过单位在职人员数（含临聘人员）的20%，卫生专业技术人员占比不超过单位在职人员数的10%，每次抽调离岗工作时间不超过2周	2022年12月，并持续推进
	20. 抽调基层卫生人员参与疫情防控工作，主要安排承担核酸采样、疫苗接种、隔离场所医疗服务、标本转运和相关医疗保障等专业技术性工作。不得抽调其参与卡点值守，从事查验健康码、测量体温等非必需医学专业技能工作	2022年12月，并持续推进
县级医疗卫生机构服务能力建设	21. 继续推进县级公立综合医院医疗服务能力第二阶段提质达标工作，重点建设临床服务"五大中心"、建强急诊急救"五大中心"	2023年12月，并持续推进
	22. 组建县域医疗资源共享"五大中心"、组建县域医共体高质量发展"五大中心"	2023年12月，并持续推进
基层医疗卫生机构服务能力建设	23. 加强基层医疗卫生机构基础设施建设和装备配备	2022年12月，并持续推进
	24. 全面推进健康乡村建设，加强村卫生室标准化建设	2022年12月，并持续推进
	25. 深入开展"优质服务基层行"活动，加强基层心脑血管救治站、慢病管理中心建设，支持条件成熟的乡镇卫生院（社区卫生服务中心）建成社区医院	2022年12月，并持续推进

（续表）

重点任务	具体任务	完成时限
基层卫生人才队伍建设	26. 落实基层医疗卫生机构绩效工资政策，按照"两个允许"要求，合理核定基层医疗卫生机构绩效工资总量和水平	2022年12月，并持续推进
	27. 落实基层卫生专业技术人员岗位补助政策。州（市）、县（市、区）级财政对基层医疗卫生机构具有副高级及以上职称的卫生专业技术人员，给予每人每月1500元生活补助；具有中级职称或执业医师资格的卫生专业技术人员，给予每人每月1000元生活补助	2022年12月，并持续推进
	28. 落实基层职称评审倾斜政策。经住院医师规范化培训合格到基层医疗卫生机构工作的本科及以上学历全科医生，可直接参加中级职称考试，通过考试的直接聘任。对取得中级职称后连续在基层医疗卫生机构工作满10年并符合相应条件的紧缺专业技术人员，可考核认定为基层有效的副高级卫生专业技术职称	2022年12月，并持续推进
	29. 加快推动乡村医生向执业（助理）医师转化。加大对执业（助理）医师、乡村全科执业助理医师考试的指导和培训力度，引导乡村医生积极参加国家医师资格考试，提高执业（助理）及以上资格的医师在乡村医生中的占比	2022年12月，并持续推进

文件明确了医共体建设主要任务、工作要求、完成时限，具有很强的指导性。对于县域医共体建设来说，无疑是明确了方向。但对于紧密型医共体建设实践者、执行者来说，还远远不够，因为还需要更为具体的工作安排才能推动改革任务和目标落地。我们以某县紧密型医共体建设需要政府支持的清单为例（表3-3），来具体说明实现管理、责任、利益和服务共同体需要政府支持的具体事项。

表3-3 某县医共体医联体建设政府支持的清单盘点（参考）

类别	序号	文件名称	责任部门	状态
核心机制	1	某县医共体/医联体管理委员会章程	县政府办公室	未出
	2	某县医管委、卫生健康局、医共体/医联体、医共体成员单位权责清单	县政府办公室	部分，缺医管委
	3	年度医共体/基层医疗卫生机构和公立医院建设重点任务清单责任分解表	县卫健局	未出
	4	某县城市医联体合作共建目标责任考核评估办法	县卫健局	未出
	5	某县医共体领导班子任期目标责任制细则	县卫健局	未出
	6	某县做强做优公益性医院放开放活营利性医院（社会办医疗卫生机构）实施方案	县政府办公室	未出
核心机制	7	某县医共体理事会章程	县政府办公室	未出
	8	某县医联体理事会章程	县政府办公室	未出

(续表)

类别	序号	文件名称	责任部门	状态
核心机制	9	某县专科联盟理事会章程	医共体/医联体	未出
	10	关于总医院院长、副院长/理事长、理事长任职的通知	县卫健局	未出
	11	成立某县医共体医联体总医院	县政府办公室	未出
	12	医共体医联体总医院内部组织架构设置指导意见	县政府办公室	未出
	13	"双下沉、两提升"财政专项资金管理工作	县卫健局、县财政局	未出
	14	医共体/医联体建设运行绩效评价考核工作方案	县政府办公室	未出
	15	医共体/医联体建设试点工作宣传	县政府办公室、医管委办公室	未出
统一管理	16	某县医共体人力资源管理/人事统一管理办法	县卫健局	未出
	17	某县医共体财务一体化管理办法	县卫健局	未出
	18	某县医共体物资集中采购调配管理办法	县卫健局	未出
	19	某县医共体药品耗材一体管理办法暂行办法	县卫健局	未出
	20	某县医共体医疗业务管理办法	县卫健局	未出
	21	某县医共体健康服务管理办法	县卫健局	未出
	22	某县医共体资源信息共享管理办法	县卫健局	未出
	23	财政资金统一拨付医共体，由医共体结合资金使用性质和用途统筹使用	县财政局、县卫健局	未出
	24	关于基层医疗卫生机构取消单位账户，设立医共体财务总账户，实行"一本账"报表体系的实施方案	县财政局、县卫健局	未出
	25	关于建立医共体统一预算管理制度、会计核算制度、支出审批制度、资产管理制度、成本绩效管理办法等	县财政局、县卫健局	未出
	26	建立和完善医共体统一的检验、心电、影像、病理、消毒供应等共享中心的实施方案	县卫健局	未出
	27	某县医共体党群服务管理办法	县卫健局、医管委	未出
	28	城市医联体建立党建联合体办法	县卫健局、医管委	未出
医疗价格	29	推进医疗服务价格改革的实施意见	县物价局	未出
	30	市级公立医院先行先试医疗服务价格调整	县物价局	未出
	31	某县（市）级公立医院第二轮医疗服务价格调整方案	医保机构、物价机构、财政机构、卫健局	未出
	32	市级公立医院医疗服务价格调整	医保机构、物价机构、财政机构、卫健局	未出
人事薪酬制度	33	某县医共体/公立医院薪酬制度改革实施方案	县政府办公室、医管委	未出
	34	某县医共体牵头医院、成员单位院长年薪制指导意见	县卫健局	未出

（续表）

类别	序号	文件名称	责任部门	状态
人事薪酬制度	35	某县公立医院院长年薪制管理办法	卫健机构、财政机构、人社机构	未出
	36	某县医共体成员单位编外职工工资待遇发放指导意见	县卫健局	未出
	37	某县医共体人员编制、岗位管理办法	县卫健局	未出
	38	市第一人民医院医共体编制核定	县委编办	未出
	39	某县医疗卫生人才引进培养三年行动计划（××年）	县政府办公室	未出
	40	某县机构编制委员会关于核定市级公立医院编制数的批复	县委编办	未出
	41	某县第一人民医院工资总额核定办法	县卫健局、县财政局	未出
	42	某县市级公立医院工资总额核定办法	县卫健局、县财政局	未出
	43	某县健康保健"县管院聘"管理实施意见	县卫健局	未出
	44	某县市域医共体基层医务人员融合式培训实施方案	县卫健局	未出
	45	某县医疗卫生服务共同体人事管理办法	县卫健局	未出
	46	关于推进医共体"县聘乡用"制度改革的办法	县委编办	未出
	47	关于明确某县医共体机构编制组织人事管理有关事项的政策意见	县卫健局、县委编办	未出
	48	某县医共体人力资源管理办法（试行）	县卫健局	未出
	49	关于明确医共体成员单位牵头医院院长和成员单位院长（主任）权责的意见	县卫健局	未出
	50	某县（市）域医共体建设发展奖励"资金池"分配指导意见	县人社局	未出
公共卫生服务	51	某县基本公共卫生服务项目技术指导团队工作实施方案	县卫健局	未出
	52	某县基本公共卫生服务项目技术指导团队驻点指导方案	县卫健局	未出
	53	某县基本公共卫生服务经费紧密型县域医共体包干管理办法	县卫健局、县财政局	未出
	54	向医共体单位派驻公共卫生专员和联络员	县卫健局	未出
	55	某县医共体医防融合实施方案	县卫健局	未出
	56	某县公共卫生机构专业人员下派至医共体医联体驻点工作实施方案	县卫健局	未出
	57	某县地方标准规范——家庭医生签约服务技术规范	县卫健局	未出

（续表)

类别	序号	文件名称	责任部门	状态
分级诊疗/双向转诊	58	某县人民政府办公室关于建立完善分级诊疗制度实施意见	县政府办公室	未出
	59	某县推行分级诊疗工作实施方案	县政府办公室	未出
	60	某县医共体/医联体多点执业工作方案（试行）	县卫健局	未出
	61	某县责任医生签约服务和分级诊疗工作实施细则	县卫健局	未出
	62	某县基层医疗卫生机构首诊疾病病种类目录、某县（市）级医院下转疾病病种类目录、某县（市）级医院不轻易外转疾病病种类目录和某县分级诊疗双向转诊标准	县卫健局	未出
	63	某县卫生健康局关于印发某县分级诊疗双向转诊管理办法（试行）	县卫健局	未出
	64	某县常见病种入出院标准	县卫健局	未出
	65	推行县-镇（街道）康复联合病房的实施意见	县医改办	未出
	66	某县基层中医药适宜技术推广实施细则	县卫健局	未出
	67	人力资源和社会保障局等四部门关于贯彻落实慢性病门诊医保政策有关事项	人社机构、医保机构、卫健机构、财政机构	未出
	68	某县高血压/糖尿病患者免费用药实施方案	县卫健局	未出
	69	某县三位一体上下联动保障市域医疗服务共同体慢性病用药工作方案	县卫健局、县医保局	未出
	70	某县卫生健康局试点建立医共体住院床位调配中心	县卫健局	未出
医保改革	71	某县城乡居民医疗保障资金按人头打包付费支付方式改革实施方案（试行）	医保机构、财政机构、卫健机构、人社机构	已出
	72	某县基本医疗保险按病种支付方式改革工作方案	县医保局	未出
	73	某县市级医院第二批医保单病种支付标准	县医保局	未出
	74	关于调整城乡居民基本医疗保险有关政策	县医保局	未出
	75	某县基本医疗保险费用结算管理/总额预付管理暂行办法	县医保局	未出
	76	某县医共体居民医保经费包干实施细则	县人社局	未出
	77	某县医共医疗保险专员派驻管理办法	县医保局	未出
药品供应保障制度	78	药品集中采购价格谈判实施细则	县医管委	未出
	79	某县公立医疗卫生机构药品集中采购价格谈判成交结果	县医管委	未出
	80	全市公立医疗卫生机构药品耗材集中采购/统一管理工作方案/实施细则	县卫健局	未出
	81	进一步规范诊疗行为加强药品和医用耗材使用环节合理控量办法	县卫健局	未出
	82	加强医疗卫生机构重点监控药品管理工作	县卫健局	未出
	83	某县区域消毒供应中心建设运行方案	县卫健局	未出
	84	某县药品耗材集中采购后"再次议价"实施办法	县医管委	未出

（续表）

类别	序号	文件名称	责任部门	状态
补偿机制	85	某县基层医疗卫生机构补偿机制改革实施意见	县政府办公室	未出
	86	某县基层医疗卫生机构补偿机制改革财政补偿实施办法	县财政局、县卫健局	未出
	87	某县推进医共体慢病中心建设工作实施方案	县卫健局	未出
	88	某县医疗卫生服务市乡一体化管理试点方案	县政府办公室	未出
专科联盟建设	89	加强妇幼专科联盟建设的实施方案	县卫健局	未出
	90	某县医共体（专科联盟）学科建设培育激励管理办法	县卫健局	未出
	91	某县医学重点学科终期评估结果	县卫健局	未出
	92	关于推行全科-专科联合门诊和专科医生工作室的实施意见	县医管委	未出
绩效考核	93	某县公立医院改革绩效考核办法	县卫健局、县人社局、县财政局	未出
信息化	94	某县基于数字医共体的全民卫生健康信息化建设工作实施方案	县财政局、县人社局、县卫健局	未出
	95	某县基于区域卫生信息平台的全科签约与分级诊疗信息系统建设实施方案	县财政局、县人社局、县卫健局	未出
互联网医院	96	某县区域互联网医院实施方案	县卫健局	未出
医联体	97	关于合作建设某医联体的框架协议	县卫健局	未出

注：资料为云南省某县医共体总医院提供。

该县作为国家首批紧密型医共体建设试点单位，2019—2021年已开展了3年改革。工作清单共包含97项方案、政策等，也对责任单位进行了划分，不可谓不全，也不可谓不细。然而，我们仍有疑问：近100项制度机制或方案需要同时出台吗？哪些是紧迫的、必需的，哪些是可以逐步配套和完善的？大量的制度文件出台都能执行落地吗，如何保障它们都能落地执行？造成上述问题的主要原因：一是工作缺乏系统性和规划；二是没有区分改革内容的轻重缓急；三是治理机制和组织架构不清晰（部分应由医共体完成的工作由卫健局承担），权责不一致。我们再来看看河北省某县医共体医院建设的核心举措分解（表3-4），具体医院医疗服务能力提升分解表见表3-5。

表3-4 某县医共体学科建设的核心举措分解表

学科类别	核心举措	关键点	责任人/部门
平台学科	关注行业发展，采取多种途径，以合理成本引入关键先进设备［1.5T磁共振成像（MRI）、数字减影血管造影（DSA）］	引入设备	影像科、设备科
	加强平台与其他类学科之间的联动性，建立完善协作机制	建立机制	医务处

（续表）

学科类别	核心举措	关键点	责任人/部门
核心学科	大力开展领军人才引进工作，不断充实学科带头人队伍	人才引进	人事处
	完善人才培养机制，优化人才准入标准，加强人才梯队建设，不断优化人才结构	人才结构	人事处、临床科室
	以打造特色专科（外科微创中心）中心为目标，建立完善的学科建设体系	体系建设	分管副院长、骨科
	构建科研机制，建立医学科研平台，逐渐提升科研及临床转化能力	科研平台	科研处
劣势学科	链接外部优质资源，建立专科联盟，实行分级诊疗	分级诊疗	医务处
	以降低转诊率为目标进行精准突破，集中精力建设二级学科	二级学科	医务处
优势学科	关注学科技术发展，及时进行技术更新，保障技术应用处于行业前端	技术更新	医务处
	定期开展关键人才盘点工作，确保关键人才充足	关键人才	人事处

表3-5 某县医共体乡镇卫生院医疗服务能力提升分解表

支持项目	核心举措	关键点	责任人/部门
政策下乡	通过人事制度、薪酬制度改革，充分调动人员积极性；收入结构向全科医生适当倾斜	人事薪酬	人事处
人才下乡	建立人才下乡服务机制，以全科医生为主，为卫生院提供人才支持；加快开展全科医生培养工作，打造人才培养基地	全科医生	人事处教学科
技术下乡	根据卫生院需要，定期开展技术指导与培训工作，促进技术同质化	技术指导	医务处
设备下乡	根据卫生院核心工作与实际需要，配置优良设备，确保设备同质化	设备配置	设备处
药品下乡	建立统一目录、统一采购、统一配送的药品采供管理机制，实现药品同质化	药品统一	招标采购办公室
管理下乡	建立月度经营分析会议机制，按照统一标准PDCA*推进，促进经营管理效率提升	经营分析	质控处

　　从实践上来看，上述医院的战略目标任务分解存在较为明显的任务不具体、责任人不明确、完成时限不清晰等不足。因此，在战略目标分解中，我们要特别注意要有明确

---

* PDCA是一种科学的管理方法，包括计划（Plan）、执行（Do）、检查（Check）和处理（Act）4个阶段。

的目标任务和定量的指标，还必须要明确"一把手"领导和主管领导的责任，才能更好地保障规划落地执行。

规划执行是关键。如何保障战略规划得到认真贯彻和执行，这就需要在改革中进行组织变革，以行政命令和绩效考核等方式，有组织地推进。在第二节中，我们会具体探讨推动战略和改革措施落地的组织体系和关键机制。

第二节　紧密型医共体组织变革与设计

紧密型医共体建设也是组织重构的过程，即从单体医院组织管理转变为集团化组织管理。本节重点就紧密型医共体改革领导机制、医共体内部运行机制，以及医共体监督、资源协同等关键性责权利机制进行梳理。

一、医共体改革领导机制

2020年8月，国家卫生健康委等颁布的《紧密型县域医疗卫生共同体建设评判标准（试行）》在责任共同体中明确"党委、政府主导"，要求"成立党委、政府牵头的医共体管理委员会，定期研究医共体工作"。2022年以云南省、广西壮族自治区等为代表的部分省份印发全面推进紧密型医共体建设的实施意见，要求"明确县域医共体管理委员会领导决策流程和机制，充分履行政府办医职能，落实部门协同推进工作机制。管委会主任应由党委或政府主要负责同志担任，成员要由编办、财政、卫生健康、人力资源和社会保障、医疗保障等有关部门组成"。

1. 医改高位统筹领导机制设置

从改革实践来看，紧密型医共体建设应建立由县级党委、政府"一把手"，即县委书记、县长任"双组长"的医改领导小组，高位统筹医改工作、定期听取医改汇报、研究解决改革中的难点问题和重大事项，落实党委领导下的政府主导作用、保障责任，尤其是公立医疗卫生机构规划、发展、建设、补偿、债务化解等。

同时，为了便于整合县域内有关改革力量，营造积极的医改氛围，建议统筹考虑设立党委副书记、人大常委会副主任、政协副主席联系医共体机制，并将人大教科文卫委员会和政协文教卫体委员会组织负责人纳入紧密型医共体监事会机构之中。云南省安宁市在医改过程中就应用了这一机制，并且取得了较好的效果（图3-7）。例如改革之初由政协联系罗湖区组织考察；在医共体信息化建设、历史债务化解和基层卫生院硬件设施改造、全民免费体检等方面，人大、政协通过提案、议案等方式助力医共体获得党委、政府的政策和资金支持。

2. 公立医院改革管理委员会设置

按照国家要求，各县（市、区）应设立公立医院改革管理委员会。主任原则上应由

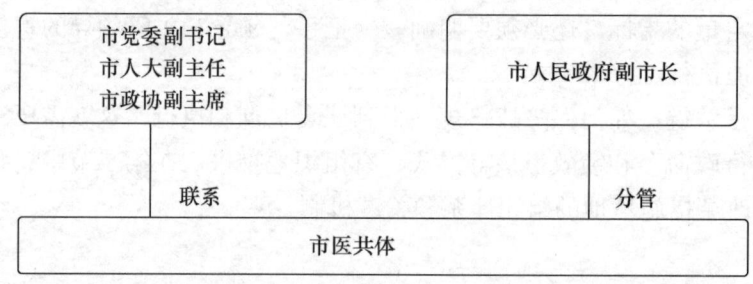

图 3-7　云南省安宁市医共体建设高位统筹"双融合"机制

常委、副县长担任，副主任可由县政府办公室副主任、县卫健局局长担任。成员由编制委员会办公室（编办）、发改局、财政局、人社局、卫健局、市场监督管理局、审计局、医保局（中心）分管领导组成。

公立医院管理委员会是公立医院运行的决策机构，代表政府出资人履行办医职能，落实政府对公立医院的领导责任、保障责任、管理责任和监督责任。负责制定和执行公立医院管理委员会章程，制定公立医院发展规划，落实公立医院重大项目实施、财政投入、院长选聘、人员和资产管理、财务和运行监管、绩效考核等工作。

公立医院管理委员会下设办公室在县卫健局，由卫健局局长兼任办公室主任，负责执行公立医院管理委员会的各项决策，处理日常事务。

二、医院管理委员会执行机构理事会设置

理事会是公立医院管理委员会（简称医管委）的执行机构，在医管委委托下，负责医共体日常经营管理和重大事项决策。理事会由理事长、副理事长、理事组成。

理事会理事长、副理事长、理事人选由公立医院管理委员会按照公立医院理事会代表选举办法，从医院班子成员、医院职工代表和社会人士代表中选举产生，也可以参考深圳市罗湖区经验设立外部独立理事。理事会的主要职能为审议公立医院发展战略、规划和规章制度，审议公立医院人才建设、财政预算、薪酬分配、资源配置等重大经营决策事务，推荐、选拔、任免公立医院副院长、科室主任，监督、检查、指导公立医院管理团队的工作绩效。

理事会设理事长1名，原则上由医共体总院长担任，实行公立医院党委领导下的总院长负责制，党政分开。即医共体总院长负责医共体内部日常经营管理工作，承担法定责任和医管委及理事会委托的职责和职权。设副理事长1~3人，原则上副理事长不宜过多，以保障决策效率；理事根据医共体成员单位数量和医共体内部结构及需要设立，原则上为奇数。

根据公立医院管理要求和医共体治理需要，可设医共体总会计师具体分工负责医共体内经济运营工作；也可以根据医共体改革和建设需要，设立其他职位，如罗湖区医疗集团设立总药师和外部专家顾问。对此相关政策并没有程式化的固定要求。图3-8为云南省安宁市医共体治理的结构示意图。

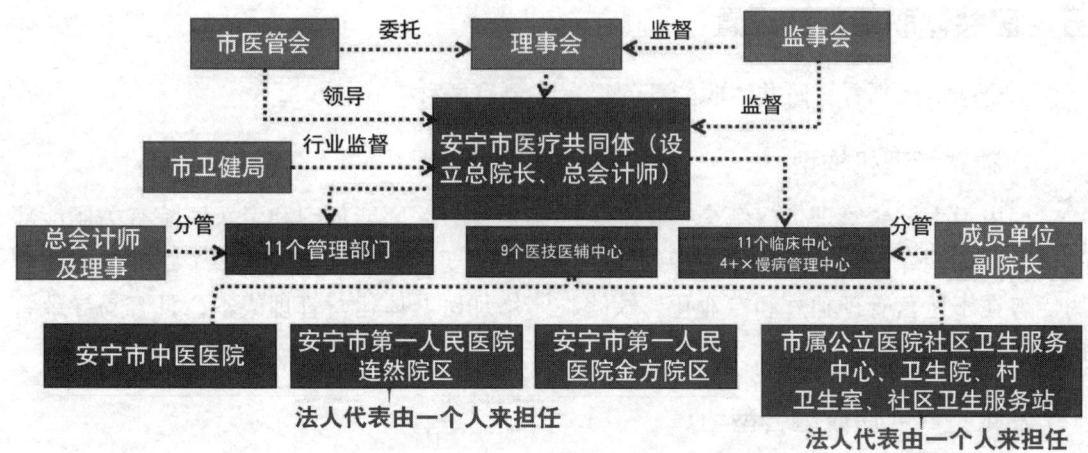

图 3-8　云南省安宁市医共体治理结构示意图

三、医管委监督机构监事会设置

监事会是公立医管委的监督机构，设监事长、副监事长、监事若干人。公立医院监事会监事长、副监事长、监事人选由公立医院管理委员会按照公立医院监事会代表选举办法，从发改、人社、财政、卫健、审计等部门代表和市级公立医院职工代表中选举产生。监事会的主要职能是对公立医院管理层贯彻执行公立医院管理委员会的决策和决议的情况进行监督，对公立医院的资产、运营情况进行监督，对公立医院管理层的履职行为和廉洁自律情况进行监督，对公立医院"三重一大"民主决策情况进行监督，组成或委托第三方对公立医院进行满意度测评。

监事会监事职数原则上是单数。具体数量设置应与理事会保持一致。关于卫生行政主管部门负责人是否兼任医共体领导职务问题，应遵循有关政策规定，原则上建议管办分开不予兼任。公立医院理事会和监事会人员不得交叉任职。

四、医共体党委设置

关于医共体是否要设置党委这一问题，各地的做法不一。有的医共体设立党委，党委书记有由牵头医院书记担任的，也有由卫健局党组书记或副书记担任的，还有由县级领导担任的。也有的医共体没有设立独立的党委，党的建设及"三重一大"*事项决策，由卫健党工委代行职权。

作者认为，卫健党工委也是在医改领导小组和公立医院管理委员会领导下的党的组织。是否设立党委的问题，应因地制宜考虑，但要遵循一条基本原则：便于推动改革和便于医共体发展。

---

* "三重一大"指重大决策事项、重要干部任免事项、重大项目安排事项、大额度资金运作事项。

五、医共体职能部门设置

从全国实践来看，医共体职能部门设置主要有两种模式：

1. 独立管理机构型

即由卫生健康管理部门牵头，将卫生健康管理有关职能部门和牵头医院有关职能部门整合，抽调专人组建医共体管理中心。该模式主要存在于县域内有多个医共体时。它的优势在于运营管理独立和专业化，缺陷在于增加医共体运营管理成本，且容易导致管理与业务脱节。

2. 依托牵头医院融合型

这种类型较为常见，具体分为设立总医院与不设立总医院两种情形。无论是否设立总医院，其基本思路是依托牵头医院（县域内运营管理最强的医疗卫生机构）原有的职能部门进行职能升级，即将原牵头医院职能部门升级为医共体职能管理部门，同时兼顾牵头医院内部运营管理工作。常见的设置有"一办七中心"，即医共体综合办公室、人力资源管理中心、财务管理中心、医保管理中心、信息管理中心、物资采购管理中心、医疗业务服务管理中心、党群管理中心，如杭州市富阳区医共体。也有更为紧密的、职能设置更为全面的医共体，如云南省安宁市医共体等。下面以几个常见的医共体组织架构图为例。

- 云南省安宁市医共体与"千县工程"双融合架构：安宁市医共体职能部门管理实行的是扁平化管理方式，2022 年前设置 12 个职能管理部门、10 个医技/医辅中心、11 个临床诊疗中心。2022 年后，基于紧密型医共体建设和国家千县工程建设"二十大中心"建设要求，进行了组织架构调整（图 3-9）。
- 河南省郏县紧密型医共体管理架构：河南省郏县医疗集团设立集团党委，党委书记由卫生健康委主任兼任，落实党委领导下的院长负责制。内设四部，下设"一办十中心"，实行集中办公。
- 河南省荥阳市组织架构设计：建立总医院外部治理架构（图 3-10）和总医院总部组织架构（图 3-11）。

为实现医卫融合、医防融合，发挥疾控中心、妇幼保健院对属地医疗卫生机构业务管理的职责，安排疾病预防控制中心（CDC）、妇幼保健院的骨干人员到总医院管理中心任职。CDC、妇幼保健院在组织层面与总医院不开展任何的医共体创建工作，两机构的院长也不在总医院任职副院长。

党委设 7 位委员，包括 1 位正书记、1 位副书记（由院长兼任）、1 位专职副书记，其他专设组织委员、宣传委员、统战委员、纪律委员。工会、共青团、妇联职责放在党委办公室，一岗双责。

从实践来看，紧密型医共体职能设计应该坚持必备职能的统一性，即医共体综合办公室、人力资源管理中心、财务管理中心、运营管理中心、医疗质控

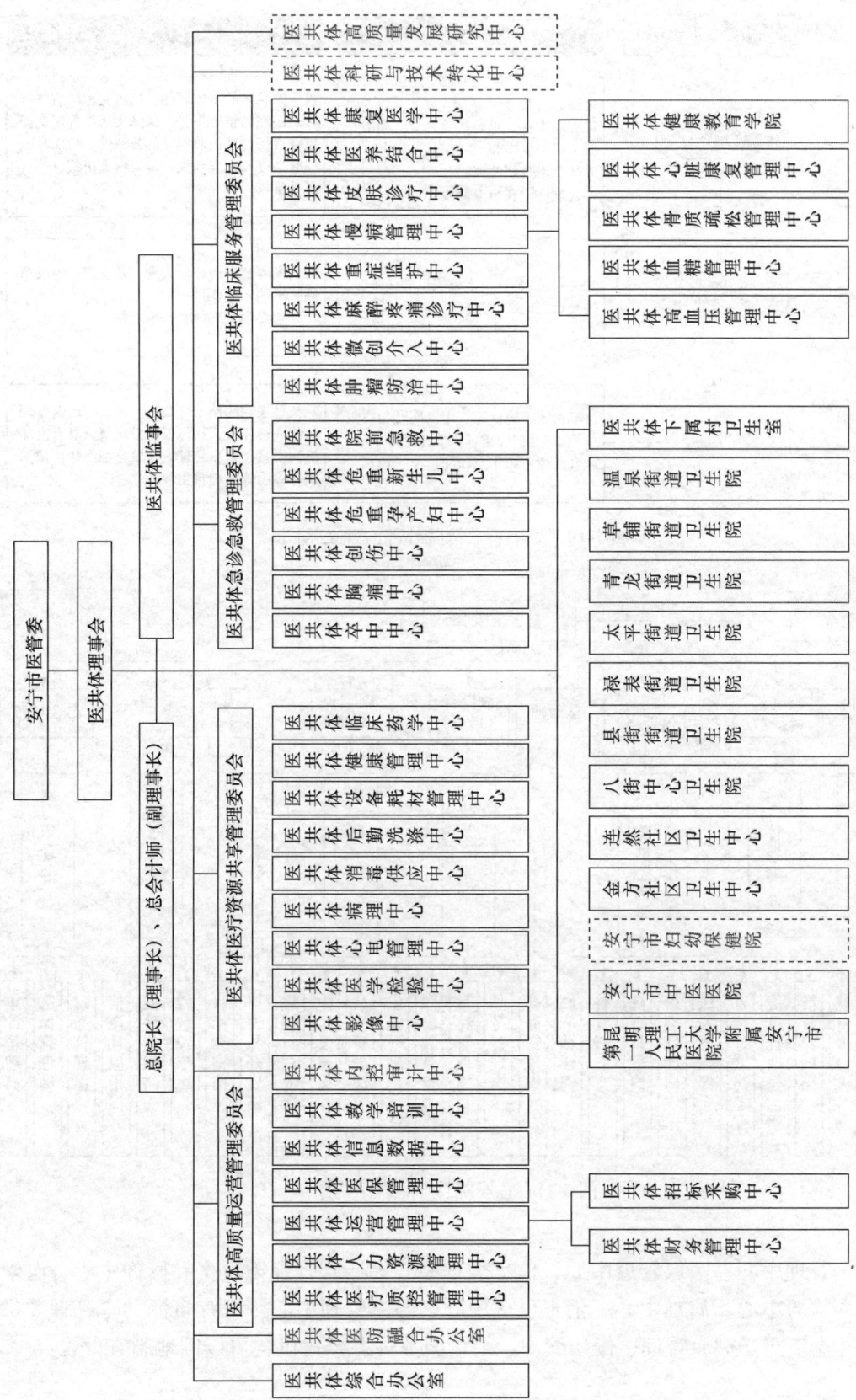

图3-9 安宁市紧密型医共体组织架构图

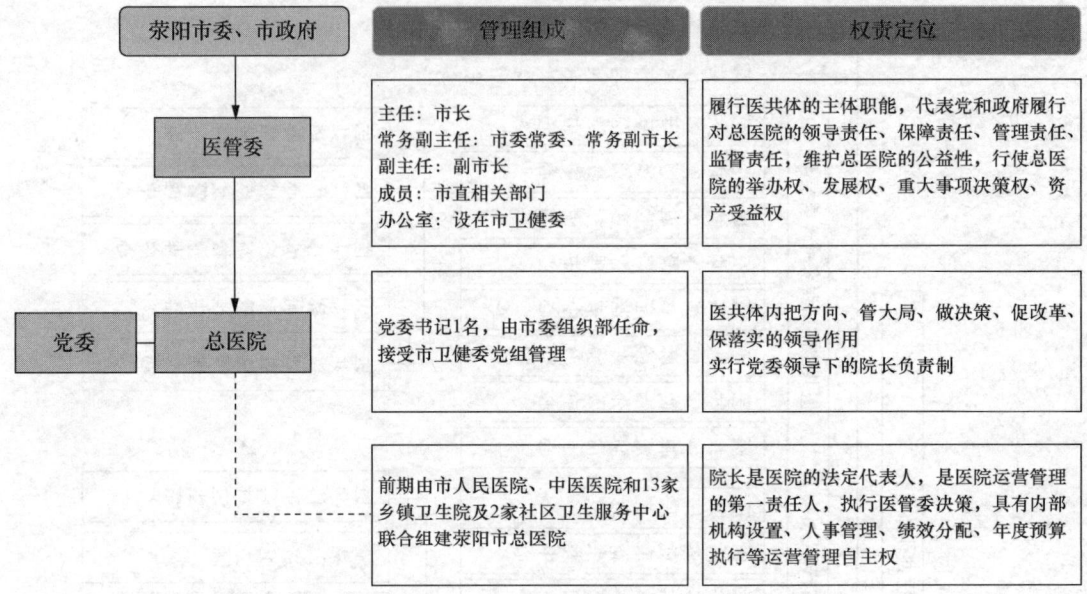

图 3-10　荥阳市总医院外部治理架构图

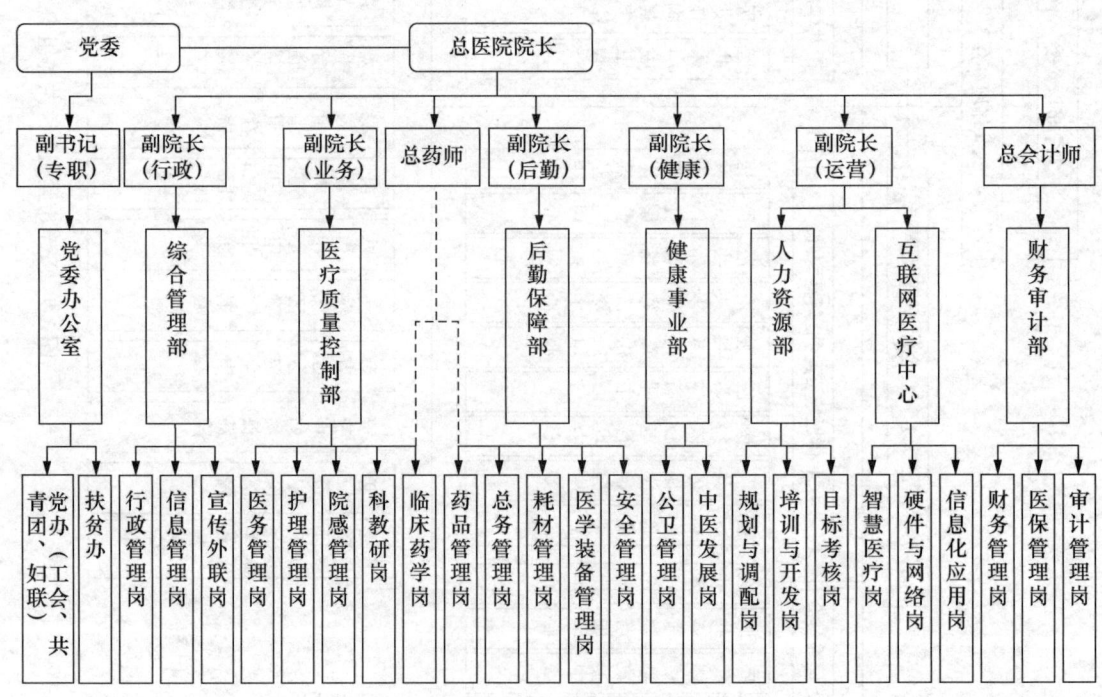

图 3-11　总医院总部组织架构图

管理中心、医保管理中心、信息数据中心等运营管理委员会和影像中心、医学检验中心、病理中心、消毒供应中心、心电管理中心等医疗资源共享管理委员会。至于健康管理、慢病管理、会诊服务等特异化机构可以因地制宜设置。

第三节 紧密型医共体建设权责清单机制

医改核心配套政策和机制是保障改革顺利推进和成效的关键因素之一。医共体建设主要配套政策机制有"政府办医责任清单""医共体内部运行管理清单"、医保打包付费政策、人事薪酬改革政策、基本公卫改革政策等,以及医共体内部运行各项制度、机制。

一、紧密型县域医共体政府办医责任清单

各级政府是医共体改革与建设的主体,应当建立紧密型县域医共体政府办医责任清单,明确政府办医职能、党委领导下的院长负责制、政府对医疗卫生机构发展投入、人事薪酬分配及编制管理授权、医保基金管理等权责。下面是《云南省紧密型县域医共体政府办医责任清单》。

云南省紧密型县域医共体政府办医责任清单

为推进紧密型县域医共体建设,合理界定政府公立医疗卫生机构出资人的举办职责(县域医共体管理委员会代表政府行使),按照政府办医的领导责任和保障责任,结合我省实际,制定紧密型县域医共体政府办医责任清单。

一、行使政府办医职能

(一)行使公立医疗卫生机构举办权、发展权、重大事项决策权,以及公立医院资产收益权等。

(二)负责审议牵头公立医院章程、发展规划、重大项目实施、收支预算等。

(三)严禁各级政府向公立医院借款和提取业务收入统筹用于严禁将公立医院的资产、设备抵押和收费权质押用于各级政府融资。

二、指导医共体建立党委领导下的院长负责制

(四)指导医共体加强体内医疗卫生机构党建工作。落实公立医院党委领导下的院长负责制。

(五)指导提升基层党建工作水平,加强思想政治工作和医德医风建设。

三、制定区域卫生规划和医疗卫生机构设置规划

(六)整合优化医疗卫生机构布局和资源配置,根据乡村振兴规划和紧密型县域医共体建设,合理调整控制公立医疗卫生机构数量和规模。

四、落实政府对公立医疗卫生机构投入责任

(七)落实政府对符合区域卫生规划的公立医院基本建设和设备购置、重点学科发展、人才培养和政策性亏损补贴等投入,对公立医院承担的公共卫生任务等给予专项补助,保障政府指定的紧急救治、救灾、援外、重大活动医疗保障、支农、支边和城乡医

院对口支援等公共服务经费。落实对中医医院的投入倾斜政策。支持乡镇卫生院和村卫生室建设。

（八）及时足额下达上级基本公共卫生服务项目补助资金，及时足额安排县级配套资金，及时足额拨付兑现乡村医生承担的公共卫生服务、家庭医生签约服务等任务和实施基本药物制度各项补助资金，切实保障乡村医生合理收入和待遇。

（九）按规定对乡镇卫生院和政府举办的社区卫生服务中心给予全额保障。

五、人事薪酬分配

（十）在县级公立医院、乡镇卫生院落实编制政策和编制备案制度，建立紧密型医共体柔性人才流动机制。落实医共体牵头医院用人自主权，建立能上能下、能进能出的灵活用人机制。

（十一）按照"两个允许"的要求，落实有利于调动医务人员积极性、符合医疗卫生行业特点、体现以知识价值为导向的薪酬分配制度，完善与紧密型医共体相适应的绩效工资政策，健全与岗位职责、工作业绩、实际贡献紧密联系的分配激励机制。

六、建立以公益性为导向的考核评价机制

（十二）定期组织公立医院绩效考核以及院长年度和任期目标责任考核。探索对公立医院院长实行年薪制，经费由本级财政承担。

七、领导人员任用

（十三）按照公立医院和事业单位领导人员管理相关规定和办法，选拔任用医共体牵头医院领导人员。

八、医保基金管理

（十四）加强考核结果应用，各州市在考核实施方案基础上细化具体措施，落实分级诊疗医保政策，控制医疗费用不合理增长。

九、法定、国家及省规定的有关政府办医职责的其他权利和义务。

二、医共体内部运行管理清单

明确医共体内部运行管理对紧密型医共体建设有序推进具有重要的指导意义。下面是《云南省紧密型县域医共体内部运行管理清单》。

云南省紧密型县域医共体内部运行管理清单

为推进紧密型县域医共体建设，充分发挥牵头医院"龙头"作用，健全医共体内部管理体系，整体提高县域医疗卫生资源配置和使用效能，结合我省实际，制定本清单。

一、基本性质

（一）法人地位。医共体牵头医院原则上应为达到二级甲等以上的医疗卫生机构，符合现代医院管理制度要求。医共体成员单位保留原有机构设置、机构名称和法人资格，法定代表人原则上由牵头医院法定代表人担（兼）任。乡镇卫生院加挂"分院"牌子，按照机构编制管理相关规定履行报批程序。

（二）功能定位。牵头医院要强化能力建设，以县域内住院人次占比达到90%以上为目标，承担县域内城乡居民医疗保健服务、基层技术指导帮扶、突发公共卫生事件应急处置等职能；乡镇卫生院承担辖区内60种以上常见病多发病基本医疗服务，承担基本公共卫生服务职能和任务，做好双向转诊和下转患者康复服务，开展慢病管理；村卫生室着重做好门诊、导诊、签约服务和健康管理，以及疾病防控、健康教育等相关公共卫生工作。

（三）职工身份。成员单位职工身份不变，原有的财政供给渠道不变，成员单位在编在岗人员工资由财政供给保障。

（四）投入政策。成员单位资产属性和现行的财政投入政策及标准不变。按规定对乡镇卫生院和政府举办的社区卫生服务中心给予全额保障。

二、运营管理

（五）统一行政管理。健全完善医共体章程，按照不同功能定位，履行职责。实行县乡一体化管理和乡村一体化管理。

（六）统一人员管理。医共体拥有内部人事管理自主权，医共体内人员实行岗位管理，按照"按需设岗、竞聘上岗、以岗定薪"的原则，统一岗位设置，加强聘用管理。在核定的编制总量内和优先保障基层医疗卫生机构用人需求的前提下，医共体根据工作任务、岗位职责要求和医务人员能力水平，对人员实施统一招聘、统一管理、统一调剂、统一培养、统一使用，并实行备案管理和动态调整。医共体牵头医院可将成员单位作为其分支机构进行管理，其中基层医疗卫生机构主要负责人可由牵头医院提名，县级卫生健康行政部门考察任命，也可从医院科室主任或业务骨干中选派。

（七）统一财务管理。成员单位财务实行由牵头医院统一管理、独立核算的管理制度。成员单位主要负责人对本单位财务会计工作及会计资料的真实性、合法性负责。财政投入资金由县级卫生健康行政部门拨付，按规定的资金用途安排使用。成员单位大额资金使用由牵头医院按规定审批。

（八）统一绩效考核管理。按照统一的二类事业单位绩效考核原则，开展医共体内医疗卫生机构绩效考核与分配。牵头医院负责指导、审定成员单位的绩效考核与分配方案，规范开展绩效考核。

（九）统一医疗业务管理。牵头医院按照统一规章制度、统一技术规范、统一人员培训、统一业务指导、统一工作考核要求，对成员单位的医疗、护理、检查检验、院内感染、公共卫生服务等业务，进行全面的质量控制和安全管理。医共体各成员单位建立严格转诊病种目录，加强转诊质量管理。

（十）统一药械业务管理。积极推进药械业务统一管理，原则上到2022年底，全面实现医共体内县、乡、村医疗卫生机构药械统一采购配送、统一药事管理，在未实现药械统一管理的过渡期，医共体内各医疗卫生机构药械业务可按现行管理模式实施。牵头医院组建医共体药事管理中心（总药房），允许在省药品集中采购平台上设置统一的采购账号（设置统一账号后医共体成员单位不再单独设置采购账号）。医共体药事管理中心（总药房）统一负责医共体成员单位药械的采购配送、供应保障和药事管理等。指导检查成员单位药事管理、合理用药和药品追溯等制度执行。医共体内统一用药范围、统一网上采购、统一集中配送、统一药款支付。全面配备、优先使用国家基本药物。

（十一）统一医保基金管理。医共体牵头医院负责成员单位医保基金预算、拨付、考核、分配，配合做好不同医共体之间和县域外转诊患者费用结算，推进实行疾病诊断相关分组（DRG）/按病种分值（DIP）付费等复合式支付方式，防控欺诈骗保行为。

（十二）统一信息系统。医共体内部基本医疗、公共卫生、运营管理等信息系统互联互通，逐步实现电子健康档案和电子病历的连续记录和信息共享，建立远程会诊和影像、心电等远程诊断中心，远程协作、资源共享。信息系统统一运营维护。

第四节 紧密型医共体内部治理机制

紧密型内部治理机制，是保障医共体有序运行的重要组成部分。完善的内部治理机制应当包含医共体组织公约、医共体监事会章程、医共体理事会章程、医共体管理中心章程及日常运营管理制度、机制等。

一、医共体组织公约

医共体组织公约是医共体内部治理的核心机制之一。应明确以下内容：①医共体产生。经政府批准，利用国有医疗资产举办的集管理、服务、责任、利益、发展为一体的紧密型非法人医疗综合体。②法人。是否具有独立法人主体及法人代表。③医共体宗旨。坚持以人民健康为中心，依法依规执业，维护公立医院公益性，提升医疗服务质量和水平，调动和发挥医务人员积极性，办人民满意的医院。④医共体组成。即医共体成员单位构成，涵盖组成医共体的县、乡、村医疗卫生机构；医共体管理机构设置及其职能。⑤医共体业务范围。开展医疗与护理、教学与科研、预防保健、医养融合、康复、健康教育、健康管理、社区卫生等服务。⑥医共体下属各单位责权利。要包含党建、行政管理、人事管理、运营管理、采购管理、采购和财务审批流程及权限设置、总院长职能、成员单位主要负责人职能等核心事项，并明确各成员单位责权利。⑦议事决策规则、流程。⑧公约修订。⑨其他需要约定的事项。

二、医共体监事会章程

医共体监事会，是医共体规范运行的监督管理机构，也是设立理事会治理机制的医共体合规、规范运行的重要内部治理机制，应制定章程予以明确监事会职能和权责，以保障其有效运行。章程应明确以下内容：①医共体监事会的性质和职能。监事会在公立医院管理委员会的领导下开展工作。监事会作为医疗共同体的监督机构，履行医共体重大事项的监督权，对市医管会负责。②监事会组成及其职能。监事会由卫健局、人社局、财政局、医保局相关领导，人大、政协相关工委主任及医疗卫生机构代表组成。设监事长、副监事长、监事,由医管会办公室(卫健局)提名,报医管会审定聘任,监事会成员均为兼职,不在医共体领取报酬。③监事会职责。列席理事会相关会议,监督理事会、管理中心及各医疗卫生机构履行职责,监督理事会、管理中心人员履职行为;监督检查管理中心财务管理办法执行情况,对医共体各单位的财务和资产管理情况进行监督,维护国有资产和资金安全;监督各医疗卫生机构执行医管会及管理中心的决策事项,发现问题督促整改;组织或委托第三方对医共体满意度进行测评;涉嫌违纪违法线索提交相关部门并配合调查。④监事任职资格条件。⑤监事会议事规则。监事会会议由监事长或其委托的监事召集和主持;监事会会议须有全体监事会成员的2/3以上到会方能召开,特殊情况下可召集临时监事会会议;监事会讨论重大问题形成决议的,实行票决制,监事会成员一人一票,须经应到会监事的过半数同意方能通过;监事会对重大事项的讨论应形成会议纪要,经与会的监事会成员确认符合会议事实后,由监事长签发,分送理事会、监事会成员,并抄报市医管会。⑥章程修改及其他需要约定的事项。

三、医疗共同体理事会章程

医共体理事会,在公立医院管理委员会的领导下开展工作。作为医疗共同体的审议、决策机构,履行医共体重大事项的审议、决策权,由医管会负责。应制定章程予以明确职能和权责,以保障其有效运行。应包含以下主要事项:①理事会职能。理事会在公立医院管理委员会的领导下,依照相关法律法规和章程开展工作。作为医疗共同体的审议、决策机构,履行医共体重大事项的审议、决策权,对市医管会负责。②理事会组成。理事会由医共体总院长、总会计师、医共体内各医疗卫生机构高层管理人员、职工代表(工会主席)组成,设理事长、副理事长、理事,人员均为兼职。理事长、副理事长、理事人选由医管会办公室(卫健局)征求医共体各单位意见后,报医管会审定聘任。③理事任职条件及变动程序。④理事会职责。向市医管会报告工作;审议医共体对外合作(包括投资、融资、担保等),医共体各机构合并、分立、吸收、增资、减资等重大事项,医共体各机构之间的重大资源调配、整合、重组等事项,报医管会审批;提出聘任或解聘医共体总院长、总会计师以及各医疗卫生机构院长、常务副院长、副院长的人选,报医管会审批;提出聘任或解聘所属各卫生院(中心)、院长(主任)的建议,报医管会办公室审批;拟定以上人员考核方案,报医管会审批;审议医共体发展战略、各医疗卫生机构章程、年度工作报告、重要管理制度、年度财务预(决)算、投融资计划、人才招聘、薪酬分配方案等"三重一大"事项,报医管会审批;审议医共体非计划单项××万元以上的开支项目;审议管理中心和各医疗卫生机构管理层绩效管理考核奖惩办法,并进行考核;法律法规或理事会章程授予的其他职责。⑤理事长职责。召集和主持理事会会议,签署理事会有关文件,督促检查理事会决议的执行,发布或授权其他理事发布理事会重要信息,履行医共体管理层人选提名权和罢免建议权,理事会授予的其他职责。⑥副理事长职责。协助理事长工作,受理事长委托可主持召开理事会会议、临时代行理事长职责。⑦理事职责。参加理事会会议,执行理事会决议,监督检查医共体执行理事会决议情况；提议召开理事会会议，向理事会提交议案；受理事会委托，代表理事会处理相关事务、以理事会名义参加有关社会活动。⑧理事会议事规则。理事会例会每季度至少召开1次。在由理事长或1/3以上理事联名提议时可以召开临时会议；理事会会议由理事长召集和主持；理事长因外出或因其他原因不能履行职务的，可委托副理事长召集和主持；理事会会议表决可采取书面表决方式或举手表决方式，每名理事具有一票表决权；理事长、副理事长应末位发言；理事会会议应当由2/3以上的理事出席时方可举行；理事会作出决议，必须经应到会理事的过半数通过。⑨重大事项工作程序。理事会审议重大事项前，应对有关事项进行充分研究，必要时可召开有关专业会议进行论证，经理事会通过并形成决议后报医管会进行审批。审议修订章程草案、理事增补和终止资格等重大事项，应至少获全体理事2/3赞同票方可通过。⑩章程修改及其他事项。

四、医共体管理中心章程

如设立独立运行的医共体管理中心，应制定章程，主要内容应包含以下几个方面：①管理中心设置及职能。管理中心在医管会、理事会领导下开展工作，管理中心作为医疗共同体的管理工作机构，履行医共体具体事务的执行和日常工作。由医共体总院长担任管理中心主任，依照相关法律法规和本章程开展工作。②管理中心组成。管理中心根据相关权限组织医共体管理层实施医共体管理及决策。根据需要设立管理中心相关职能部门。③管理中心职责。向理事会、医管会报告工作；制定医共体的发展规划和年度财务预算；制定医共体一般性对外合作事项，医共体合并、分立、增资、减资等重大事项的实施方案；拟定医共体成员单位之间的一般性资源调配、整合、重组等事项的方案；拟定医共体开展一般性新技术、设立一般性新科室等事项的方案；协调医共体成员单位的关系，促进各成员单位之间的合作和交流；拟定医共体总院长、总会计师以及各医疗卫生机构院长、常务副院长、副院长的考核方案；拟定管理中心章程及医共体组织公约，拟定各医疗卫生机构的章程及内部规章制度；拟定管理中心及各医疗卫生机构主要部门负责人的选聘和解聘以及其考核方案；决定本单位除总院长、总会计师以外的工作人员的招聘和考核事项；工作流程及管理审批权限；其他由医管会、理事会授权的、与管理医共体相关的职能。④管理中心主任职能。管理中心主任（医共体总院长）对医管会、理事会负责，履行下列职责：负责医共体全面工作，对经营发展、质量管理、廉政建设、安全生产、反恐维稳等工作负主要责任；对医共体总会计师、管理层成员，下属各医院常务副院长、副院长，社区卫生中心主任、副主任，卫生院院长、副院长有提名权；执行医管会、理事会决定、决议，制定并落实院长任期目标；每半年向医管会和理事会报告医共体经营发展、资金运行、对外合作等情况，自觉接受监督；向总院长办公会提名管理中心各部门主管人选。⑤医共体总会计师任职条件及职能。⑥管理中心各部门主管职责。⑦医共体总院长办公会议事规则。⑧重大事项工作程序。⑨其他事项。

医共体组织公约、医共体理事会章程、医共体监事会章程、医共体管理中心章程等及日常运营管理制度、机制，具体内容遵照有关法律法规、政策和当地实际情况予以制定。总的来说，医共体应建立完善的内部运行机制，明确各管理机构、职能部门及其与政府有关部门的责、权关系，以便于医共体内部治理和运营管理有章可循。此外，如深圳罗湖医疗集团设置集团外部理事（由外聘专家担任）、总药师岗位，也是对医共体（医疗集团）治理和运营管理的有益尝试，具有借鉴价值。

第五节　关于设立医共体理事会和党委的思考

近年来，随着紧密型县域医共体建设的全面推进，关于是否设立医共体理事会、党委的问题，存在一些疑问。针对这一问题，我们先从有关政策层面进行简单梳理。

1. 理事会、医管会、党委作为公立医院决策者的政策依据

2009年3月，中发〔2009〕6号文件《中共中央 国务院关于深化医药卫生体制改革的意见》指出，改革公立医院管理体制、运行机制和监管机制，积极探索政事分开、管办分开的有效实现形式，完善医院法人治理结构。

2012年6月，《国务院办公厅关于县级公立医院综合改革试点的意见》（国办发〔2012〕33号）在建立现代医院管理制度方面，要求明确县级医院举办主体，探索建立以理事会为主要形式的决策监督机构，指出："县级医院的办医主体或理事会负责县级医院的发展规划、财务预决算、重大业务、章程拟定和修订等决策事项，院长选聘与薪酬制定……"

2014年3月，国家卫生计生委、财政部、中央机构编制委员会办公室（中央编办）、发改委、人社部印发了《关于推进县级公立医院综合改革的意见》（国卫体改发〔2014〕12号），进一步明确要求"落实院长负责制"。

2015年5月，国务院办公厅印发了《关于全面推开县级公立医院综合改革的实施意见》（国办发〔2015〕33号）。它第一次提出，建立统一高效、权责一致的政府办医体制。要求各县（市）可组建由政府负责同志牵头，政府有关部门、部分人大代表和政协委员，以及其他利益相关方组成的县级公立医院管理委员会，履行政府办医职能。县级公立医院执行县级公立医院管理委员会等政府办医机构的决策。

几乎同时出台的国务院办公厅《关于城市公立医院综合改革试点的指导意见》（国办发〔2015〕38号）对城市公立医院综合改革试点安排也坚持了组建"公立医院管理委员会"这一思路。

2017年4月，《国务院办公厅关于推进医疗联合体建设和发展的指导意见》（国办发〔2017〕32号），明确要在县域组建医疗共同体，逐步实现区域内医疗资源共享，进一步提升基层服务能力，推动形成基层首诊、双向转诊、急慢分治、上下联动的分级诊疗模式。明确指出："政府主导，统筹规划。落实政府规划、指导、协调、监管、宣传等职能，以城市和县域为重点，根据区域医疗资源结构布局和群众健康需求，按照业务相关、优势互补、双向选择、持续发展等要求，兼顾既往形成的合作关系，统筹安排医疗机构组建医联体""完善组织管理和协作制度。制定医联体章程，规定主体单位与其他成员单位的责任、权利和义务，完善医疗质量管理等制度，提高管理效率。医联体可探索在医院层面成立理事会。"

2017年7月，国务院办公厅《国务院办公厅关于建立现代医院管理制度的指导意见》（国办发〔2017〕67号）要求，资产多元化、实行托管的医院以及医疗联合体等，可在医院层面成立理事会。把党的领导融入公立医院治理结构，医院党组织领导班子成员应当通过法定程序进入理事会，理事会内部理事中的党员成员一般应当进入医院党组织领导班子。对于这种可以而且应该成立的理事会，老徐建议要根据各地具体要求做好与医管会的衔接与协同，不能因为管理层级的繁多而影响医院的发展与决策。

2018年6月，中共中央办公厅印发《关于加强公立医院党的建设工作的意见》要求，充分发挥公立医院党委的领导作用，公立医院实行党委领导下的院长负责制。党委等院级党组织发挥把方向、管大局、做决策、促改革、保落实的领导作用。凡属重大问题都要按照集体领导、民主集中、个别酝酿、会议决定的原则，由党委集体讨论，做出决定。重要行政、业务工作应当先由院长办公会议讨论通过，再由党委会议研究决定。

2020年卫生健康委、中医药局发布的《关于印发医疗联合体管理办法（试行）的通知》（国卫医发〔2020〕13号）的附件《医疗联合体管理办法（试行）》第十二条明确要求："城市医疗集团和县域医共体应当制定医联体章程，规定牵头医院与其他成员单位的责任、权利和义务，明确各成员单位功能定位，建立利益共享机制。加强医联体党建工作，发挥党组织把方向、管大局、作决策、促改革、保落实的领导作用。"

从上述政策性文件可以看出，无论是公立医院改革，还是医联体和紧密型县域医共体建设，都有一个共性要求：坚持政府主导，坚持党的领导，执行党委领导下的院长负责制。同时，鼓励探索和实践理事会管理机制。因此，作者认为，对于医共体是否设立理事会，并没有强行要求。

对于医共体是否必须设立党委，也没有明确的要求。同时，随着改革的深化，一些地方设立了卫健党工委，卫健局党组书记也兼任卫健党工委副书记。即便不设立卫健党工委，卫健局也有党组、党组书记，并承担着卫生健康有关机构（包含医共体）党的建设领导和指导职能。

因此，医共体是否设立党委，如何设置；是否设立理事会、监事会，如何设置，这些问题应以推动改革为初衷，以更好地服务群众为初心，以更好地实现公立医院高质量发展为目的，统筹考虑，因地制宜。

2. 公立医院院长面临3个决策者，如何是好？

从以上分析可见，目前不少公立医院特别是紧跟医改政策的地方，已经陆续成立了理事会、医院管理委员会，如今又面临党委领导下的院长负责制，而这三个组织职能相似，未来医院如遇到重大问题需要研究到底是由谁决定，还是3个决策者都必须通过，显然是一个问题。按照一般的常识，后面的规定优先执行，那就是党委领导下的院长负责制应该优先。

基于此，建议如下：

①没有成立理事会的，可因地制宜组建理事会或者依托牵头医院组建医共体党委，由卫健局党委兼任或选派党委书记，医共体党委日常党建工作与卫健局党委整合推进；已经成立了理事会的，应建立工作机制处理好医共体理事会与卫健局党委、医共体牵头医院党委关系，可考虑"一套班子，两块牌子"，即在卫健局党委领导下，授权牵头医院党委代行医共体内成员单位党建职能，同时接受卫健局党委领导。②制定和完善医院章程、医共体章程，以章程予以明确。③党委会议研究决定的"三重一大"事项，按章程规定应该上报卫健局党委的，按照流程上报批准；应该上报公立医院医管会的，必须上报，经医管会批准后实施。

总之，明确的紧密型医共体政府办医主体权责清单和医共体内部运行管理清单、组织机构设置和职能清单，有利于更好地整合内外资源，高效推动紧密型医共体建设和有关改革工作。

第四章

医共体外部治理核心机制

  紧密型医共体改革与建设是一个由上而下、由内而外，上下互动、内外结合的改革与治理过程。这一过程，既是改革，也是内外联动。因此，需要在改革与建设过程中，配套外部治理核心机制，才能为医共体内各成员单位高质量发展带来源源不断的内生动力。其中，人事编制、医保支付、公卫经费打包支付和"两个允许"*薪酬绩效改革是4项核心保障机制。

  从实践来看，医保支付方式改革自三明医改始已广为熟知，并在各地以不同方式、不同程度地实施改革，但支付方式主要有疾病诊断相关分组（DRG）付费、总额预付制、按项目付费、按人头付费、按单病种付费、打包付费六大类。在编制总量备案、"两个允许"和医防融合改革方面，却受到诸多因素影响未能全面推行或者实际落地，效果并不理想，这也是紧密型医共体改革和建设的突出难点之一。

  改革，本就是一场在实践中探索的艰难过程，就应该敢于主动突破政策壁垒，建立推动改革与发展的机制，不忘初心，促进县域卫生整体能力提升。

  医疗联合体管理办法（试行）见附录4-1。

---

* "两个允许"指允许医疗卫生机构突破现行事业单位工资调控水平，允许医疗服务收入扣除成本并按规定提取各项基金后主要用于人员奖励。

第一节 医共体编制总量备案管理制度

在传统的编制管理方面，一方面编内人员需要逐级审批才能调动，另一方面，编外人员进入也需要较为复杂的程序。在一定程度上这制约着人才在不同医疗卫生机构之间的流动。编制总量打包由卫健局管理，再由卫健局统筹给医共体内部调剂，这一机制改革，有效破解了这一障碍，解决了医共体内部人才柔性流动难题，对医共体县乡医疗发展具有积极的意义。以下是安宁市公立医疗卫生机构编制管理的例子。

中共安宁市委机构编制委员会关于对我市卫生健康系统所属公立医疗机构实行编制总量管理的通知

中共安宁市卫生健康局委员会：

根据《中共昆明市委机构编制办公室转发省编委〈关于事业单位机构编制管理创新挖潜服务发展的意见〉的通知》（昆编办通〔2018〕3号）精神，结合我市实际，经2019年8月6日中共安宁市委机构编制委员会会议研究，同意对我市卫生健康系统所属公立医疗机构实行事业编制总量管理，现就有关事项通知如下：

一、纳入事业编制总量管理的卫生健康系统所属公立医疗机构：云南昆钢医院、安宁市人民医院、安宁市中医医院、安宁市八街中心卫生院、安宁市县街中心卫生院、安宁市太平卫生院、安宁市温泉卫生院、安宁市青龙卫生院、安宁市草铺卫生院、安宁市禄脿卫生院。

二、核定我市卫生健康系统所属公立医疗机构事业编制总量为1080名，由市卫生健康局统一管理和使用。

三、由市委编办会同财政、卫生健康部门，原则上每3年核准1次卫生健康系统所属公立医疗机构事业编制总量。

四、核定的卫生健康系统所属公立医疗机构事业编制总量实行报备制，由市卫生健康局在做出分配、调整、使用事业编制的决定后，在15个工作日内报市委编办和市财政局备案，卫生健康系统所属公立医疗机构事业编制调整原则上每年不超过2次。我市各街道卫生院和城市社区卫生服务机构人员编制须符合云南省乡镇卫生院和云南省城市社区卫生服务机构编制标准。市卫生健康局对我市公立医疗机构合理布局和均衡发展负责，确保我市卫生健康事业的健康发展。

五、市卫生健康局要逐步压缩非医护人员编制比例，现有编制内管理人员和工勤人员原则上只出不进，管理人员和工勤人员自然减员或调离后，应及时调整编制结构，用于补充一线医护人员。

在编制总量管理的基础上，编内人员调动由医共体向卫健局提出申请，批准后向编制部门备案，每年两次集中备案；编外人员由医共体人力资源部调动、任免。在医共体副院长以上和乡镇卫生院副院长以上人事任免方面，由医共体总院长提名推荐，卫健局审批同意后，由医共体总院长聘用。这一机制，推动了编制管理原则性、灵活性和人员流动的灵活性、自主性。

也正是这一机制作用下，医共体实现了人员的统一管理和医共体内部柔性流动。也为后续牵头医院、县级医院中层以上竞聘上岗、可做高层管理工作或基层工作，以及向基层卫生院选派院长、执行院长和副院长奠定了制度基础。

在编制总量管理的基础上，还应考虑编内与编外人员的管理问题，并建立健全有关具体制度，尤其要在薪酬福利方面考虑同工同酬。此问题在薪酬绩效机制部分再具体探讨。

第二节　医疗保险付费机制改革

医保支付也可称为医疗保险费用支付，它指的是参保人在享受医疗服务后，通过医疗保险机构及参保人员向医疗服务提供方支付医疗费用的行为。这种支付医疗费用的行为对医疗保险正常运营有很大的作用，亦是医疗保险最重要和最基本的职能。

紧密型医共体改革的核心内容之一就是推动"三医联动"，医保支付方式改革是其中重要的一环，也是"利益共同体"建设的核心要素之一。医保支付方式改革的目的，是提高医保基金使用效能，用有限的医保基金为参保人购买更高质量的医疗服务，同时激励医疗卫生机构和医生主动规范医疗服务行为，提升控制成本的内生动力，促进分级诊疗，让医保和医疗"相向而行"。

在现行医疗保险运行体系中，对供方和需方采用的医保支付方式都具有各自的特点。对供方的支付方式是医保机构以第三方的身份代替参保人向医疗服务提供方支付医疗费用。常见的医保支付方式主要有疾病诊断相关分组（DRG）付费、总额预付制、按项目付费、按人头付费、按单病种付费、打包付费六大类。

一、DRG付费对医院的影响

1. 优点

（1）医疗费用使用更加合理

DRG医保结算方式通过制定一套明确的医疗收费标准，可以有效遏制不合理医疗费用的过高增长，降低医疗保险支出，从而达到医保基金的持续可持续发展。

（2）提高医疗服务质量

DRG医保结算方式采用按病种支付的方式，配套医院的绩效考评管理模式，能有效促进医院医疗服务的优化和效率的提升，可以使患者获得更高质量的医疗服务。

（3）改善资源配置

DRG医保结算方式会根据患者的病情和治疗计划来确定医疗费用，使医疗资源能够更加合理地配置。例如，一些需手术治疗的患者可以选择日间手术，减少床位占用时间，释放更多的医疗资源，以更好地满足其他患者的需求。

（4）提高医院管理水平

DRG 医保结算方式建立起全过程的患者管理制度，使医院具备更高效、更规范化的管理体系。医院可以根据患者病情、治疗计划、出院情况等信息，详细跟踪患者的全过程，减少了由于管理不到位而导致的质量问题。

2. 缺点

（1）基金不足

DRG 医保结算方式对医院的影响是明显的。在实施的时候，由于医保基金不足，可能会导致一些医院无法接受该结算方式，从而使该结算方式的发展受到阻碍。

（2）医疗资源分配不均

DRG 医保结算方式的实施在一定程度上能够有效优化医疗资源的配置，但是在实际实施的过程中，可能会出现一些不公平现象，使得某些优质医疗资源过度集中，而一些区域或人群则缺乏医疗资源。

（3）医院效率下降

由于 DRG 医保结算方式的实施需要医院对医疗过程进行管理。这就要求医院在确保医疗质量的同时，还需要控制医疗成本。这对医院的效率提出了更高的要求，一些医院可能需要花费更多的时间和精力来完成这项工作。

（4）医患关系不良

由于 DRG 医保结算方式的实施要求医生在限定的时间内完成治疗，医生容易因为时间匆忙而导致不能完全满足患者的期待，从而影响医患关系的良好发展。同时，部分患者对 DRG 医保结算方式理解不足，对于限制行医时间的规定难以理解，会影响医患关系的发展。

总的来说，DRG 医保结算方式对医院的负面影响相对较小，但仍需谨慎考虑，制定相应的措施，以达到健康有序的医疗服务和社会公平正义的目标。

二、总额预付制对医院的影响

1. 优点

（1）稳定医疗费用收入

总额预付医保结算方式可以确保医院在一定程度上有稳定的收入，使医院可以更好地规划和管理自己的经济活动，提高运营的稳定性。

（2）降低资金风险

总额预付医保结算方式提供了稳定的资金来源，从而减轻医院的资金风险，加速医院资金周转，降低资金成本。

（3）调动医院积极性

总额预付医保结算方式可以提前预付医疗费用，充分调动了医院的积极性，更有利于医院为患者提供高质量的医疗服务。

（4）促使医院加强管理和提高效率

总额预付医保结算方式要求医院在医疗活动前就规划好医疗费用。为确保自己的利益，医院通常会加强管理和提高效率，以降低医疗成本。这对医院管理要求更高。

（5）提高患者就医体验

总额预付医保结算方式可以让患者提前知道就医可能产生的费用，帮患者节省了部分支付及报销时间，改善了就医体验。

2. 缺点

（1）资金流转速度较慢

因为总额预付需要提前支付医院一定金额，医院需要等到结算时才能收到完整的医保资金。这就导致医院在收费、结算上的资金流转速度较慢，可能增加了医院的财务成本和管理难度。

（2）可能造成医药费用过高

由于总额预付结算方式对医院的激励机制较弱，医院为了降低风险可能采取一些策略来提高收入，例如加大对药品的使用、提高收费标准等，这可能导致医药费用过高，增加患者的负担。

（3）支付标准难以调整

由于总额预付结算方式并不依赖于实际消费支出，而是以过去一段时间的诊疗定额为基础、以医院总收入为上限制定预付款数额，因此难以根据实际消费情况及时调整支付标准，有一定的滞后性。

（4）不利于审计和管理

总额预付结算方式潜在的风险是可能会导致医院产生不合理的收费行为，有一定的审计成本和管理难度。

三、按项目付费对医院的影响

按项目付费的医保结算方式是一种相对传统的结算方式。在这种结算方式下，医院的收费主要是根据医疗项目的数量和种类收费，医保基金会按照项目数和价格进行支付。

1. 优点

（1）收费更加灵活

按项目付费的医保结算方式可以根据不同的项目进行收费，医院可以根据实际情况调整相应的价格，灵活性更高。

（2）平衡医疗资源配置

按项目付费的医保结算方式可以让医院更加科学地配置医疗资源，避免了单一收费项目的过度集中，从而使医疗服务更加平衡。

（3）提高医院效率

按项目付费的医保结算方式可以促使医院控制医疗成本，加强对医疗项目的管理，从而提高医院的效率和服务质量。

（4）优化医院的结构

按项目付费的医保结算方式可以促使医院优化内部结构，合理配置人员和设备，使医院更加高效化和专业化。

2. 缺点

（1）容易出现"项目化"收费

按项目付费容易让医疗服务被拆分成更多的小项目，从而增加收费项目，导致不合理收费，造成患者经济负担的增加。

（2）对医院财务管理挑战较大

按项目付费结算方式需要医院针对每一个项目进行收费及结算，因此财务工作的人力成本和管理难度会变得更大。

（3）可能影响患者用药安全

按项目付费会让医生将治疗方案拆解成多个独立的治疗项目，此时可能会影响到医生对治疗方案及药品的全面考虑，也可能引发患者用药安全问题。

（4）审计成本较高

按项目付费结算方式需要加强审计工作来避免医疗资源的滥用和浪费，这就增加了医保机构的审计成本和复杂度。

四、按人头付费对医院的影响

按人头付费是指医保基金会按照医院接待的患者人数进行支付，而不是按项目付费。

1. 优点

（1）重视医疗质量

按人头付费的医保结算方式强制医院重视医疗质量。因为如果医院的服务和治疗效果不佳，那么患者数量也会下降，从而导致医院的收入减少。

（2）促进医院的效率和工作质量

按人头付费的医保结算方式需要医院提高效率和工作质量，这可能会吸引更多的患者。

（3）促进医院的积极性

按人头付费的医保结算方式可以激发医院的积极性，提高医院的运营效率，优化医疗服务，提高质量和效益。

（4）压缩医院的治疗成本

按人头付费的医保结算方式鼓励医院压缩治疗成本，以提高效率和更好地服务患者，同时避免浪费医保基金和资源。

2. 缺点

（1）无法保证医疗质量的稳定

医疗卫生机构可能会在质量控制上有些松懈，降低医疗服务的质量和效果。

（2）不利于医疗资源的平衡配置

按人头付费的方式不能完全按需分配医疗资源，可能会导致部分城市或地区的医疗资源过剩，而其他地区则医疗资源严重不足。

（3）支付标准难以调整

按人头付费的方式也难以根据实际消费情况及时调整支付标准，与总额预付的方式类似，存在一定的滞后性。

（4）可能浪费医疗资源

按人头付费可能会刺激医疗卫生机构扩大服务规模，增加医疗服务的浪费和滥用现象。

（5）可能引发医保欺诈

按人头付费也可能引发医保机构欺诈行为，例如虚列病例等，增加医保机构审计成本和复杂度。

五、按单病种付费对医院的影响

单病种的医保结算方式是指医院按照每种疾病的不同诊断和治疗服务，单独进行计价并结算。

1. 优点

（1）限制诊疗方案

单病种的医保结算方式会限制医院的诊疗方案，需要严格按照规定的参照价格和数量开具医嘱，从而可能影响医生的处方决策和治疗效果。

（2）费用压缩

单病种的医保结算方式可能会压缩医院的收益，因为医院必须严格遵循规定的费用参照标准，设置高于标准的收费项目将不被报销。

（3）质量监管

单病种的医保结算方式对医院医疗服务提出了更高的要求，要求医院进行诊断准确、治疗规范和随访落实等多个方面的把控，加强医疗服务质量的监管。

（4）改善医疗服务

单病种的医保结算方式对医院提高服务质量提供了更有利的环境，促使医院健全医疗服务体系和治疗流程，从而为患者提供更好的医疗服务。

2. 缺点

（1）医院可能会存在重心偏移，即只关注单病种的治疗而忽视其他疾病的治疗，从而导致医疗资源的浪费和不合理分配。

（2）单病种付费有被过度使用的风险。例如，当诊断不明确时，医院可能使用某类单病种诊断，以获得更多收益。这也进一步增加了医保审核和追溯的难度。

（3）实施单病种付费需要建立一套完整的疾病分类和费用标准体系，然而这是非常艰巨和复杂的任务。

六、打包付费对医院的影响

打包付费的医保结算方式是指医疗服务以一个固定的费用进行结算，而不是按照每一个项目单独计价。

1. 优点

（1）费用控制

打包付费的结算方式可以帮助医院控制医疗服务的费用，避免因为单项收费导致医疗成本过高，同时也能够降低患者支付的医疗费用。

（2）提高效率

打包付费的结算方式可以减少医院的核算和报销工作量，医生和护士也可以更集中精力进行诊疗工作，提高医疗服务的效率。

（3）风险分担

医院通过与医保机构共同商定打包付费的结算标准，将一定的经济风险转移给医保机构，减少了医院在医疗服务中承担的经济风险。

（4）质量管理

打包付费的结算方式强迫医院在医疗服务中实行精细化管理，加强服务质量监管，从而提升医院服务水平和口碑。

2. 缺点

（1）打包付费可能导致医疗服务的浪费

由于整个治疗过程中所需的任何项目都包含在内，而不是每个项目单独付费，因此可能会出现使用不必要的诊断和治疗项目的情况，从而增加了医疗资源的浪费。

（2）打包付费可能会导致医疗服务质量下降

由于医疗卫生机构在价格确定之前无法确定其利润率，医院也有可能在降本增效的过程中产生一些服务的不足。

（3）打包付费可能会引发医保欺诈

医院可能会在不同的服务项目上冒险裹包其他费用，从而在医保结算中获取更多的报酬。

（4）打包付费可能需要大量人力物力

打包付费需要完整的医疗服务体系，包括一整套标准化治疗流程、材料和设备的标准化配置等，这需要医院投入相当的财力和人力。

医保支付方式的特点见表4-1。

表 4-1 医保支付方式特点对比

支付方式	分类	优点	缺点
按项目付费	后付制	1. 参保人能及时获得所需要的医疗服务 2. 有利于提高供方的工作积极性 3. 操作简单 4. 适用范围广	1. 易导致诱导需求发生 2. 容易造成医疗费用过多过快增长 3. 可能增大医保机构工作量,管理成本较高
按床日付费	预付制	1. 能促使供方降低服务成本,提高工作效率 2. 有利于降低医保管理成本	1. 易发生供方延长参保人住院时间的现象 2. 可能会导致供方为了节约成本而降低医疗服务质量 3. 可能会导致供方拒收病情较重的患者
按人头付费	预付制	1. 控费效果较好 2. 有利于增强医疗卫生机构的费用意识和经济责任 3. 有利于减少过度医疗问题发生 4. 适用范围较广,管理成本较低	1. 可能会减少参保人对医疗服务的选择,也不利于医疗卫生机构间的正常竞争 2. 可能出现医疗服务质量下降、拒收危重患者等现象
按服务人次付费	预付制	1. 有利于医疗卫生机构降低服务成本,控费效果比按服务项目付费好 2. 有利于缩短参保人住院时间 3. 管理过程比较简单	1. 可能会造成诱导需求现象增多 2. 可能会造成医疗服务质量下降 3. 难以根据医疗卫生机构、参保人及疾病种类的不同制定不同的服务人次支付标准
按病种分值付费	预付制	1. 有利于控制参保人的次均住院费用,提高供方工作效率,减少医生诱导需求现象产生 2. 有利于提高医疗服务质量 3. 有利于促进管理部门加强科学管理,提高医保管理水平	1. 可能会导致诱导需求现象增多 2. 可能会减少医疗服务数量,降低服务成本,从而降低医疗服务质量 3. 管理成本较高,对信息系统和管理水平的要求较高
总额预付	预付制	1. 有利于控制医疗费用总量,控制费用(控费)效果较好 2. 有利于促进医疗卫生机构降低服务成本,提高资源利用率,促进卫生资源合理配置 3. 有利于减少医保机构的工作量,节省管理费用	1. 由于预算总额是固定的,可能会降低供方的工作积极性和主动性,易导致服务数量减少、服务质量下降、拒收医保患者等现象产生 2. 会影响医务人员医疗技术的更新和发展 3. 预算总额的厘定比较困难,且不适用于所有医疗卫生机构

除上述支付方式外,一些地方也在探索和实践 DIP 付费和多元付费方式(如 DRG＋总额预付)。

七、按病种分值（DIP）付费对医院的影响

DIP 付费从本质上也属于分组方法里的一种。这是一种以大数据技术为基础的 DRG 付费方式，基于客观数据，通过主要的诊断方法与相关联的手术操作进行的自然组合所生成的疾病病种的一种 DIP 作用机制。它借助于丰富的病案数据信息进行比对，发掘一种共性特征，即疾病诊断与治疗方式的结合。病种组合由患者电子病历所构成，通过不同病种次均住院的成本比价关系来生成最终的病种分值，然后综合年龄、伴随疾病因素以及并发症等校正付费，集聚为 DIP 目录库，从而达到精细化与个性化支付的目的。病种数通常会超过 10 000 种。

现阶段，我国医保局主要实行的 DIP 付费试点城市有 71 个、DRG 付费试点城市有 30 个，并于 2021 年正式开启在所有试点城市中的实际付费。而不论采取上述何种付费方式，它们都具有自身独特的优缺点。医保控费是不可避免的一个重要发展趋势。

DIP 付费的应用原理可以总结为"五个一"：①一个信息数据库。信息数据库是结合不同地区的病例与政策通过收集分类形成的，在某个地区进行 DIP 付费改革，首要工作就是做好数据收集。②一个国家病种组合目录库。DIP 付费结合具体的住院病例结合不同治疗方法分类诊断，而后罗列所有治疗方法与诊断方法。③一套点数分值付费标准，即必须要明确点数支付的具体标准。④一套监督考核评价体系。它能有效实现监督与评估，并优化最终结果。⑤一支专家团队。所有改革当中的关键环节都必须有专家团队与专业领域进行指导或服务，需要组建一个专业性的智囊团。

DIP 付费改革对医院运营管理的影响主要体现在以下几点：

1. 对发展模式的影响

现阶段大部分医院付费都以项目为基础，本质上不需要医院承担任何风险，而只需要治病救人即可，财务风险全部转移给医保。但是在 DIP 付费方式中，财务风险往往需要医院与医保之间共同承担。根据近些年来的耗材与药品加成不断取消等相关政策的情况，医院传统的发展模式显然已不再适用于当前现状。对于一些公立医院而言，最优秀的发展模式就是突出学科的专业性特征。具有较强运营能力的医院与科室，一方面需要对患者进行优质服务，另一方面也需要为自身创造一定的盈余。尽管能够获取一部分的财政补贴资金，但往往是杯水车薪，医院的发展必须要依靠自身创造盈利来实现。

2. 对财务管理的影响

推进 DIP 付费将直接影响财务管理工作。在当前的财务付费模式之下，大部分医院都选择了扩张性的发展战略，医院开展的财务管理工作重心就是进一步扩大医院现有的面积与增设床位，从而获取更好的经济效益。而采取 DIP 付费方式，则会直接影响到医院的经济收入。从支付原理上看，需要由医保部门针对不同的疾病支付标准进行提前确认，一旦医院实际支出与这个标准不符，则医保部门不再需要额外支付，只能由医院自身承担，因此也就大大限制了医院的经济效益。特别是针对部分病种来说，一旦医院可

以提前预测到亏损，便有可能发生都不愿转收患者的情况。

3. 医院能力对未来总体运营管理带来的挑战

首先，不同医院在医疗能力上具有一定差异。不同医院对患者都设定了一定的费用自付门槛，但是患者在就医期间，最关注的依旧是医生的医疗技术与医院的医疗服务质量。在DIP付费的情况下，如果遇到风险较高、难度较大的医疗服务，医保就会适当提高基金补偿数额，从而提高医院对各种病症进行救治的积极性。其次，不同医院在医疗效率方面也存在一定差异。DIP付费的情况下，医保具有固定的拨付资金数额，医院结合自身病种总点数与实际的费率来获取医保基金补偿。因为疾病种类较为稳定，收入没有较大波动。因此，需要医院适当加速床位周转，争取更多基金支持。

4. 医院外部环境机会与威胁对未来总体运营管理带来的挑战

我国相继出台了一系列扶持DIP付费的政策与制度，因此这一改革势在必行，医院必须要主动应对改革过程中可能出现的各种问题。其中首要问题就是如何获取更高的患者满意度，减少各种负面新闻出现影响医院的正常运营管理，从而让患者更加信任医院。在DIP付费模式之下，医院想要做到正向发展，就必须要在医院现有收入上限的基础上，一方面做好成本控制等关键的内部控制工作；另一方面调节各种外部因素，以患者为出发点，将患者当作医院工作的中心，将评估指标设置为具体的患者满意度，从而为DIP付费夯实基础。

未来我国在医保精细化、个性化管理方面会更加倾向于DGRs入组付费与DIP付费两种方式的融合发展，具体的融合路径与方法还应当进行更深入的探索与研究。针对城镇职工占比较多的地区，采用DRGs（城镇职工）+总额预付（农村居民）的多元付费方式，也是一种有益的尝试。总额预付，结余留用，也是三明医改的一条有价值的经验。

第三节　基本公共卫生服务经费打包支付改革

现行的基本公卫管理、考核、经费拨付等工作都由卫健局和疾控中心组织进行。其优点在于专项经费专款专用，保障基层医疗卫生机构和公卫服务机构经费渠道。不足之处在公卫服务方面割裂了三级医院、二级医院和民营专科医院、疾控管理部门在基本公卫方面与基层医疗卫生机构、公卫管理机构的融合性联系，从而导致了临床与公卫服务脱钩。

基本公卫打包支付医共体，就是卫健部门整体向医共体购买公卫服务，将原来分散的经费通过总额预付的方式支付给医共体，卫健部门的管理职能转变为精细化的公卫服务监管与考核。这一变革，有利于形成医共体县-乡-村一体化来开展基本公卫服务，尤其是打通临床服务与基本公卫服务之间的壁垒，形成齐抓共管的新型基本公卫与医防融合机制。我们以《青海省县域紧密型医共体基本公共卫生服务经费打包改革试点方案》《关于扩大县域紧密型医共体基本公共卫生服务经费打包改革试点的通知》为例，探讨基本公卫打包支付方式。

青海省县域紧密型医共体基本公共卫生服务经费打包改革试点方案（节选）

为进一步推进县域紧密型医共体建设，促进县域内医疗和公共卫生资源高效整合，促进县乡一体、乡村一体管理，实现医疗和预防有效融合，根据青海省人民政府办公厅《青海省深化县域综合医改暨紧密型医疗服务共同体建设实施方案》（青政办〔2019〕35号）和青海省深化医药卫生体制改革领导小组《关于进一步推广福建省和三明市深化医药卫生体制改革经验的工作方案》（青医改〔2019〕3号）精神，结合我省实际，制定本方案。

一、总体要求

以习近平新时代中国特色社会主义思想为指导，坚持以人民为中心的发展思想，坚持预防为主的工作方针，坚持让群众不得病、少生病的工作目标，充分发挥医共体整体效应和资源优势，完善医防协同工作机制，推进医共体基本公共卫生和医疗资源高效融合，切实落实疾病三级预防和连续管理，着力提升县域基本公共卫生服务能力，推动医疗健康服务从以治疗为中心向以健康为中心转变，实现基本公共卫生服务均等化、普惠化、便捷化，为居民提供全方位、全生命周期的健康服务。

……

三、工作原则

年度基本公共卫生服务经费根据当年常住人口等资标准，对医共体实现按人头总额预付，遵循以下基本原则：全额预算，包干使用；分期预拨，定期核算；量质并重，评价发放；资源下沉，医防融合。

四、工作内容

（一）打包内容

我省实施的15类基本公共卫生服务项目，包括：居民健康档案管理、健康教育、预防接种、0～6岁儿童健康管理、孕产妇健康管理、老年人健康管理、慢性病（高血压、糖尿病、慢阻肺、风湿及类风湿）患者健康管理、严重精神障碍患者健康管理、肺结核患者健康管理、中医药健康管理、传染病及突发公共卫生事件报告与处理、卫生监督协管、新生儿疾病筛查、儿童先天性心脏病筛查、地方病防控。

（二）职责分工

1.县级卫生健康行政部门作为基本公共卫生服务经费打包改革的责任主体，应负责制定县域基本公共卫生服务政策和实施方案，与县域紧密型医共体牵头医院签订基本公共卫生服务打包改革目标责任书，明确打包范围、打包经费、工作任务目标等，与财政部门共同制定政策，及时足额落实相应的财政投入资金和项目经费，联合对医共体基本公共卫生服务工作开展绩效评价，建立绩效评价结果与项目打包经费和医共体负责人年薪制相挂钩的奖惩机制，并指导医共体合理使用服务经费，充分发挥项目资金效益。

2. 县域紧密型医共体牵头医院作为基本公共卫生服务经费打包改革的管理主体，应在县级卫生健康行政部门指导下，设立医共体公共卫生管理中心统一管理，具体承担医共体内的基本公共卫生服务管理职责，建立基本公共卫生服务管理、指导、培训、评价、督导、绩效分配等制度并统筹安排执行，对医共体成员单位基本公共卫生服务工作定期进行监督评价，确保医共体内基本公共卫生服务任务目标落实。

3. 各专业公共卫生机构作为基本公共服务经费打包改革的成员单位，要主动融入县域紧密型医共体建设，根据公共卫生管理职能和医共体需要，组建基本公共卫生服务技术指导组，按照实际制定年度基本公共卫生服务指导方案，包括技能培训、技术指导等，并动态调配技术指导组成员，组团开展基本公共卫生服务技术指导、业务培训、工作检查、监督评价等，向承担基本公共卫生服务的基层医疗机构列出问题清单、提出整改建议等。各专业公共卫生机构根据医共体实际需求，可承担部分基本公共卫生服务工作，并接受牵头医院的监督评价。

4. 基层医疗卫生机构作为基本公共服务经费打包改革的主要实施主体，应按照县域紧密型医共体要求，做好项目执行、机构内部（含村卫生室）绩效评价工作，接受医共体牵头医院的监督评价，并按照各专业公共卫生机构要求进行整改，不断提升项目服务质量。

（三）加强绩效评价

1. 建立评价体系。县级卫生健康行政部门应联合财政部门建立以当地居民健康水平、重点人群规范化管理水平、重点慢性病规范化管理率和管理效果等作为主要指标的绩效评价体系，逐步从重"过程"向重"效果"转变，每年对县域紧密型医共体至少开展一次综合绩效评价，评价年度目标任务完成情况，并将评价结果作为对医共体基本公共卫生服务经费核算的依据。医共体内应建立完善的基本公共卫生服务绩效评价制度，评价对象不限于基层医疗卫生机构，每季度开展1次内部绩效评价，作为牵头医院对成员单位每季度基本公共卫生服务经费核算的依据。医共体牵头医院应将承担指导职责的专业公共卫生机构纳入评价范围。

2. 强化工作责任。严格落实县级卫生健康行政部门主体责任、医共体牵头医院的管理责任和医共体各成员单位的实施责任。医共体牵头医院主要负责人是医共体内基本公共卫生服务打包改革工作第一责任人，医共体各成员单位负责人对本单位基本公共卫生服务打包改革工作负责。

3. 强化结果应用。县级卫生健康行政部门要将基本公共卫生服务打包改革绩效评价结果与医共体经费核算挂钩，并将评价结果作为对紧密型县域医共体建设工作、医共体负责人年薪制评价的重要内容。医共体内部基本公共卫生服务每季度绩效评价结果要与各成员单位项目经费核算挂钩，要加大绩效评价结果应用，充分调动各成员单位和医务人员积极性。

（四）强化经费管理

1. 经费预算。基本公共卫生服务经费按医共体上年度末常住人口数和当年原基本公共卫生服务项目补助标准实行总额预算，及时足额拨付补助资金，由医共体结合年度任务统筹管理和使用。

2. 经费拨付。基本公共卫生服务补助资金按照"当年全额预拨、次年评价结算"的方式拨付，由县级财政部门自收到上级财政补助资金后的30日内将当年资金全额预拨至医共体，次年根据各医共体考核评价情况相应核增或扣减。各医共体要结合年度整体服务任务，分季度将补助资金预拨至各成员单位，下一季度按照内部绩效评价情况进行核算调整，三季度末前应将资金全部拨付到位。

3. 经费管理。按照财政部 国家卫生健康委、国家医疗保障局印发的《基本公共卫生服务补助资金管理办法》执行。

4. 经费审计。审计机关按有关规定对基本公共卫生服务经费使用情况进行审计监督检查。

在上述方案中，我们可以看到：基本公卫经费打包支付医共体并非只是简单的经费支付方式改革，而是从经费管理、工作考核、绩效评价等各方面推动医防融合。这才是打包支付的根本目的。

基本公卫打包支付改革也是一项"摸着石头过河"的新型改革。在试点的基础上青海省又进一步扩面推进改革。2021年1月青海省卫生健康委员会、青海省财政厅印发了《关于扩大县域紧密型医共体基本公共卫生服务经费打包改革试点的通知》。

关于扩大县域紧密型医共体基本公共卫生服务经费打包改革试点的通知（节选）

各市、自治州卫生健康委、财政局：

为加快推进县域紧密型医共体建设工作，促进县域内基本医疗和基本公共卫生深度融合，根据《青海省县域紧密型医共体基本公共卫生服务经费打包改革试点方案》（青卫基层〔2020〕13号）有关规定，结合前期试点情况，经研究，决定扩大我省县域紧密型医共体基本公共卫生服务经费打包改革试点。现将有关事项通知如下。

一、扩大范围

在2020年西宁市湟源县、海东市互助土族自治县开展试点的基础上，今年将海北藏族自治州门源回族自治县、海南藏族自治州贵德县等6个国家级县域紧密型医共体试点县纳入基本公共卫生服务经费打包改革试点范围。

二、重点工作

各试点地区要全面落实《青海省县域紧密型医共体基本公共卫生服务经费打包改革试点方案》要求，并重点做好以下工作。

（一）明确打包内容。将原基本公共卫生服务项目经费打包的同时，将65岁及以上老年人健康体检项目经费一并进行打包。

（二）强化主体责任。进一步压实县级卫生健康行政部门主体责任，指定专人负责基本公共卫生服务经费打包改革工作，并负责指导医共体牵头医院建立完善基本公共卫生服务管理、培训、考核等相关政策文件，积极推进医共体成员单位密切合作、形成合力、强化医防融合，协调解决运行中出现的困难和问题，全面提升县域内基本公共卫生服务整体水平。

（三）细化任务分工。进一步细化县级卫生健康行政部门、医共体牵头医院、各专业公共卫生机构、基层医疗卫生机构任务分工，各单位按照《青海省县域紧密型医共体基本公共卫生服务经费打包改革重点任务分工》（附件2）完成各项工作任务。

（四）严格绩效评价。县级卫生健康行政部门要加强对医共体的整体绩效评价。医共体要强化内部绩效管理，要将绩效评价结果严格与医共体打包服务经费和服务人员绩效工资挂钩，建立绩效评价结果与医共体负责人薪资挂钩的机制。县级卫生健康行政部门对医共体每半年开展一次综合评价，医共体内部每季度开展一次绩效评价。

（五）加强资金管理。县级财政部门要按照《青海省财政厅等三部门关于印发基本公共卫生服务等5项补助资金管理办法的通知》（青财社字〔2020〕2282号）中《青海省基本公共卫生服务补助资金管理办法》指导医共体合理使用服务经费。医共体牵头医院要对服务经费进行专账管理，指导基层医疗卫生机构合规使用经费，提高资金使用效益。

三、工作步骤

（一）及时拨付资金。省级2021年提前下达资金到达市（州）级财政后，市（州）级财政在30日内连同本级配套资金拨付至县级财政部门，县级财政部门在30日内连同本级配套资金全额拨付至医共体牵头医院。

（二）制定完善政策。县级卫生健康行政部门在2月底前出台本地区打包改革方案和对医共体的绩效考核方案，并与医共体签订目标责任书。医共体内部要在6月底前建立完善内部绩效考核方案、指标体系、绩效分配方案、培训计划等政策文件。

（三）强化督导检查。各级卫生健康行政部门要加强对医共体基本公共卫生服务经费打包改革的督导工作。省卫生健康委、省财政厅将适时对试点各地工作开展情况进行督导。各市州6月底前要开展一次全面督导，并分别于6月底、12月底前将工作总结报送省卫生健康委基层卫生健康处。

基本公卫服务打包支付医共体有利于推动新型医防融合，但改革中也有诸多难点，主要在于卫健、疾控管理部门的职能转变和对基本公卫改革、医防协同的理解和支持。同时，医共体也要保持做实做细医防融合之初心，以保障基本公卫服务经费的合理使用和服务效能切实得到提升。

第四节　紧密型医共体"两个允许"机制

2017年人力资源和社会保障部（人社部）等发布了《关于开展公立医院薪酬制度改革试点工作的指导意见》，为合理确定公立医院薪酬水平，提出了"两个允许"的概念：允许医疗卫生机构突破现行事业单位工资调控水平，允许医疗服务收入扣除成本并按规定提取各项基金后主要用于人员奖励。

《关于开展公立医院薪酬制度改革试点工作的指导意见》提出要"合理确定公立医院薪酬水平"。要求人社部门、财政部门根据当地经济发展、财政状况、工作量、服务质量、公益目标完成情况、成本控制、绩效考核结果等,按照"两个允许"的要求,在现有水平基础上合理确定公立医院薪酬水平和绩效工资总量,逐步提高诊疗费、护理费、手术费等医疗服务收入在医院总收入中的比例。对高层次人才聚集、公益目标任务繁重,承担科研、教学任务以及需要重点发展的公立医院或绩效考核评价结果优秀的公立医院,适当提高薪酬水平。建立动态调整机制,稳步提高医务人员薪酬水平,调动医务人员的积极性。

三明医改"六大工程"中的《三明市公立医疗机构薪酬制度完善工程实施方案》,提出"为建立以人民健康为中心的分配导向薪酬制度,发挥好公立医疗卫生机构薪酬制度'牛鼻子'的关键作用",进一步完善年薪制度,制定薪酬分配方案,缩小市、县级医院薪酬待遇差距,真正落实人财物、县-乡-村一体化管理要求,破解"双虹吸"难题,增强公立医疗卫生机构公益性,逐步实现医疗资源均衡发展。调动医务人员的积极性、主动性、创造性,促进医务人员的医疗行为价值取向与患者的利益诉求同向而行,促使医务人员从"希望患者越多越好"转变为"希望群众越健康越好",提升医疗资源使用健康效益,增进老百姓健康福祉,值得借鉴。下面节选了部分《三明市公立医疗机构薪酬制度完善工程实施方案》。

三明市公立医疗机构薪酬制度完善工程实施方案(节选)

二、主要措施

本方案中的公立医疗机构包括各总医院(包括市第一医院、市中西医结合医院)和市皮肤病医院、市台江医院、市妇幼保健院;总医院是指以县级行政区域为单位,含人财物、县-乡-村一体化管理的医疗机构。

(一)科学确定年薪工资总额

1. 年薪工资总额的实施范围

年薪工资总额的实施范围包括公立医疗机构的医师、技师、药师、护师、村医和行政后勤人员。

2. 年薪工资总额的构成

(1)年薪制包括基本年薪和绩效年薪;

(2)公立医疗机构年薪工资总额包括基本年薪总额和绩效年薪总额;

(3)乡镇卫生院和公办村卫生所的工资纳入总医院年薪工资总额统一核算。

3. 基本年薪总额核定标准

公立医疗机构基本年薪总额按照各类人员人数(按实际工作的月份计算)、职称进行核定,基本年薪标准不定期进行动态调整。基本年薪不分医院等级,核定标准如下:

(1)主任医师基本年薪30万元,副主任医师基本年薪25万元,主治医师基本年薪20万元,住院医师基本年薪15万元;

(2)技师、药师类基本年薪按照同级别医师类基本年薪的80%核定;

（3）护师类基本年薪按照同级别医师类基本年薪的70%核定；

（4）行政后勤人员基本年薪按照医师类平均基本年薪的40%核定；

（5）村卫生所人员基本年薪10万元。

4. 绩效年薪总额核定标准

（1）公立医疗机构绩效年薪总额按照医疗服务收入的10%提取，并与书记（院长）、总会计师年度绩效考核结果挂钩［市皮肤病医院、市台江医院、市妇幼保健院未设置总会计师岗位，仅与书记（院长）年度绩效考核结果挂钩］。对有重大贡献的人员或单位，市医改领导小组可根据具体情况给予奖励。

（2）具体计算公式

公立医疗机构绩效年薪总额＝医疗服务性收入×10%×［书记（院长）考核得分×0.8＋总会计师考核得分×0.2］÷100×1.1（修正值）［市皮肤病医院、市台江医院、市妇幼保健院未设置总会计师岗位，仅与书记（院长）年度绩效考核结果挂钩］。

5. 年薪发放要求

（1）以"总额包干、结余归己、超支自付"为原则，将医保基金按参保对象数量年度统一支付给各总医院（医联体）。医保基金包干结余纳入医疗服务收入。

（2）公立医疗机构要严格落实工分制要求，基本年薪部分可以根据岗位职责履职考评情况对部分人员上浮20%、下浮50%，奖优罚劣。

（二）合理确定书记（院长）和总会计师年薪

1. 书记（院长）年薪基数

第一类：市第一医院、市第二医院（永安总医院）、市中西医结合医院，书记（院长）年薪基数50万元。

第二类：其他县级总医院，书记（院长）年薪基数40万元。

第三类：市皮肤病医院、市台江医院、市妇幼保健院，书记（院长）年薪基数30万元。

2. 总会计师年薪基数

第一类：市第一医院、市第二医院（永安总医院）、市中西医结合医院，总会计师年薪基数25万元。

第二类：其他县级总医院，总会计师年薪基数20万元。

3. 最终得分计算公式

（1）书记（院长）最终得分＝书记（院长）考核得分×0.8＋总会计师考核得分×0.2（市皮肤病医院、市台江医院、市妇幼保健院未设总会计师岗位，最终得分即书记院长考核得分）。

（2）总会计师最终得分＝书记（院长）考核得分×0.4＋总会计师考核得分×0.6。

4. 应发年薪计算公式

书记（院长）、总会计师应发年薪＝年薪基数×［1＋（最终得分－80）/100］－责任扣款。

5. 年薪发放要求

（1）书记（院长）、总会计师年薪由市医改领导小组考核确定，并按隶属关系由市、县两级财政支付。总医院书记（院长）、总会计师年薪不纳入总医院年薪工资总额。

（2）书记（院长）、总会计师年度绩效考核以80分为合格线，80分发放基数年薪；高于80分，每增加1分，增加年薪基数一个百分点；低于80分为不合格，仅发放档案工资。

（3）书记（院长）、总会计师的年度绩效考核不合格的，由市医改领导小组对其进行诫勉谈话，连续两年不合格的，予以免职。

三、组织保障

（一）严格执行"两条红线"。不得突破核定年薪工资总额，不得亏损兑现年薪工资总额。年薪工资总额的核定数是各级公立医疗机构年薪工资总额发放的上限，不得超发，提取绩效年薪总额后不得出现亏损。当年未用完的工资总量，可以滚存结转下一年度使用，但不得预先使用下年度工资总量。薪酬发放情况于薪酬发放后1个月内报市医改领导小组秘书处备案。

（二）严格执行财经纪律。各级公立医疗机构不得违规发放奖金。实行年薪制的所有人员不再发放年薪和市医改领导小组奖励以外的精神文明、综治等各类奖金。"五险一金"（含职业年金）继续执行现有政策。公立医疗机构年度结余资金均上交各级财政，统筹用于健康事业发展。

（三）严格规范薪酬发放程序。市医改领导小组要根据每年医改任务及时修订完善《公立医疗机构党委书记（院长）目标年薪考核办法》，每年组织市医改领导小组有关成员单位对公立医院进行考核，并强化考评结果运用，考评结果与书记（院长）年薪、工资总额相挂钩。各级公立医疗机构要根据市医改领导小组修订的公立医疗机构书记（院长）目标年薪考核办法，细化医院内部考评制度，完善薪酬分配方案并经职代会通过后，报市医改领导小组秘书处备案。各级公立医疗机构每年年薪兑现结果要在院务公开栏等予以公示。

与此同时，2017年初，广东省委办公厅、省政府办公厅印发《关于加强基层医疗卫生服务能力建设的意见》，明确"允许基层医疗卫生机构在保持公益一类性质不变的前提下，实行公益一类财政供给、公益二类事业单位管理"。广东省基层综合改革的做法得到国家卫生健康委的充分肯定，马晓伟（时任国家卫计委副主任）多次在公开场合表示要推广广东"公益一类保障与公益二类激励相结合"的运行新机制，在海南、湖南等省份进行了全面推广。

2019年3月《广东省人民政府办公厅关于加快推进深化医药卫生体制改革政策落实的通知》（粤府办〔2019〕7号），明确提出："落实基层医疗卫生机构公益一类财政保障责任。各县（市、区）政府要严格落实对乡镇卫生院和社区卫生服务中心的投入责任，符合区域卫生规划的基本建设和设备购置经费由政府足额保障，其人员经费（包括离退休人员经费）根据当地公益一类事业单位标准安排预算，承担的公共卫生服务根据服务项目的数量、质量以及人均基本公共卫生服务资金标准予以补助。省和各地级以上市财政对财力较为薄弱的县（市、区）通过转移支付方式予以支持。""实行基层医疗卫生机构公益二类绩效管理。乡镇卫生院和社区卫生服务中心医疗服务收入可不实行收支两条线管理，允许通过提供优质服务实现收支盈余，允许按规定提取上年度收支结余部分用于发放奖励性绩效工资，允许自主确定内部绩效分配办法，探索市场化薪酬分配方式。"这一机制为激活基层医疗卫生机构活力注入了强大的动力。具体来说主要包含以下3方面政策配套：

一、实施一类财政供给，建立稳定长效的财政保障机制

坚持基层医疗卫生机构的公益一类事业单位性质，必须突出政府投入和保障的主体责任。

1. 落实专项补助经费

广东省、海南省明确规定，基层医疗卫生机构的基本建设经费、设备购置经费、人员经费及其承担公共卫生服务的经费，由政府在年度预算中足额安排。广东省英德市和韶关市、海南省陵水黎族自治县和五指山市落实较好，其中韶关市财政预算还包括在编在岗人员的"五险二金"和基层医疗卫生机构办公经费，陵水黎族自治县还包括编制备案制人员、劳务派遣人员的部分工资。

2. 落实经常性收支差额补助

广东省对于经济欠发达地区基层医疗卫生机构经常性收支差额由省、市、县三级财政共同承担，如按每编制人员每年10 000～12 000元的标准核拨运行经费。

3. 落实岗位津贴或乡镇补贴

2018年广东省山区和边远地区乡镇卫生院人员岗位津贴提高到人均每月1000元，其中英德市边远卫生院高级职称人员岗位津贴达到人均每月3000元。海南省率先在5个国家级贫困县试点提高基层优秀卫生人才和偏远地区卫生人才乡镇工作补贴政策，其中五指山市按照地区、职称等对在编在岗基层卫生人才发放每月每人1000～10 000元的乡镇工作补贴，边远卫生院正高级职称人员每月乡镇工作补贴达10 000元。

二、实施二类绩效管理，调动基层医务人员的服务积极性

落实"两个允许"要求，基层医疗卫生机构按照公益二类事业单位来开展绩效分配，以激发基层医疗卫生机构及医务人员的工作积极性。

1. 突破绩效工资总量

广东省明确提出，对于基层医疗卫生机构的绩效工资总量要按照公益二类事业单位进行核定，不遵循公益一类事业单位绩效工资调控水平，其中韶关市还提出了基层医务人员收入要适当高于本地县（市、区）级公立医院同等技术职称医务人员。海南省虽然按同级事业单位核定基层医疗卫生机构的绩效工资总量，但是规定将收支结余作为绩效

工资增量，实际上也增加了绩效工资总量，其中陵水黎族自治县将收支结余提取的比例从 50% 提高到 80%。

2. 增大奖励性绩效工资的比例

广东省基层医疗卫生机构可以在上年度的收支结余中，提取不低于 60% 的比例进行奖励性绩效工资的增发，陵水黎族自治县以编制人员数为补助基数，将奖励性绩效工资总额增加了 1 倍。

3. 落实基层医疗卫生机构自主分配权

广东省、海南省均允许基层医疗卫生机构从上年度的收支结余中自主提取绩效工资或奖励性绩效工资，允许其自主制定基础性绩效工资和奖励性绩效工资的比例，以及奖励性绩效工资的分配方案，重点向临床一线、关键岗位、业务骨干倾斜。

三、强化配套改革，提升基层医疗卫生机构能力和活力

基层医疗卫生机构基础设施条件差，人才"引不来、留不住"，服务能力不强等依然是制约基层卫生改革与发展的短板。为此，广东省、海南省强化人才队伍建设和机制改革，提升基层医疗卫生机构能力和活力。

1. 加强基础设施建设

2017—2019 年，广东省统筹各级财政安排 500 亿元启动实施基础设施建设、人才培养培训、提升待遇水平等项目。海南省预计投入 20 多亿元，2019 年内完成基建任务和设备采购，包括 1320 个基层医疗卫生机构 72 万平方米的建设任务和 1529 件的设备购置。

2. 创新编制管理

英德市、韶关市建立基层医疗卫生机构"编制池"制度，实行"县招、县管、镇用"，由县（市、区）卫生健康部门统筹安排，基层卫生人员在基层医疗卫生机构之间合理流动，编制和岗位可在基层医疗卫生机构间调剂使用，调剂完成后报编制、人社部门备案。海南省提出县（市、区）卫生健康部门结合服务人口、床位和使用需求统筹管理和调剂使用基层医疗卫生机构编制、管理空编，不再核定到具体单位。其中，五指山市将 10 个乡镇卫生院编制用于"乡属村用"招聘。山东省菏泽市要求乡镇卫生院重新核定编制，到 2020 年空编率不超过 5%。

3. 完善招聘方式

广东省、海南省、山东省菏泽市均对高级人才、紧缺人才放宽年龄、学历、专业等招聘要求，简化招聘程序，吸引人才到基层工作。

4. 加强岗位管理

广东省推动基层卫生人员由固定用人向合同用人、由身份管理向岗位管理转变。海

南省优化岗位结构，中、高级技术岗位结构比例可分别上浮5%，乡镇卫生院聘用系列高级职称人员，不受岗位结构比例的限制。

5. 深化职称评审制度改革

广东省增设基层卫生人才职称晋升系列和全科医学职称系列。对粤东、粤西、粤北地区取得中级职称后连续在基层工作满10年的全科、儿科、影像科等紧缺专业技术人才，由省基层卫生专业高级职称评审委员会直接认定为基层卫生副高级职称。海南省放宽基层卫生高级专业技术资格申报、评审条件。

6. 加强人才队伍建设

广东省通过基层卫生人才专项公开招聘计划、扩大定向医学生招生、千名高校毕业生下基层计划、百名首席专家下基层计划、卫生人才智力帮扶基层计划等加强人才队伍建设。海南省通过基层卫生人才素质提升项目、全科医生培养等加强人才队伍建设。

从实践来看，落实"两个允许"政策，对激励基层医疗卫生机构人员工作积极性、创造性和推动基本医疗、基本公卫管理工作，将人才留在基层起到了积极的推动作用。这一政策效应在广东、湖南、云南等多地紧密型医共体基层卫生能力发展与职工薪酬绩效中得到充分体现。改革，本就是一场在实践中探索的艰难道路，就应该敢于主动突破政策壁垒，创新推动改革与发展机制，期望三明市、广东省等的经验能为一些起步较晚的县域医共体改革者、推动者、实施者提供经验借鉴。

附录 4-1

医疗联合体管理办法（试行）

第一章 总 则

第一条 为加快推进医疗联合体（以下简称医联体）建设，规范医联体建设与管理，完善医联体运行管理机制，助力构建分级诊疗制度，推动医疗卫生机构发展方式由以治病为中心向以健康为中心转变，根据《国务院办公厅关于推进分级诊疗制度建设的指导意见》（国办发〔2015〕70号）、《国务院办公厅关于推进医疗联合体建设和发展的指导意见》（国办发〔2017〕32号）等文件，制定本办法。

第二条 本办法所称医联体包括但不限于城市医疗集团、县域医疗共同体（或称县域医疗卫生共同体，以下简称县域医共体）、专科联盟和远程医疗协作网。

第三条 城市医疗集团和县域医共体建设应当坚持政府主导，根据区域医疗资源结构布局和群众健康需求实施网格化管理。专科联盟和远程医疗协作网以依托学（协）会等行业组织或医疗卫生机构自主组建为主，地方卫生健康行政部门和中医药主管部门进行指导。医联体建设应当充分调动社会办医参与的积极性。

第四条 医联体建设应当坚持政府办医主体责任不变，按原渠道足额安排对医联体各医疗卫生机构的财政投入资金，切实维护和保障基本医疗卫生事业的公益性，有效提升医疗服务、公共卫生服务和突发公共卫生事件应急处置能力，体现公立医院的社会责任。

第五条 医联体建设应当坚持医疗、医保、医药联动改革，逐步破除行政区划、财政投入、医保支付、人事管理等方面的壁垒和障碍，引导医联体内建立完善分工协作与利益共享机制，促进医疗联合体持续健康发展。

第六条 医联体建设应当坚持以人民健康为中心，优化资源结构布局，引导优质医疗资源下沉，推进疾病预防、治疗、管理相结合，逐步实现医疗质量同质化管理。

第七条 国家卫生健康委负责全国医联体建设相关政策制定与监督管理工作，县级以上地方卫生健康行政部门负责规划、实施、管理与监督本辖区医联体建设工作。

第二章 城市医疗集团和县域医共体

第八条 各级卫生健康行政部门（中医药主管部门）要按照"规划发展、分区包段、防治结合、行业监管"的原则，加强中西医协同，科学规划、组建城市医疗集团和县域医共体，主要发挥地市级医院和县级医院（均含中医医院，下同）以及代表区域医疗水平医院的牵头作用。原则上，委（局）属（管）医院、高校附属医院、省直属医院应当与城市医疗集团形成高层次合作关系，不牵头管理城市医疗集团网格。

鼓励中医医院牵头组建各种形式的医联体。在城市医疗集团和县域医共体建设中，应当加强中医医院建设，落实其功能定位，保留其独立法人地位。

第九条 设区的地市和县级卫生健康行政部门制定本区域医联体建设规划，根据地缘关系、人口分布、群众就医需求、医疗卫生资源分布等因素，将服务区域划分为若干个网格，整合网格内医疗卫生资源，组建由三级公立医院或者代表辖区医疗水平的医院牵头，其他若干家医院、基层医疗卫生机构、公共卫生机构等为成员的医联体。鼓励传染病、精神疾病专科医院纳入医联体网格管理，发挥医疗资源统筹优势，带动提升区域内传染病、精神疾病救治能力。

鼓励社会力量办医疗卫生机构按照自愿原则参加医联体。

第十条　原则上，每个网格由一个医疗集团或者医共体负责，为网格内居民提供疾病预防、诊断、治疗、营养、康复、护理、健康管理等一体化、连续性医疗卫生服务。

三级医院、妇幼保健机构、公共卫生机构和康复、护理等慢性病医疗卫生机构可以跨网格提供服务。鼓励在同一城市或者县域内，不同医疗集团或者医共体间建立相互配合、有序竞争、科学发展的机制，保障患者就医自主选择权利。

第十一条　城市医疗集团和县域医共体应当设立医联体管理专门机构，统筹医联体规划建设、投入保障、项目实施、人事安排、薪酬分配和考核监管等重大事项。

第十二条　城市医疗集团和县域医共体应当制定医联体章程，规定牵头医院与其他成员单位的责任、权利和义务，明确各成员单位功能定位，建立利益共享机制。加强医联体党建工作，发挥党组织把方向、管大局、作决策、促改革、保落实的领导作用。

第十三条　城市医疗集团和县域医共体应当按照精简、高效的原则，整合设置公共卫生、财务、人力资源、信息和后勤等管理中心，逐步实现医联体内行政管理、医疗业务、公共卫生服务、后勤服务、信息系统统一管理，统筹医联体内基础建设、物资采购和设备配置，主动控制运行成本。

第十四条　城市医疗集团和县域医共体应当加强医联体内资源共享，通过设置医学影像、检查检验、病理诊断和消毒供应等中心，为医联体内各医疗卫生机构提供同质化服务。在保障医疗质量的前提下，推进医联体内不同级别类别医疗卫生机构间检查检验结果互认。

第十五条　城市医疗集团和县域医共体实行人员岗位管理，逐步实现医联体内人员统一招聘、培训、调配和管理。专业技术人员在城市医疗集团和县域医共体内多点执业不需办理执业地点变更和执业机构备案手续。

第十六条　城市医疗集团和县域医共体应当设置专门部门承担医联体财务管理、成本管理、预算管理、会计核算、价格管理、资产管理、会计监督和内部控制工作，逐步实现医联体内财务统一管理、集中核算、统筹运营。加强医联体内部审计工作，充分发挥审计监督作用。

第十七条　城市医疗集团和县域医共体应当加强信息平台规范化、标准化建设，逐步依托区域全民健康信息平台推进医联体内各级各类医疗卫生机构信息系统的互联互通，建设医联体网格内远程医疗服务网络，为基层提供远程影像、远程心电、远程会诊等服务。

第十八条　医联体内各医疗卫生机构应当严格落实自身功能定位，落实急慢分治要求。牵头医院应当逐步减少常见病、多发病、病情稳定的慢性病患者比例，主动将急性病恢复期患者、术后恢复期患者及危重症稳定期患者及时转诊至下级医疗卫生机构继续治疗和康复，为患者提供疾病诊疗—康复—长期护理连续性服务。

第十九条　城市医疗集团和县域医共体应当落实防治结合要求，做到防治服务并重。医联体内医院会同公共卫生机构指导基层医疗卫生机构落实公共卫生职能，注重发挥"中医治未病"优势作用，推进疾病三级预防和连续管理，共同做好疾病预防、健康管理和健康教育等工作。

第二十条　医联体牵头医院应当加强应急救援队伍建设，建立完善医联体内应急物资储备制度，组织开展应急演练，努力提升突发公共卫生事件应急处置能力。

第二十一条　城市医疗集团和县域医共体内部应当建立牵头医院与成员单位间双向转诊通道与平台，建立健全双向转诊标准，规范双向转诊流程，为患者提供顺畅转诊和连续诊疗服务。

第二十二条　城市医疗集团和县域医共体应当落实团队签约要求，由医联体内基层医疗卫生机构全科医师和医院专科医师组成团队，为网格内居民提供团队签约服务，形成全科与专科联动、签约医生与团队协同、医防有机融合的服务工作机制。

第二十三条　牵头医院负责医联体内医疗质量管理，按照卫生健康行政部门和中医药主管部门的有关规定、标准加强医疗质量管理，提升区域内医疗质量同质化水平。

第二十四条　牵头医院应当充分发挥技术辐射带动作用，加强对成员单位的指导，通过专科共建、教育培训协同合作、科研项目协作等多种方式，重点帮扶提升成员单位医疗服务能力与管理水平。

第二十五条　加强医联体内药品、耗材供应保障，在医联体内推进长期处方、延伸处方，逐步统一药品耗材管理平台，实现用药目录衔接、采购数据共享、处方自由流动、一体化配送支付、同质化药学服务。

在获得国务院药品监督管理部门或者省（区、市）人民政府药品监督管理部门批准后，医联体成员单位院内制剂可在医联体内调剂使用。

第三章　专科联盟

第二十六条　各级卫生健康行政部门和中医药主管部门要根据患者跨区域就诊病种及技术需求情况，有针对性地统筹指导专科联盟建设。重点发挥委（局）属（管）医院、高校附属医院、省直属医院和妇幼保健院专科优势，辐射和带动区域内医疗服务能力提升。

鼓励组建省级和地市级妇幼保健院牵头，县区级妇幼保健机构为成员的区域性妇幼保健院联盟。

第二十七条　专科联盟建设应当针对群众健康危害大、看病就医需求多的重大疾病、重点学科加强建设，重点推进肿瘤、心血管、脑血管等学科，以及儿科、妇产科、麻醉科、病理科、精神科等短缺医疗资源的专科联盟建设。

积极推进呼吸、重症医学、传染病等专科联盟建设，着力提升重大疫情防控救治能力。

第二十八条　专科联盟牵头单位应当将医联体组织管理情况报同级卫生健康行政部门和中医药主管部门。

第二十九条　专科联盟应当制定联盟章程，明确专科联盟组织管理与合作形式。牵头单位与成员单位应当签订合作协议，规定各单位的责任、权利和义务。

第三十条　专科联盟应当以专科协作为纽带，充分发挥牵头医院的技术辐射带动作用，通过专科共建、教育培训协同合作、科研和项目协作等多种方式，提升成员单位的医疗服务能力和管理水平。

第三十一条　专科联盟应当在确保数据安全的前提下加强数据信息资源共享、安全管理。通过规范建立临床病例数据库、生物样本库，开展多中心临床研究等形式，充分挖掘临床数据信息，发挥多中心、大数据的积极作用。

第三十二条　专科联盟牵头单位应当加强医疗质量管理，细化医疗质量管理标准与要求，指导成员单位强化医疗质量管理工作，提升医疗服务同质化水平。

第四章　远程医疗协作网

第三十三条　各级卫生健康行政部门和中医药主管部门应当推进远程医疗服务发展，结合区域全民健康信息平台建设，以委（局）属（管）医院、高校附属医院、省直属医院和妇幼保健院等为主要牵头单位，重点发展面向边远、贫困地区的远程医疗协作网，完善省－市－县－乡－村五级远程医疗服务网络。

第三十四条　牵头单位与成员单位应当签订远程医疗服务合作协议，明确双方权利义务，保障医患双方合法权益。

第三十五条　各牵头单位应当充分发挥技术辐射带动作用，通过远程医疗、远程会诊、远程查房、远程教学、远程心电检查、远程监护等形式，逐步推进互联网诊疗，利用信息化手段，下沉优质医疗资源，提升基层医疗服务能力，提高优质医疗资源可及性。

第三十六条　医疗卫生机构在开展互联网诊疗、远程医疗服务时，应当严格遵守《互联网诊疗管理办法（试行）》《互联网医院管理办法（试行）》《远程医疗服务管理规范（试行）》等要求，确保医疗质量和医疗安全。

第三十七条　医疗卫生机构开展互联网诊疗、远程医疗服务可依据相关规定合理收取费用。

第五章　考核评估

第三十八条　各级卫生健康行政部门、中医药主管部门和医联体牵头单位应当按照《医疗联合体综合绩效考核工作方案（试行）》和公立医院绩效考核有关要求，加强对医联体综合绩效考核。

第三十九条　各级卫生健康行政部门和中医药主管部门应当建立医联体综合绩效考核与动态调整机制，每年对本辖区医联体建设有关情况进行绩效考核，并以适当形式公布。考核结果作为医院评审评价、医学中心和区域医疗中心设置等的依据。

第四十条　各级卫生健康行政部门和中医药主管部门应当以城市医疗集团和县域医共体为考核重点，主要考核医联体运行机制情况、医联体内分工协作情况、区域资源共享和下沉情况、发挥技术辐射作用情况、医联体可持续发展情况，以及公共卫生和居民健康改善情况。同时，加强对本辖区专科联盟和远程医疗协作网的规范管理，重点考核牵头单位技术辐射作用发挥情况和居民健康改善情况。

第四十一条　各医联体应当制定综合绩效考核办法，由牵头单位定期组织对医联体综合绩效、各成员单位绩效进行自评估，评估结果作为工作持续改进的依据。

第四十二条　同级卫生健康行政部门和中医药主管部门应当加强对医联体的监督管理，重点化解医联体资源垄断、挤压社会办医空间等问题。及时发现医联体建设存在的问题并依法依规处理。

第六章　附　则

第四十三条　本办法所称城市医疗集团指设区的市级以上城市，由三级公立医院或者业务能力较强的医院牵头，联合社区卫生服务机构、护理院、专业康复机构等组成的组织，形成资源共享、分工协作的管理模式。县域医共体指以县级医院为龙头、乡镇卫生院为枢纽、村卫生室为基础的一体化管理组织。专科联盟指以专科协作为纽带，形成的区域间若干特色专科协作组织。远程医疗协作网指面向基层、边远和欠发达地区建立的远程合作网络。

第四十四条　本办法由国家卫生健康委、国家中医药管理局负责解释。

第四十五条　本办法自 2020 年 8 月 1 日起施行。

第五章

紧密型医共体共享资源整合策略

　　医共体建设的核心之一是资源共享。没有资源共享，就难以实现真正的服务共同、利益共同。

　　在大多数县域，县级医院是县域内人才、资源和技术较强的医疗卫生机构。影像、检验、病理、心电、消毒供应等又恰恰是基层医疗卫生机构最为短缺的资源和技术。

　　在资源共享中医疗技术（医技）、医疗辅助（医辅）先行，因此，整合资源组建县域医学影像、医学检验、病理、心电诊断、消毒供应等资源中心，实现"基层检查、上级诊断、结果互认"，让"患者少跑腿，信息多跑路"是资源共享中心建设的初衷。

　　从资源运营方面看，提升共享资源效率，减少非必要资源投入，降低成本增加效益，也是构建资源共享中心的初衷之一。同时，要避免开展同质化、非必要竞争，避免患者重复性检验检查，减少患者在就医过程中的经济负担，解决"看病贵"问题。

第一节 共享资源整合概述

前文提到,共享资源整合是紧密型医共体建设中的一个重要环节。其核心是建立在紧密型医共体建设基础上的,以重构县域卫生服务体系为导向,对医共体内外部不同来源、不同层次、不同结构、不同内容的资源进行识别与选择、汲取与配置、激活和有机融合,使其具有较强的柔性、条理性、系统性和价值性,并创造出新的资源的一个复杂的动态过程。资源整合是紧密型医共体战略调整的手段,也是医共体经营管理的日常工作。整合就是要优化资源配置,并使资源效能最大化发挥的一种资源重组和优化过程。

在紧密型医共体内部,共享资源包含基础设施、人力资源、医学装备、信息化软硬件、财务资源、管理资源、科学与技术资源、基本公卫及基本医疗资源,以及与医疗发展有关的社会资源、政治资源等要素资源。

一、县域医共体内主要资源分布与整合挑战

1. 基础设施资源

《中国卫生健康统计年鉴2021》显示:2020年我国各类医院总床位数713.1186万张,其中公立医院509.0558万张,三级医院300.2503万张(占比42.1%),二级医院271.8116万张(占比31.12%),一级医院71.2732万张(占比9.99%),总体上床位资源主要集中在二、三级医院。

在万元以上设备台数方面,50万元以下设备综合医院占55.23%,中医医院占9.81%,基层医疗卫生机构占11.62%,县级(含县级市)CDC占1.34%;50万~99万元设备综合医院占57.02%,中医医院占9.38%,基层医疗卫生机构占8.7%,县级(含县级市)占1.62%;100万元以上设备综合医院占64.68%,中医医院占10.18%,基层医疗卫生机构占3.99%,县级(含县级市)CDC占比0.33%,总体上在医学设备,尤其是大型医学设备上县域内县级医院占主导地位。

在房屋建筑面积方面,综合医院占比45.63%,中医医院占比8.05%,基层医疗卫生机构占比27.9%,县级(含县级市)CDC占比1.01%,妇幼保健院占比3.46%。其中危房分布,综合医院占比0.57%,中医医院占比0.69%,基层医疗卫生机构占比1.81%,妇幼保健院占比0.98%。

从以上数据可以看出,在基础设施资源分布上,在广大的县域,县级综合医院基础设施较好,且呈现逐年增加趋势,但在基层医疗卫生机构方面投入不足,设施基础较为薄弱。与此同时,中医医院、妇幼保健院、县级(含县级市)CDC也拥有较高占比的基础设施条件。据统计,2011—2020年,中央财政支持各级医疗卫生机构建设投资2560亿元,其中用于乡镇卫生院和村卫生室等乡村基层机构的资金仅占13.2%。

从实践层面看，一些县域部分医疗卫生机构业务用房和设施设备无法满足医疗服务需要，而部分医疗卫生机构却存在基础设施资源闲置或过度投资建设问题，即县域卫生中存在基础设施投入不足和资源不协同、利用不充分的矛盾。

在紧密型医共体建设和县域卫生改革中，我们要回答以下几个问题：县域内各医疗卫生机构的基础设施条件如何？是否能够满足当前和未来群众就医需要？是否存在闲置资源？如果改扩建或者购置设备设施，投资建设是否合理？如何才能做到科学合理的基础设施建设和资源利用？除此之外，我们还要再多问一个问题：我们真的有必要且必须投资扩大基础设施建设规模、负债建设吗？

提高基础设施资源使用率，因地制宜，综合考虑当地医疗服务需求、未来发展趋势，做好基础设施建设投资估算和项目设计，充分利用好已有的基础设施条件，避免过度投资、非理性投入、不协调资源闲置导致资源浪费和负债，是县域卫生改革和紧密型医共体建设中需要注意的问题。

2. 人才技术资源

在县域卫生发展中的一大制约因素就是人才和技术。在传统的县域内各级医疗卫生机构"各自为政"的状态下，人才和技术资源是存在重复投入的，而且这种重复投入也无形中加剧了优秀人才和紧缺技术的短缺。

最为典型的是医技/医辅部门，如病理科，在很多人口较少、医疗能力较弱的县，引进或培养一名病理医生需要3～5年周期。如果县医院有2位病理医生，中医医院有1位，妇幼保健院没有，各自开展病理服务，这样能开展多少个项目呢？病理医生是否有时间、有机会外出进修学习呢？可能最为简单的方式就是将标本外送，但长此以往，医院的诊疗技术无法提升，对患者的服务水平也无法提升。如果，将3名病理医生整合组建成立医共体病理诊断中心，是不是意味着在没有增加人员投入和成本的情况下3名医生、2家医院可以更好地协同开展工作呢？假如，再招聘1名有病理学背景的助理医生放在妇幼保健院负责两癌筛查等病检工作，4名医生是否可以新增检测项目，提高县域病理检测与服务能力呢？在理论和实践上，这都是完全可行的；同时还解决了竞争问题。

在专科发展与临床技术服务上也是如此。某县的县医院有1名疼痛执业医师和1名助理医生，中医医院也有1名助理医生，各自都开展着类似的疼痛诊疗技术，由于人力资源不足，多年来也没有新技术引进。国家卫生健康委开展"千县工程"县医院综合能力提升工作后，要求组建成立县域麻醉疼痛诊疗中心，意味着需将3名医生整合，并且在县医院和中医医院开展多点执业，才能实现人力资源和技术整合。

在县域，医疗卫生能力建设确实存在缺少人才和技术的问题。但对于这一问题，我们要从内部和外部两个层面来客观看待。从内部来说，一种情形是确实招聘不到人才，另一种情形是人才分布在县域内不同的医疗卫生机构内部没有充分发挥作用。后者较多，尤其是在临床技术方面和运营管理（职能管理）方面。从外部来看，人才不愿意到医院工作，除了待遇、交通等因素外，可能还有一个更为重要的原因就是平台。县域医疗应该注重从医疗卫生机构内部挖掘和培养本土优秀人才，进行组织变革和人力资源整合。是一条便捷、有效的人才与技术问题的解决之道。当然，还要通过其他途径和方式从外部进行更多人才和技术资源整合。

3. 信息技术资源

县-乡-村互联互通的信息化是紧密型县域医共体建设和运营管理的重要抓手。信息化在紧密型医共体建设中的重要作用突出体现在以下几个方面：①依托先进的信息化技术，开展预约挂号、移动支付、诊间结算、移动查询等"最多跑一次"服务，提升患者就医体验。②应用信息技术开展人工智能辅助诊断，精准识别、精准施治。③发挥卫生健康部门监督指导作用。通过医共体信息平台的研究和应用，使卫生健康部门更有效地对基层医疗卫生机构医疗卫生数据进行采集、统计、分析，提高数据质量，减轻卫生健康部门工作量，有利于卫生健康部门监督并指导基层医疗卫生机构开展工作。④通过远程医疗、互联网医疗服务为偏远地区提供优质医疗资源，实施分级诊疗和满足群众健康需求。⑤同质化开展医疗服务，便于医务人员下沉基层操作和医共体运营管理和数据分析。⑥共享机房等硬件设施，降低设备设施投入。⑦物联网应用，提升减轻医务人员工作负担，更好地监测、评估患者病情，为精准开展医疗工作和患者服务提供支撑。⑧基于大数据分析，为区域全民健康提供疾病谱分析，发病等的预测、预警，医保监测和评价等。信息技术在紧密型县域医共体建设中的作用和价值不言而喻。

然而，信息技术发展迭代升级太快，对于县域医疗卫生机构及信息化建设决策而言，也存在诸多挑战：①规划定位难。建设什么样的信息化平台；预算投入多少资金合适；是采用同构型、同一型，还是异构型解决方案；如何评价必要性、科学性。这些往往难以科学评估和决策。②资金投入难。信息化建设投入较大，少则上千万元，多则几千万元。资金从哪里来，如何筹集，政府财政是否可以支持。③运营管理难。信息化建设完成以后是否可以有效使用，大量数据如何分析利用（数据运营）。这些问题也常常困扰着县域医共体建设。

4. 运营管理资源

运营管理的基础是人才，核心是效能。最基础的运营目的是降本增效，让资源发挥其应有的价值。但对县域卫生而言，运营管理能力本就薄弱，运营管理资源整合也是一大挑战。

举例来说，在紧密型医共体建设资源整合之前，按照现行的医疗卫生机构设置和等级医院评审要求，县人民医院和县中医医院均需要按照政策要求设置内、外、妇、儿、检验、病理、影像、心电、超声、消毒供应等诸多科室，医技/医辅科室和职能部门。一个医院要有一套完整的体系，有科室就必然有科室主任、副主任、干事。麻雀虽小，也需五脏俱全。运营管理资源的分散和重复设置，也在无形中增加了医院的运营成本。

5. 其他资源要素

除上述主要资源外，县域医改还涉及上级党委、政府及有关部门的支持，企业与医院、医疗的关系，医保资金与公卫资金在县域医改中的支付方式，乡镇、街道党委、政府和村委会（居委会）在医疗卫生服务与流行病防治、慢病管理中的网格化功能及其作用发挥，媒体机构、专业学术组织等对医改的支持和赋能，上级医院资源下沉，高校和科研院所对医疗发展的科研支持等。这些资源应用也是县域医共体建设中需要综合考虑和整合的资源要素。

综上所述，在紧密型医共体建设中的资源整合不仅仅是简单地建立"资源共享五大中心"，应该是立足县域和推动县域卫生高质量发展的、各种有利的资源要素的系统性整合和应用。

二、县域医共体资源整合的意义及价值

资源整合对县域医共体建设，尤其是重塑县域卫生新体系，推动县域卫生高质量发展具有重要意义和价值。我们用两个真实的案例来说明提升资源效率的价值。

案例1：资源整合成功重构县域卫生新体系

某县级市是全国百强县市，总人口48万人，户籍人口28.5万人。在医共体建设之前，市内有一家成立于1962年的公办三级乙等企业医院（A医院），年业务收入5亿元，经营状况良好。一家成立于1942年的公办二级甲等综合医院（B医院），年业务收入1.2亿元，负债率达80%。一家成立于1962年的二级甲等中医医院（C医院），年业务收入0.47亿元，负债率56%。

此外，市内还有205家各级医疗卫生机构（其中三级医院2家）。在医共体建设之前，A医院技术能力明显强于B和C，间接造成了A医院"虹吸"优质病源，B、C两家医院与A医院产生了对抗性、同质化、恶性竞争。A医院计划购置一台128层CT，B医院则购置了一台256层CT，诸如此类的"拼设备""挖人才""抢患者"之战如同家常便饭。县域外就诊率高达30.5%，县外医保资金支出高达51.2%，且集中流向40千米外的省级、市级三甲医院（年业务收入13亿元）。2018年，B医院与一家市级三甲医院协商建立该三甲医院分院，2019年挂牌医联体单位。

从案例1可以看出：①该市医疗资源丰富，存在过度饱和分布。②市属医疗卫生机构之间存在严重的不良竞争，尤其是在大型设备等固定资产投资和人才、技术等核心要素资源方面竞争激烈，存在重复性投资和资源浪费问题。③市域医疗卫生发展不平衡，部分医疗卫生机构经费压力巨大，陷入债务和发展陷阱。④周边医疗资源竞争不容乐观，市域内医疗卫生机构生存压力巨大。⑤市域内医疗卫生资源亟待整合，破解生存难题。

问题解决策略：2017年启动紧密型县域医共体改革，全市县、乡、村公立医疗卫生机构组建成为一个紧密型医共体，并实行"统一法人"治理机制，三所市属公立医院的

法人代表由医共体总院长兼任。同时，开展资源整合，组建区域影像、区域检验、区域病理、区域心电诊断等共享资源中心，注重紧密型医共体运营管理。2023年建成大学附属直属医院，2024年顺利通过"千县工程"临床服务五大中心验收，并得到清华大学、中国人民大学、北京大学等高校的科研支持。

改进成效分析：通过4年多的探索和实践，2022年较2018年同期医共体门急诊人次增加34.07%，出院人次增加7.89%，手术量增加21%，平均住院日缩短2.5天，市域内就诊率93.51%。A医院与B医院整合组建一院两区同一法人医院，2023年晋级为三级甲等综合医院，业务收入8.4亿元。C医院晋级为三级中医医院，2023年业务收入1.6亿元。医共体次均费用、患者负担、县域外转患者数呈逐年下降趋势，本地参保域外就医逐渐改善，初步实现了县域卫生服务能力整体提升。在资源效能方面，整合3个院区影像技术人员，组建一个区域影像中心，中心向每个院区派出副主任并兼任该院区影像科主任，在设备资产购置中严把论证关，中心运营更加科学高效，累计节约设备资产投资7000余万元。其中，区域影像诊断中心DR工作量增长27.57%，CT工作量增长127.42%，MRI平扫工作量增长35.34%；区域检验中心检测项目从509项增加为678项（增长33.2%），年检测工作量从500万人次增长为800万人次（增幅60%），开展项目种类、工作量、报告准确规范及时率大幅增长；区域心电网络检查量从7176例增长至120 661例，增加了15.81倍。

案例2："划地盘式"均衡主义改革的反思

某县2018年户籍人口为148万人，第七次全国人口普查总人口（常住人口）为118.98万人。下辖9个街道、13个镇、7个乡，包括311个行政村58个社区。距市政府驻地102千米，距省会240千米。县级二级及以上医疗卫生机构4家，其中，第一人民医院为三级丙等综合医院，中医医院为三级甲等综合医院，第二人民医院为二级甲等综合医院，还有一家三级甲等民营医院。该地腌制食品火腿，煤炭资源丰富，也是肺癌、创伤和慢性疾病高发区域。2019年该县被列入国家紧密型医共体建设试点县后，该县由4家医院分别牵头组建4个紧密型医共体。2023年民营医院成为省会城市一所大学的附属直属医院，同时该市又被列为紧密型城市医疗集团试点城市开始城市医疗集团建设工作。3年多来，县第一人民医院、县第二人民医院、中医医院业务并未出现大幅增长，基层卫生服务能力也进一步被弱化，唯有三级甲等民营医院出现业务量大幅增长，并将肿瘤、骨科发展为该院重点学科。同时，该县大规模投资兴建基层卫生院和村卫生室，出现大规模建设性负债。人口、患者、医保资金均出现大幅外流。

从案例2可以看出：①该县在改革定位，即战略规划方面犯了"划地盘"、希望均衡的错误，并未充分调研和遵从县域卫生改革的规律。②该县在资源整合方面，没有构建起基于资源共享的县域平台化中心，组建的4个医共体依旧独立运作、资源分散。③公立医院能力不足，优质资源也没有下沉基层，导致基层医疗卫生机构人才短缺和技术短板难以提升。④医疗卫生机构基础设施建设投资存在非理性导向。这是一个失败的改革案例，也是一个失败的资源整合案例。

通过以上两个案例，可以看出紧密型县域医共体资源整合价值：①提升资源效率；②优化资源配置；③完善医疗服务体系；④获得外部支持；⑤重构县域卫生新体系，构建新质生产力。

那么，构建紧密型县域医共体，实施资源整合组建资源中心的做法会不会"虹吸"基层医疗卫生机构能力，会不会强化了龙头医院弱化了成员单位，会不会因为资源整合导致医共体成员的单位科室设置不全、服务能力得不到提升？如何用制度和机制保障构建紧密型县域共同体？这些问题也正是本章要重点讨论和解决的问题之一。

第二节　共享资源整合的原则与策略

任何一个县域资源再多也是有限的，医疗卫生机构不仅应拥有内部资源，而且还要具备充分利用外部资源的能力，使社会资源能更多更好地为医疗卫生机构的发展和患者就医服务。一些企业没有厂房，没有机器设备，甚至没有自己的员工，同样能生产出产品。有的企业充分利用了社会上的资源，进行了虚拟研发、虚拟营销、虚拟运输以及虚拟分配等。有的企业进行组织和生产分离，企业仅拥有组织经营生产的人员，几间办公室，却利用外部的土地、厂房、社会上的技术人员、管理人员、劳动力、原材料等生产出大量的产品。企业的经营思维是以逐利为目标，公立医院应当坚持公益属性不变，这毫无疑问是正确的。但在县域卫生改革与体系重塑中，我们学习、借鉴企业的经营管理方式，并按照公立医院的运行要求，整合资源、降低运营成本，同时提升能力、服务好患者。这两者之间也并不矛盾。

资源整合就是要优化资源配置，有进有退、有取有舍，从而获得整体最优。①在战略思维的层面上，资源整合是系统论的思维方式，是通过组织协调，把企业内部彼此相关却彼此分离的职能、外部既参与共同的使命又拥有独立经济利益的合作伙伴整合成一个为客户服务的系统，取得"1+1＞2"的效果。②在战术选择的层面上，资源整合是优化配置的决策，是根据发展战略和市场需求对有关的资源进行重新配置，以凸显核心竞争力，并寻求资源配置与客户需求的最佳结合点。目的是通过组织制度安排和管理运作协调来增强竞争优势，提高客户服务水平。

一、资源整合方式

按照县域内医疗卫生机构之间整合资源的方式不同，可以把资源整合分为3种形式：纵向整合、横向整合和平台式整合。

1. 纵向整合

纵向整合，是将处于一条价值链上的两个或者多个单位或组织联合在一起结成利益共同体，致力于整合价值链资源，创造更大的价值。紧密型医共体"村医服务-基层首诊-县级专科复诊或疑难重症诊疗"的分级诊疗体系就是一条典型的纵向价值链，医共体各成员单位在其中要考虑的问题是：自己是否处于价值链上最有利的位置？自己是否在做最适合自己、最能发挥自己优势的工作？如果不是，自己在哪些环节上没有相对优势？应该整合哪些具有相对优势的资源？应该如何整合这些资源？专科联盟就是典型的纵向资源整合方式。

2. 横向整合

横向整合，是把目光集中在价值链中的某一个环节，探讨利用哪些资源、怎样整合这些资源，才能最有效地组成这个环节，提高该环节的效用和价值。它与纵向整合不同，纵向整合是把不同的资源看作位于价值链上的不同环节，强调的是每个组织（单位）要找准自己的位置，做最有优势的事情，并协调各环节的不同工作，共同创造价值链的最大化价值。横向整合的资源往往处于价值链外。多学科诊疗模式（multi-disciplinary treatment，MDT）协同就是典型的横向整合方式。

3. 平台式整合

无论是纵向还是横向整合，都是把组织（单位）自己作为所整合资源的一部分，考虑怎样联合别的资源得到最佳效果。而平台式资源整合却不同，它考虑的是组织（单位）作为一个平台，在此基础上整合供应方、需求方甚至第三方的资源，同时增加供需双方的收益或者降低双方的交易成本，自身也因此获利。紧密型医共体就是一种典型的平台式资源整合方式。

4. 纵向＋横向＋平台式的多维整合

除上述 3 种常见的资源整合方式之外，在县域医改中也存在纵向＋横向＋平台式的多维整合。多维整合的难度更大，但资源效能更为有效。

我们举个例子，某县医疗卫生资源局面如表 5-1 所示。

表 5-1　某县医疗卫生资源局面

资源类型	县人民医院	县中医医院	县妇幼保健院	12 个基层卫生院
医院级别	三级甲等综合医院	三级中医医院	二级甲等医院	一级医院
编制床位数	1299 张	480 张	99 张	39 张 / 家
开放床位数	1209 张	520 张	30 张	42～50 张不等
职工总数	1300 人	580 人	62 人	45～52 人不等
副高及以上职称	452 人	89 人	26 人	每家医院 3～5 人
国家重点专科	1 个	1 个	0 个	0 个
省级重点专科	7 个	4 个	0 个	0 个
市级重点专科	7 个	3 个	2 个	0 个
职能科室	13 个	11 个	7 个	健全（多兼职）

(续表)

资源类型	县人民医院	县中医医院	县妇幼保健院	12个基层卫生院
医技科室	健全	健全	健全	健全（多兼职）
县域最强临床科室分布	疼痛科、骨科、心内科、神内科、影像科、介入科、超声科、检验科、肾内科、儿科、病理科、质控科	内科、骨伤科、妇科、眼科、医养结合科、产科	妇女保健（妇保）、儿童保健（儿保）	公卫科、门急诊
年业务收入	8.4亿元	1.62亿元	800万元	4700万元
各医院主要交叉科室	影像、检验、心电、超声、中医、康复、五官、内科、妇科、产科、儿科、麻醉、药学，以及人力资源、财务、信息、医保、医务、护理、质控等众多职能部门			

如果该县计划组建一个紧密型医共体，资源应当如何整合呢？显然，该县存在专科设置同质化问题，专科之间也存在着竞争关系：县人民医院"一家独大"，中医医院也有明显的中西医结合特点，妇幼保健院基本没有临床医疗能力。县妇幼保健院、基层卫生院存在严重的"重公卫、轻临床"问题，基本医疗能力不足。此外，县人民医院、县中医医院职能科室机构较为臃肿，存在人力资源过剩。如何才能最大化地整合资源，实现优势资源互补呢？

显然，单一的纵向整合和横向整合是不够的。应当考虑纵向＋横向＋平台式的多维资源整合方式，即在平台方面，组建紧密型医共体，组建医学影像、医学检验、病理、消毒供应、心电诊断资源共享五大中心和信息数据、医疗质控、人力资源、运营管理、医保管理高质量发展五大中心，并在各成员单位设立分中心，一体化运营管理；在临床专科建设上，进行纵向整合，分别以县人民医院、县中医医院、县妇幼保健院优势科室为龙头组建临床服务中心，如麻醉疼痛诊疗中心、中医药煎煮服务中心、微创介入诊疗中心、儿童保健中心、母婴保健中心、中医骨伤中心、中医妇科中心等，并横向与县人民医院、县中医医院、县妇幼保健院进行业务与管理协同，纵向上各中心向基层卫生院进行资源下沉赋能。与此同时，为避免弱化中医、妇幼，应当考虑构建紧密型医共体内中医协同、妇幼协同机制。

当然，跨地域、跨体系的资源整合和体系重塑，远远没有这么简单。在资源整合中还要尊重一些基本的原则，采取必要的、适当的策略。

二、资源整合原则

资源整合是紧密型医共体建设战略调整的手段，也是经营管理的日常工作。在进行资源整合时，需要遵循一系列的原则，以确保资源整合的有效性和可持续性。以下是资源整合的主要原则：

1. 优化配置原则

资源整合的核心目标是优化资源配置，通过合理配置和有效利用内外部资源，提高运营效率，提升竞争力。在资源整合过程中，需要有进有退、有取有舍，以实现整体的最优。这需要决策者和管理者具备战略思维，根据平台的发展战略和市场需求，对相关的资源进行重新配置。在紧密型医共体资源整合中，要实现"1+1>2"的整合，资源整合才具有真正的整合意义。

2. 能力提升原则

紧密型医共体资源整合还要有益于医共体成员单位的能力提升。其中龙头医院和医共体其他成员单位的专科能力、服务能力都能够得到提升。例如，在区域检验中心建设前，县医院检验科开展的检测项目300项，中医医院开展的检测项目150项，卫生院开展的检测项目40～50项。区域检验中心建设后，能否使以县医院为龙头的区域检验中心（检验科为基础）开展的检测项目达到400项、中医医院达到300项、卫生院达到80项，甚至更多，同时无需重复投入更多设施设备和人力资源呢？如果不能实现这一目标，就意味着资源整合并没有达到推动医共体及其成员单位能力提升的目标，这种整合未能实现能力大幅提升的目标。

3. 资源互补原则

资源整合不仅仅是简单的资源叠加，整合双方要具有互补性，更重要的是通过合作，实现组织内部和外部利益相关者的共同发展。需要构建一个双赢互补的新体系，确保在资源整合过程中，所有参与方都能够得到合理的回报和利益。这需要找到各方都能接受的解决方案。例如，在区域检验、影像中心、病理中心的建设中，如果造成了"虹吸"医共体成员单位患者的结果，也没有有效弥补成员单位的短板，这种整合则不具有互补性。

4. 降本增效原则

在紧密型医共体建设中，进行资源整合的目的之一，便是解决资源投入（成本）重复和使用效能（效率）不高的问题。因此，降本增效是资源整合中必须要解决的难题，也是必须要遵循的原则。从成本来看，包含房屋等基础设施、设备等固定资产及人力资源和工作效率、工作能力等软性成本；从效率来看，包含房屋等基础设施规划布局的合理性、科学性、使用率，设备资产投入与产出率、使用率，也包含人力资源效能等。因此，资源整合中也要做好规划、整合和运营工作，才能实现降本增效。

5. "大破大立"原则

资源整合不破不立。所谓"大破大立"，就是在资源整合过程中，要以提升资源效能为主要目的，破解制约资源整合和发展的制度、机制及相关制约因素，改变原有的资源形式，从而重塑跨组织、跨体系的具备最优化资源配置、最大化资源效率、最佳运行效能的共享资源整合与运营模式。其中，就必须要破解之前的政策壁垒、权力与利益壁垒，建立和完善适合资源整合与县域卫生能力提升的新制度、新机制、新流程、新的利益格局。这也考验着改革者的智慧、勇气和决心。

6. 因地制宜原则

在县域卫生改革和紧密型医共体建设中，主体对象是县域，而全国有2800余个县（市、区）。每个县都有特殊的县情，每个县内的乡镇、街道卫生院也存在特殊性，用什么样的资源整合方案呢？答案是既要遵循资源整合的基本原则，又要因地制宜选择最适合当地的方案。

7. 循序渐进原则

医药卫生改革是一个复杂的体系性工程，难以一蹴而就。资源整合作为紧密型医共体建设中的一个重要环节，也是基础性环节，也不可操之过急，需要循序渐进。在什么时间、什么契机开展哪些改革、改到什么程度，都需要系统的谋划和思考，并选中或者创造最合适的契机进行。总体来说，需要总体规划、分步实施、稳步推进，改革者也要善于抓住有利的改革契机，才能事半功倍。

三、资源整合注意事项

1. 识别利益相关者及其利益

在资源整合过程中，需要识别所有的利益相关者，并了解他们的利益所在。这包括组织内部的员工、管理层、决策层等，也包括外部的合作伙伴、供应商、服务对象、政府有关部门等。理解利益相关者的需求和期望，有助于建立长期稳定的合作关系，实现资源共享、协同增效的目标。

2. 管好用活人力资源

人力资源是医疗卫生机构的重要资源之一，有效地管理人力资源，可以为医疗卫生机构的持续发展提供有力的支持。紧密型医共体建设人力资源整合首当其冲。在县域卫生发展中最紧缺的，同时也是最容易浪费的也是人力资源和基础设施资源。

医院需要关注医共体组织体系重构后，定岗、定编、定责和人力资源评估，让有限的人力资源得到更加充分的使用。同时，要关注员工的职业发展，提供必要的培训和晋升机会，以激发员工的积极性和创造力。此外，还需要建立健全的激励机制，通过合理的薪酬体系和福利政策，留住人才，提高员工的工作效率和满意度。

3. 创新经营模式

资源整合不仅能提高效率，还能推动经营管理模式的创新。可以通过资源整合，开创全新的经营管理模式，如平台经济、共享经济、集团化运营等，从而开拓新的发展空间。这需要具备创新意识和能力，不断探索和尝试新的经营模式，以适应不断变化的市场环境和医疗竞争格局。

4. 构建合作共赢机制

紧密型医共体也是利益共同体。在资源整合中，也要充分考虑"利益与共""发展与共"，才能建立长久和可持续的合作关系。其中，包括招采统一、法人代表统一、医保支付与监管方式管理、信息化建设投入分配、财政补助资金管理和使用审批、人事薪酬与绩效管理、人事推荐权与任免权、职称评聘等。因此，必须配套建立合作共赢的机制。

5. 维持长期的信任合作

资源整合是一个复杂的动态过程，需要长期的信任合作来维持。需要通过建立良好的沟通机制，加强与利益相关者的交流和合作，以确保资源整合的顺利进行。同时，还需要通过实际行动，证明其对合作关系的承诺和责任，从而赢得彼此的信任和支持。

在实际操作中，需要根据具体情况和市场环境，灵活运用，以实现资源整合的目标。

第三节 专科资源整合与重塑策略

基于"差异化发展"战略，在紧密型医共体建设中，专科资源也可以作为一种共享资源予以整合，并使其发挥更大的资源效能。整合思路便是专科中心化。所谓专科中心化，即以医共体龙头医院为核心和基础，整合医共体成员单位专科资源，成立区域化的专科中心，做大做强专科的一种资源整合方式。

一、专科资源整合的必要性

在传统的医疗卫生格局中，除专科医院和专业公卫机构外，县医院、中医医院和基层卫生院的专科设置都要求设有内科、外科、妇科、产科、儿科、中医科、五官科、康复科等临床科室。各家医疗卫生机构的科室设置雷同，技术相似，无形中分散了县域内有限的专业技术人力资源，但各医疗卫生机构中专科之间的协作则较少，且存在专科之间的横向竞争，不利于专科能力的建设与发展。

以某县耳鼻喉科发展为例，资源整合之前，县人民医院拥有医护人员7人，其中副高及以上职称2人；中医医院拥有医护人员4人，其中副高及以上职称1人；8个基层卫生院均设有五官科，但只有1个卫生院拥有1名专业的五官科医生，其他卫生院五官科疾病均由全科医生首诊后由患者自主选择专科就医。该县2018年耳鼻喉门诊就诊8576人次，住院212人次。2019年，该县以县人民医院为基础，将医共体内全部耳鼻喉专科医生整合使用，成立医共体耳鼻喉中心；撤销中医医院耳鼻喉住院部设立共享病房，并保留耳鼻喉门诊；基层卫生院设立耳鼻喉门诊，实现专家下沉定期坐诊模式；设立患者就医绿色通道和基层卫生院向中心转诊协同机制；实施中心统一管理和统一绩效。

整合后，2020年该县耳鼻喉门诊就诊12 473人次，增幅为45.44%；住院462人次，增幅为117.93%。

从案例可以看出，该县耳鼻喉专科人才资源相对短缺，基层卫生院更为薄弱，同时，人力资源分散，专科发展基础薄弱。且存在基层首诊难和各医疗卫生机构之间互不转诊问题，"患者自主选择专科就医"可能会导致患者外流和"看病难、看病贵"问题。专科资源整合后，中心人力资源、患者服务能力明显加强。

在广大县域，诸如此类的专科比比皆是，如骨科（普外科）、妇科、产科、儿科、泌尿外科、中医科、康复科、眼科、精神科、体检科等科室。如何在县域医改的大背景下，既遵循医改的政策方针，又不违背医院管理和等级评审有关要求，还要兼顾医疗卫生机构的发展和为患者提供优质高效的医疗服务呢？专科资源整合，建立区域化、一体化的专科诊疗中心，可能是破解这一难题的有益尝试。

二、专科资源整合原则

在专科资源整合中，应当遵循以下基本原则：

1. 实现资源共享

这里所说的资源共享主要有3层意思：一是县域内各医疗卫生机构之间的人力资源整合与共享。即将医共体内各家医疗卫生机构中的专科专技人力资源整合，组建一个平台化的专科诊疗中心，使有限的人才与技术在平台内部有序共享和流动。二是县域内各医疗卫生机构之间的专科设备资源整合与共享，提高设备资源使用效率，如床位资源。三是打破制约资源共享的机制障碍，建立新的推动资源共享的制度机制，其中，最为核心的是编制和薪酬绩效机制。总之，是要打破既有的管理思路和利益格局，重塑新的管理体系和利益机制，并使资源发挥更大的效益。

2. 提升专科综合能力

专科整合的核心目的就是要通过整合提升专科综合能力，实现"1＋1＋1＞3"的整合目的。第一个"1"是县人民医院，第二个"1"是县中医医院，第三个"1"可以是县妇幼保健院，也可以是基层卫生院，要根据县内实际情况来组合。总之，要通过专科资源整合，紧紧围绕提升专科技术水平、增加服务项目、提高服务能力和患者满意度、医护人员满意度，以及用活人力资源、完善就诊流程等核心要素来开展工作，提升专科综合服务能力。

3. 差异化发展特色专科

前文讲到专科资源整合必然要进行医共体内部各家医疗卫生机构，尤其是县级主要医疗卫生机构专科资源全面整合，那么，将多家医疗卫生机构原有的专科资源整合就必然带来资源布局的此消彼长。比如，将中医医院的泌尿外科住院都撤掉后整合到县医院，必然带来中医医院的泌尿外科呈现结构性调整的资源减少或科室收入减少，因为在县域内患者的总量是有限的。当然，在专科资源整合中也不排除会出现整合后各家医疗卫生机构患者和业务总量同步增加的可能性，但这种可能性也难以在所有的专科中呈现。对于县域内发展薄弱的新兴专科与技术，是有可能实现这一目标的。

因此，在专科资源整合中，我们还要考虑当地的疾病谱分布及其发展趋势、与同类同级及上级医院的专科与技术水平竞争力、县域外就医占比及患者回流可能性等诸多要素。

但总体上来说，正是基于县域内医疗市场的有限性和周边医疗市场的竞争性考虑，专科资源整合在除上述要素外，更要注重差异化发展。所谓专科特色差异化发展，主要是两个层面考量：一是针对县级医院进行专科资源整合组建新的专科或者专科中心后，县级医院内部要进行专科特色化布局和重塑。例如，组建县域创伤中心，县人民医院应以西医创伤救治为主要技术特色，中医医院要突出中医骨伤技术诊疗和服务；整合康复医学资源在县级医院组建医共体康复医学中心，则要适当考虑将县级医院部分资源整合到中医医院组建以传统康复为特色的中医医院康复分中心等。其核心目的是因为紧密型医共体也是利益共同体，要在整合中兼顾不同医疗卫生机构的核心利益，基层卫生院专科或者专病与县域诊疗中心或县级医院的合作也是如此。专科资源整合的此消彼长中也要充分考虑资源整合后的互补和反哺机制，以达到利益的平衡和合作的长久性。安宁市医共体各类中心分布见表5-2，具体操作方式，在后续章节中详细阐述。

表 5-2 安宁市医共体各类中心分布

医共体特色中心	临床诊疗中心	临床服务中心
敬老养老中心（中医医院）	透析中心	肿瘤防治中心（中医医院设分中心）
青少年近视防治中心（中医医院）	胸科中心	慢病管理中心（中医医院、卫生院设分中心）
中医药煎煮中心（中医医院）	泌尿外科中心	麻醉疼痛诊疗中心（中医医院设分中心）
心理睡眠中心（中医医院）	康复医学中心（中医医院设分中心）	微创介入中心（中医医院设分中心）
安宁疗护中心（中医医院）	中医肛肠中心（中医医院）	重症监护中心（中医医院设分中心）
超声医学影像中心	皮肤诊疗中心（中医医院）	
临床药学中心（中医医院、卫生院设分中心）	眼科中心（中医医院）	

4. 最大程度方便患者就医的原则

专科资源整合后必然带来医院临床技术结构和服务功能的变化，因此，必须要考虑方便患者就医问题。

患者就医主要在3个方面：①检验检查；②门诊及其治疗；③住院治疗。解决检验检查方便性问题，就需要借助医共体资源共享五大中心力量，做好检验检查结果互认。

解决门诊及其治疗方便性问题，就要保留专科在每一个医疗卫生机构的门诊功能不弱化，换句话说，住院部可以整合，但门诊必须保留，且要进一步加强。解决住院治疗方便性问题，就要在中心内部建立和完善共享床位机制、门诊到住院收治流程、医共体内部多院区就诊住院绿色通道及转诊机制。

这里需要特别说明的是，改革和资源整合不能损害、牺牲患者就医权益，因此，在同一个中心内部的不同医疗卫生机构的同一个专科就要从差异化发展的技术特色和服务特色上，以及拓展专科业务能力上下功夫，用更好的技术和服务去逐步改变患者的就医习惯、提升就医体验。

5. 逐步拓展专科业务能力

专科业务能力与其诊疗技术和诊疗目录息息相关，也是改革中的一个结构性调整问题。它主要有3个方面的拓展：一是县级诊疗中心主要承担单位的专科业务能力拓展。如组建医共体康复医学中心后，县医院要进一步加强西医康复领域有关技术开展并做好与中医传统康复的协同，从而提升诊疗技术和能力，尤其是在心脏康复、运动康复等新领域。以中医医院为核心的传统康复，就要进一步加强中医传统康复技术，尤其是要拓展按摩疗法、针灸疗法、气功疗法、传统运动疗法、中医食疗疗法以及中西医结合新技术。二是基层卫生院，要主动承接上级医院资源下沉，以开展专病为主要方向，拓展专科业务能力。三是医保、医务等部门要主动服务临床，做好医疗技术备案管理、流程和制度管理、医保监督管理等综合服务工作。

三、专科资源整合运营管理策略

1. 中心化运营管理组织架构重塑

"人"是中心化专科资源整合的核心生产力要素，首当其冲是要调整并优化运营管理组织架构。以医共体康复医学中心为例说明（图5-1）。

在传统的业务组织架构中，3个县级医院有3套组织机构、3套医务人员，开展的技术也较为相似。整合后，通过专科评估和竞聘上岗，由人民医院康复科主任担任医共体康复医学中心主任（人民医院总体能力和业务体量大于其他医疗卫生机构），中医医

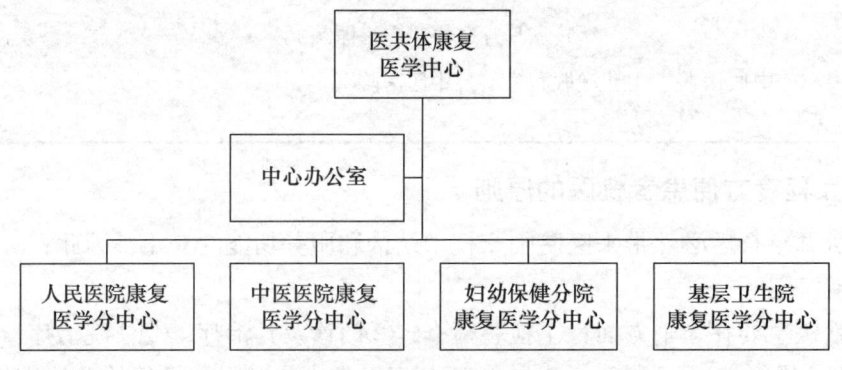

图5-1 以医共体康复医学中心为例的组织架构

院康复科主任担任中心副主任兼中医医院康复科主任，妇幼保健院康复科主任担任中心副主任兼任妇幼保健院康复科主任，中心管理人员没有增加岗位和职数，但职能发生了变化。中心主任要负责统筹整个中心规划、建设、运营工作，也包含指导基层卫生院开展康复诊疗技术，中医医院和妇幼保健院康复医学科加挂医共体康复医学分中心牌子，实行"两块牌子，一套班子，错位发展"的专科格局。在这种机制下，人民医院、中医医院、妇幼保健院虽都开展了康复医学业务，但各自的业务特色就需要进行重新定位。与此同时，在针对基层医疗卫生机构康复医学发展层面，医共体康复医学中心就要整合3家医院的资源，下沉帮扶，提升基层医疗卫生机构的康复医学能力。而基层医疗卫生机构，可以根据自身的特点与业务定位，逐步开展康复医学技术，即以康复医学组的方式逐步发展，最终建成独具卫生院特色的基层康复医学科。

2. 资源整合组织体系强化策略

在实际运行中，由于组织架构的调整和责、权、利关系的变化，跨组织、跨院区的专科资源整合往往存在较大的阻碍。为了推动改革，就需要进一步强化组织体系，形成强有力的组织保障机制。为此，可以结合当地实际进一步优化组织设计，采取组建由院长担任领导小组组长、分管副院长担任中心主任、核心专科主任担任中心常务副主任兼办公室主任的方式，组建高位统筹的整合型组织体系（图5-2）。

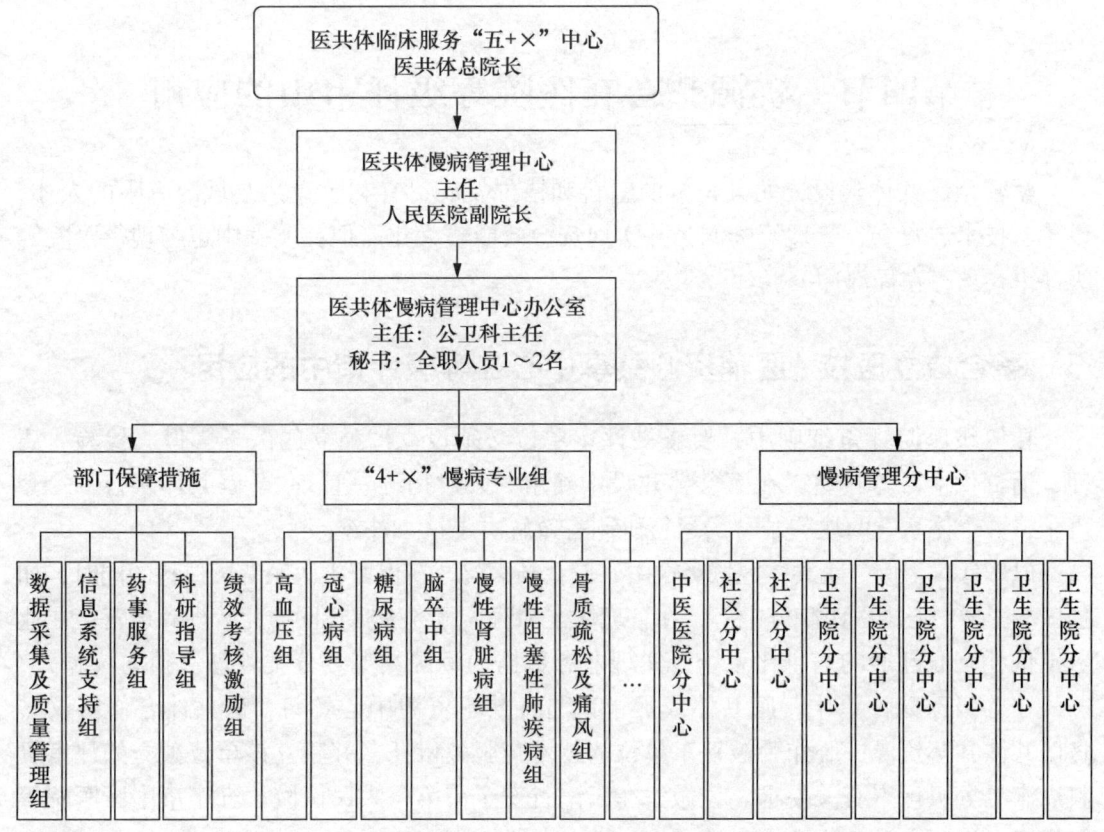

图5-2 优化组织架构的高位统筹的整合型组织体系

3. 中心化专科建设管理机制重塑

资源整合必然带来管理方式和管理机制的变革。在紧密型县域医共体建设中的专科资源整合中也要考虑建立和完善配套的保障机制。①医共体法人代表统一机制。即将医共体内所有医疗卫生机构的法人代表统一由医共体总院长担任，形成高度紧密的运营管理权。②人事中心统一管理和调配机制。即将中心建设的人事管理和调配权力授权给中心主任提名推荐，让中心主任可以按照中心建设规划和医共体决策同意的建设方案进行统一管理。中心主任可以根据工作需要调配中心及其下属管理的各个分中心的人员和岗位，使其发挥最优化的效能。③统一绩效分配机制。根据医共体绩效管理制度，制定中心的绩效管理方案，统一绩效管理方式，并根据各分中心实施情况制定具体的绩效系数及考核制度，保障在统一绩效管理原则下的个性化绩效激励方式，引导各个分中心实现差异化发展和业务协同。④统一成本核算机制。中心执行统一的财务预算、决算和成本控制。尤其是在大型设备购置时由中心负责进行规划、评估和论证，避免重复投入和资源浪费。⑤人力资源的有序流动。中心内部可以根据业务开展需要，实行人员轮岗和多院区排班，使人力资源充分流动，打破传统的"一潭死水"用人机制。⑥此外，还可以根据中心建设和医共体专科发展总体规划布局，丰富和完善有关机制，如年度关键绩效指标的变化设置，引导推进学科建设，做强做大专科，提升服务能力，为群众提供更优质、便捷的服务，让医共体改革建设的红利最大程度地体现在广大患者身上。

第四节　资源整合在医院等级评审中的应用

紧密型医共体建设，尤其是资源整合和错位发展，有利于盘活县域内有限的人才、设备、技术、资金、管理等资源，并实现资源效能最大化。但在实践中也与现行医院等级评审要求存在局部冲突。

一、整合成立医技/医辅资源共享中心在等级评审中的应用

在等级医院评审细则中，要求被评审单位必须设立"独立的医学影像、检验、病理、消毒供应"等科室，在医共体建设中要求"人财物统一管理"。医共体实行"一套班子，一个体系，两块牌子"的运行机制有效解决了这一冲突。

以影像科为例，医共体区域影像中心设在县医院，在保留中医医院影像科的同时，加挂区域影像中心中医医院分中心，在管理体系和医疗服务上实行同质化管理和运营；在业务上依托互联互通的信息化系统，实现业务数据的资源共享、分类管理、独立核算。

在等级医院评审中，医共体成员单位与各共享资源中心签订"医共体合作协议"，将医共体共享资源中心作为被评审单位的技术与服务依托，并建立该单位独立的评审资料以满足等级评审有关要求。该做法在云南省安宁市第一人民医院、安宁市中医医院等级评审中被评审专家认可。

从实践来看，上述做法并未"削弱"成员单位能力，相反成员单位能力得到进一步加强。以病理中心为例，整合前安宁市 3 家市属公立医院仅有 4 名病理医生，年病理工作例数不足 5000 例，整合后，病理中心人员达到 9 人，年病理工作例数达 20 000 余例，病理准确率超过全省三甲医院平均水平。

二、临床学科整合成立医共体临床中心在等级评审中的应用

在现行的等级医院评审有关要求中，综合医院和中医医院、妇幼保健院和基层卫生院均有相应的临床科室设置要求，且不得撤销，如妇科、产科、儿科等。

在实践中，如果县医院、中医医院、妇幼保健院都同质化地发展妇科、产科、儿科等临床学科，无疑将会造成县域内有限的人力资源、技术和设备资源的分散，尤其是各医疗卫生机构同质化的技术和服务竞争。这必然导致医疗技术的同质化、医疗服务的低质量和转诊服务的不可持续性，既不利于医疗卫生机构发展和临床技术能力提升，也不利于解决群众不断增长的就医需求。

安宁市医共体将安宁市第一人民医院、安宁市中医医院妇科、产科、儿科资源全部整合建立医共体妇女儿童医院，但在安宁市第一人民医院和安宁市中医医院分别保留相关科室，主要由医共体妇女儿童医院承担住院、关键技术和短板技术提升、新型医疗服务项目等，并依托中心加强各院区门诊服务能力、双向转诊服务和特色医疗服务（如中医妇科、中医儿科）。

普洱市景东彝族自治县为补齐妇幼保健院短板，将县医院妇科、产科、儿科整建制整合进入妇幼保健院，组建新的妇女儿童医院。这一做法，无疑可以让资源发挥最大效力，快速提升妇幼保健院或妇女儿童医院综合服务能力；但也与等级医院评审中县医院、中医医院必须独立设置妇科、产科、儿科等临床科室并开展门诊、住院服务局部冲突。

在实际操作中，我们可以依托新组建的妇女儿童医院或妇幼保健院，在县医院、中医医院设立妇科、产科、儿科门诊的同时，实行"一个中心、一套班子、多个分中心（门诊和住院）"以及联合病房等方式，以同质化服务保障群众就医。这一策略的实现，也需要突破人员柔性流动、绩效薪酬制度、编制管理、财务管理等政策和机制制约。

三、不可撤销和弱化的学科与技术在医共体资源整合中的应用

除上述两种情形的资源整合外，在紧密型医共体建设中还有一些资源是可以进行整合，但绝不可以撤销或弱化，如中医医院的中医科、针灸科，妇幼保健院的妇保、儿保等。

紧密型医共体建设的核心目的是通过体系重构、资源重组实现分级诊疗、能力提升。在这一改革过程中，既要强龙头（县医院），也要强中医（中医医院）、强基层（卫生院），更不能弱化妇幼保健（妇幼保健院）服务。

在这一前提下，可以在中医医院整合县域内中医煎煮资源，建立医共体中医煎煮中心；以中医医院中医科为基础将中医资源整合到中医医院，建立县域中医诊疗中心，并在县医院、妇幼保健院根据其临床业务需要和便民需求设立中医特色亚专科和中医门诊，打造紧密型医共体内部的紧密型中医医联体；以妇幼保健院妇幼保健、儿童保健为基础，整合中医适宜技术和基本公卫服务发展新型妇幼保健体系等，并与基层卫生院在业务和服务上实现差异化和互补；同时，要依托"千县工程"临床服务五大中心、急诊急救五大中心，进一步整合资源，建立辐射县域的平台化中心，实现医共体内有关资源横向在医院之间、学科之间协同，纵向实现牵头医院与县-乡-村三级医疗服务的业务协同。在等级医院评审中，应给予认可和支持。

四、完善医共体资源整合与等级医院评审建议

随着紧密型医共体建设和县域卫生改革的深化，医共体资源整合与等级医院评审之间的冲突将逐渐由个案成为普遍的现象，应进一步完善相关政策支持，推动县域卫生高质量、可持续发展。

1. 完善等级医院评审细则

应在坚持等级医院评审有关政策要求和实施细则的原则下，坚持"以评促建、以评促改、以评促发展"的基本导向，修订或补充县级医院评审有关医共体资源整合指标。例如，对涉及资源整合的科室（学科）增加"紧密型医共体资源整合，并提供有关资料"等类似条款，以适应新形势下紧密型医共体内医疗卫生机构等级评审。

2. 健全和完善医改政策支持

深入推进紧密型医共体建设配套政策，尤其是编制总量管理、医共体内人才柔性流动、薪酬绩效等政策，为紧密型医共体内部资源整合和体系重构，以及等级评审中人才、设备、技术共享和在医共体内部有序流动，提供政策依据。

3. 注重正向引导有序推进

卫生行政部门、等级医院评审管理机构及评审专家，应结合县域卫生改革这一共性特点，在等级医院评审中对紧密型医共体资源整合和学科重组予以指导，以避免产生过度整合和不敢尝试整合等问题。

4. 医疗卫生机构主动作为担当

改革本身就是一种创新创造的过程。各紧密型医共体和医疗卫生机构应当结合当地实际，积极探索推动紧密型医共体建设与等级医院评审相结合的有效方法，在医院运营管理，尤其是等级医院数据评审及其应用中，注重从医院发展、学科建设和数据产生、分类、流向、归集与信息化支撑、业务协同等相互支撑关系中，做好宏观的顶层设计、中观的运营管理、微观的业务流程。

第六章

医共体人才培养模式与路径

> 人才是新质生产力的重要支撑,也是紧密型医共体建设的核心资源。
>
> "郡县治,天下安。"人才和技术紧缺,"招人难""留人难""用人难"是县域人才队伍建设常见的问题。县域真的缺人才吗?如何才能快速解决人才和技术短板?怎样才能低成本、高效能地引进紧缺人才和技术?做好县域卫生人才工作需要注意什么?这些问题在紧密型医共体建设实践中应当予以正面回答。
>
> 人在一起叫聚会,心在一起叫团队。在县域卫生改革中,要善于从本地人力资源中挖掘人才,也要善于利用本地优势资源灵活"招才""引智"。同时要拓展人才培养模式和思路,创新机制和人才工作方式。
>
> 解决人才短板,是推动县域医共体高质量发展的一项重要工作。那么,如何在低成本投入的前提下解决"人才荒""人才难"问题呢?本章重点就县域医共体资源管理中的人才问题进行探讨。

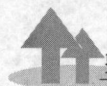

第一节 医共体人力资源盘点与评估

要解决人才问题,我们首先得搞清楚医共体内部的人力资源情况,从而结合实际,有针对性地去逐步解决问题。首要工作就是开展医共体人力资源盘点与评估。

一、医共体人力资源盘点与评估的必要性

我们先向县域卫生行政部门和医共体管理者提几个问题:你是否能够真实、准确、全面掌握县域内人力资源情况;是关注报表数据、卫生统计数据多,还是关注县域内人力资源动态变化情况多;是否亲自做过县域内卫生技术人力资源调查;人力资源和人才是同一件事吗;我们真的缺乏人才吗;缺乏什么样的人才,如何解决;……这些问题是我们探讨医共体人力资源盘点与评估的重要基础。

在县域开展实地调研,关于人力资源问题询问时通常会出现这样的情景。

情景1

问:医共体内有多少医务人员?

答:总共有××人。其中,县人民医院有××人,医生××人,护士××人;中医医院有××人,医生××人,护士××人;卫生院有××人(医生、护士人数不详);有××个村卫生室,村医××人。

情景2

问:医共体内有多少医务人员?

答:大概1000人左右。

问:职称分布情况如何?

答:高级职称大概有100多,中级职称及以上有400多。

问:学历分布情况如何?

答:基本上都是大专以上学历,本科为主,研究生以上比较少。

问:卫生院执业医师有多少人?

答:大概一百五六十人(11个卫生院)。

问:村医执业医师有多少人?

答:这个需要问一下人力资源部。

……

情景3(询问××卫生院长)

问:医院有多少职工?

答:总共有××人。

问：请介绍一下人员具体分布。

答：急诊科××人，中医科××人……

问：请介绍下中医科医生职称情况。

答：中医科××人，都有资格证……

问：中医科平均每天有多少门诊患者，有多少住院患者？

答：大概……

问：中医科去年业务收入有多少？

答：大概……

以上3种情景是在县域医共体实地调研中经常遇到的情形。当然，提前通知准备的除外。情景1和情景2经常会遇到，被询问者的处理方式是第一时间通知办公室或者人力资源管理部门统计数据。情景3只有极少数医院管理者能够较为准确地回答，并请人力资源管理部门给出准确的数据。调研询问时有几个突出特点：①不知道该如何回答你的提问。②不清楚问题的具体答案。③把人力资源与人才混为一谈。④很少有组织地分析评估组织内人力资源情况，并动态做出优化。

我们希望看到的情景如下：

情景4

问：医共体内有多少医务人员？

答：总共有××人。其中，县人民医院有××人，医生××人，副高及以上职称××人，中级职称××人，研究生及以上学历××人，本科及以上学历××人；护士××人，副高及以上职称××人，中级职称××人，研究生及以上学历××人，本科及以上学历××人。中医医院有××人，医生××人，副高及以上职称××人，中级职称××人，研究生及以上学历××人，本科及以上学历××人；护士××人，副高及以上职称××人，中级职称××人，研究生及以上学历××人，本科及以上学历××人；卫生院有××人，执业医师××人，副高及以上职称××人，中级职称××人，研究生及以上学历××人，本科及以上学历××人；有××个村卫生室，村医××人，执业医师××人，助理执业医师××人，取得乡村医师许可证××人。

问：医共体上一年度业务收入怎样？

答：上年总收入××元，业务收入××元。其中，外科××元，中医××元，人均产出××元。

问：人力资源管理存在的问题和难点是什么？

答：人力资源总体结构×××，主要存在的问题是×××，急需解决的是×××，需要引进的技术是×××，下一步计划×××。

从以上4个情景看出：在县域医共体内，人力资源盘点和评估常被忽视。一些管理者的关注重点也不在人力资源管理工作上。开展人力资源盘点和评估这项人力资源管理的常规工作却成为了人才管理工作的痛点。

在人力资源盘点和评估工作中，最常用的方式就是人事信息登记表和年度考核。新员工入职后，取得各种资质证书、获奖证书、科研论文等及时向人力资源管理部门提供原件查验和复印件备案，归入人事档案；或者制定人员信息统计表或者用人事管理系统统计，定期更新数据。

常用的人才评价标准：德、能、勤、绩、廉和资质证书。考核评价如表6-1。

表6-1　事业单位工作人员年度考核登记表（2023年度）

姓　　名		性　　别		出生年月	
政治面貌		现聘岗位时间			
单　　位					
岗位等级					
从事工作					
个人总结					
参加脱产培训情况					
考核委员会或考核工作领导小组考核档次建议					

注：此表一式二份。一份存入工作人员本人档案，一份归入考核单位档案。

该考核登记表应该是通用的惯用做法。最关键的评价要素是个人总结工作情况及取得成绩，以及领导评价。该评价方式具有一定的客观性，但要全面公正地评价或遴选出人才，也有待于其他方式配合。另外日常的交流、沟通、观察也是评价要素。

人力资源预测包括需求预测和供给预测，以及二者之间的平衡。人力资源需求预测是估算组织未来需要的员工数量和能力的方法，也是编制人力资源规划的核心和前提、人员招聘和优化的基础。其直接依据是组织的发展规划和年度预算。

但在实际工作中，人力资源预测多数是高层管理者通过访谈或者下级管理者要求，通过经验方法预测人力资源需求，评估是否招聘人员，缺少长远的规划和系统性的人力资源管理策略。

二、医共体内人力资源盘点与规划

1. 人力资源盘点与规划概述

人力资源盘点与规划是为配合医共体整体经营目标的实现，在医共体及各家医疗卫生机构战略规划的基础上，运用科学有效的方法，进行有针对性的人力资源盘点分析。这包括人力资源长短期规划、目标、内外部环境分析、人力成本分析预测、投资、控制等，在此基础上制定职务编制、人员配置、教育培训、薪资分配、职业发展、人力资源投资方面的人力资源管理方案的全局性计划。

人力资源盘点与规划主要依据战略规划发展需求，通过分析预测，形成能够满足组织需要的人力资源投资规划，以配合组织发展和业务的需要，合理分配人力资源，降低组织人力成本，同时满足员工职业生涯发展需要。

医共体人力资源盘点与规划要重点考虑医共体运营管理组织体系设置及人员需求（主要是"二十大中心"）、医共体各成员单位医院专科建设和能力提升人员需求、薄弱专科建设与提升人员需求、职能部门和后勤服务体系改革与建设人员需求，并注重后勤社会化或职能中心化、临床服务和医技资源整合中心化后人员结构变化及富余人员调整需求、编内和编外人员关系、短期人力资源需求与长远发展需求之间的平衡关系等诸多要素。

2. 人力资源盘点与规划包含的主要内容

- 人力资源核心价值：根据医共体文化确定人力资源核心价值观，明确人力资源发展愿景、目标和核心竞争力。
- 人力资源总体规划：根据医共体及各成员单位经营战略需求，制定人力资源总目标，并以现有人力资本现状、环境、趋势等盘点数据分析为依据，进行人力资本预测、分析，制定下一步人力资源总体规划。
- 人力资源配置计划：根据总体规划要求，对未来年度的组织架构、部门岗位、人员构成及配置情况进行合理规划，以配合组织经营发展需求，合理配置人力资源，最大限度发挥人力资本在组织的作用，包括组织架构设置、部门岗位人员配置、员工晋级/降级管理、人员轮岗管理等具体内容。
- 招聘计划：根据年度人力资源配置情况，制定相适应的招聘计划，包括优化招聘渠道、核心人才引进、岗位配置增补、人才选拔测评等具体内容。
- 培训开发与人才发展计划：根据组织发展对人才的需求，制定相应的培训发展计划，包括培训课程开发、人才梯队建设、核心人员接替、员工职业生涯规划等具体内容。
- 薪酬福利计划：根据医共体总体经营目标和改革目标任务要求及盘点数据，调整并制定相应的薪酬福利计划，以达到有效的人力成本配置，包括薪酬福利调研、薪酬福利结构调整、薪资总额核定、福利项目选择等具体内容。
- 绩效改进计划：根据医共体总体经营目标，制定未来年度的绩效计划，以适应并满足医共体及各成员单位的运营指标要求，且能够充分调动员工工作积极性，形成绩效文化，包括绩效标准制定、绩效考核流程管理、绩效激励方法改进等具体内容。
- 劳动关系计划：以有效预防和减少劳动争议，改进劳动关系为目标，制定相应的劳动关系计划，包括员工关系流程梳理、员工关系制度增补、离职解聘计划等具体内容。

- 人力成本预算：根据医共体及各成员单位年度经营预算情况，合理利用人力资源管理费用，优化人力成本，包括年度人力成本预算、人力资源规模调整引起的费用预算、招募选拔费用预算、培训开发投入与损失费用预算、薪酬福利及绩效费用预算、员工关系引起的诉讼或赔偿等费用预算和具体内容。
- 人力资源其他计划：根据组织发展所需，进行相关的人力资源项目调整，如人力资源管理系统实施计划、人力资源项目管理计划等。

3. 人力资源盘点方法

（1）现有人力资源结构盘点

通过对当前人力资源结构进行数据统计分析，明确当前人力资源的基础情况，并与行业均值及标杆数据进行对比，找出存在的问题。盘点对象应为两个基本维度：医共体总体情况、医共体各成员单位情况。

- 静态数据：盘点分析在职员工数量、学历分布、年龄分布、婚育情况分布、职称分布、专业序列分布等。主要静态数据盘点分析见表6-2。

表6-2 主要静态数据盘点分析

项目	数据类别
员工数量及部门分布	各部门
员工年龄分布	20～30岁、30～40岁、40～50岁、50岁以上
员工专业序列分布	行政管理序列、临床序列、医技/医辅序列、护理序列、药事序列、科研教学序列
员工学历分布	本科以下、本科、硕士、硕士以上
员工职称分布	无职称、初级、中级、副高、正高
员工社会组织任职分布	省级以下、省级、省级以上
员工婚育情况分布	已婚、未婚、哺乳期
科主任专业序列分布	行政管理序列、临床序列、医技/医辅序列、护理序列、药事序列、科研教学序列
科主任学历分布	本科以下、本科、硕士、硕士以上
科主任职称分布	无职称、初级、中级、副高、正高
科主任社会组织任职分布	省级以下、省级、省级以上
科主任开展临床工作情况分布	不开展临床工作、1次/周、1次以上
院级领导专业序列分布	行政管理序列、临床序列、医技/医辅序列、护理序列、药事序列、科研教学序列
院级领导学历分布	本科以下、本科、硕士、硕士以上
院级领导职称分布	无职称、初级、中级、副高、正高
院级领导社会组织任职分布	省级以下、省级、省级以上
院级领导开展临床工作情况分布	不开展临床、1次/周、1次以上

- 动态数据：新入职员工数量及分布、辞职员工数量及分布、辞退员工数量及分布、晋升员工数量及分布、转岗员工数量及分布、调薪员工数量及分布、医护比、护床比、员工编制分布等。主要动态数据盘点分析见表6-3。

表 6-3 主要动态数据盘点分析

项目	类别
新入职员工数量及分布	全年新入职的员工总数及时间分布
辞职员工数量及分布	全年主动辞职的员工数量及分布
淘汰员工数量及分布	全年淘汰（辞退、劝退）的员工数量及分布
晋升员工数量及分布	全年晋升到更高层级的员工数量及分布
转岗员工数量及分布	全年岗位平调、降职的员工数量及分布
调薪员工数量及分布	全年薪酬调整（升、降）员工数量及分布
医护比	医护分布
护床比	护床分布
员工编制分布	编内数量及占比、编外数量及占比
总体人均薪酬动态分布	近几年人均薪酬分布变化
县医院人均薪酬动态分布	近几年人均薪酬分布变化
中医医院人均薪酬动态分布	近几年人均薪酬分布变化
妇幼保健院人均薪酬动态分布	近几年人均薪酬分布变化
基层医疗卫生机构人均薪酬	近几年人均薪酬分布变化
基层医疗卫生机构人均薪酬与牵头医院人均薪酬占比	近几年基层医疗卫生机构人均薪酬与牵头医院人均薪酬占比分布变化

（2）现有人力资源能力盘点

通过对现有人力资源能力进行数据统计分析，找出医共体内部与医共体组织架构相匹配的，目前拥有以及未来战略及运营需要的关键技术与关键能力人员及后备人才，用于下一步人员调配、任用。

（3）现行人力资源政策盘点

通过梳理现行人力资源各项管理政策，判断人力资源管理的系统性和有效性，分析现行政策是否有助于人力资源的选、用、育、留，是否能够实现新年度组织战略目标。

三、人力资源盘点的关键指标

- 以年度人力资源基础数据为依据，结合财务指标进行人力成本各指标核算工作。常用人力成本关键指标见表6-4。

表 6-4 常用人力成本关键指标

项目	主要内容
基础工资	应发工资
奖金	绩效工资、年终奖
津贴/补贴	加班费、交通补贴、电话补贴等
福利	节假日福利、团建活动、定期体检等
五险一金	医院承担部分社保、公积金、职业年金
培训费	内训和外训费用、进修费及差旅费、教材费等

- 对数据进行计算、分析，得出指标指数，了解目前人力资源存在的问题，并针对性给出对策和建议。常用关键指标定义见表6-5。

表 6-5 常用关键指标定义

类别	指标	定义	解释
人力成本	人力成本占比	人力成本/总成本	人力成本占总成本的比重
	人均人力成本	人力成本/总人数	反映单人人力资源成本量
员工效能	人力成本效率	营业收入/人力成本	反映人力投入对业务的促进
	人力资本投资回报率	（利润+人力成本）/人力成本	反映在员工身上的财务投入的回报率
	人均利润	利润/总人数	反映人力资源的盈利能力
	人均营业收入	营业收入/总人数	反映人力资源的业务创造能力
员工流动	员工晋升率	晋升员工数/总人数	反映人才培养速度
	员工转岗率	转岗员工数/总人数	反映人员内部流动速度
	员工辞职率	主动辞职员工数/总人数	反映留住人才的能力
	员工淘汰率	淘汰员工数/总人数	反映人才培养能力
	员工补充率	新招聘员工数/总人数	反映人力资源补充能力
满意度	员工满意度	通过调查获得	反映员工对组织的满意度

注：1.分析问题的方法分为两种：一种是基于未来战略实现对人力资源的要求，确定目前的问题和差距，并提出改进方向；另一种是基于与标杆单位的对比，找出问题和差距，并提出改进意见。2.标杆单位数据的获取方法：一是通过年报、卫生统计报表中的数据进行推算，二是通过公开数据查询，三是通过专业研究数据获得。

四、人力资源盘点的实施流程

人力资源盘点的实施流程为成立人力资源盘点工作小组→制定人力资源盘点计划→收集整理数据资料→统计分析数据→撰写分析报告。

五、人力资源盘点的方法

人力资源盘点的方法有静态分析（文献查阅法、问卷调查法、专家评审法、抽样调查法）和动态分析（相关分析法、回归分析法）等。

六、人力资源盘点结果的应用

在县域医共体发展中，人力资源供给不足主要表现在两个方面：一是医疗卫生技术人员、管理人员总量供给不足；二是高学历、高技能的医疗卫生技术人员、管理人员，尤其是紧缺专业，如副高职称及以上临床专科技术人员、副高职称及以上经济管理人员和运营管理人员。这种结构性供给不足在偏远县区和人口小县表现得尤为明显。人力资源供给不足时解决方案及其特性见表6-6。

表6-6 人力资源供给不足时解决方案及其特性

方法	速度	可回撤程度
加班	快	高
临时雇佣	快	高
劳务外包	快	高
培训后转岗	慢	高
减少流动数量	慢	中等
外部雇佣	慢	低
技术创新	慢	低

人力资源过剩也是县域卫生发展中常见的问题。其主要表现在：一是护理类人员相对过剩。二是临聘人员相对过剩，尤其基层卫生院。三是编外人员多。四是部分人员能力和技术水平不能满足医院改革和发展需要。造成上述问题的主要原因有：一是复杂的人际关系成分；二是在人员招聘使用中把关不严；三是因历史原因或医院经营变化造成的短期性、结构性过剩；四是岗位职能职责不清晰；五是绩效管理导向存在不足。在具体实践中应当予以详细分析并找准问题的根源加以针对性解决。人力资源供给过剩时解决方案及其特性见表6-7。

在实践中，医共体人力资源部门要根据对医共体人力资源的深入调研和系统分析，针对性应用实现人力资源供需平衡的措施，推动医共体内人力资源布局合理、结合科学，使人力资源发挥出最佳效能。实现人力资源供需平衡的常见措施见表6-8。

表 6-7　人力资源供给过剩时解决方案及其特性

方法	速度	可回撤程度
裁员	快	高
降薪	快	高
降级	快	高
工作分享	快	中等
自然减少	慢	低
再培训	慢	低
退休	慢	低

表 6-8　实现人力资源供需平衡的常见措施

组织需要	员工需要	人力资源可实施措施
专业化	工作丰富化	工作流程设计
人员精简	工作保障	培训计划
人员稳定	职业发展	职业生涯规划
降低成本	提高待遇	生产率计划
领导权威	个人尊重和成就	劳动关系计划
员工效率	公平晋升机会	绩效考核计划

第二节　医共体人才管理策略

"人才"是指具有一定的专业知识或专门技能，进行创造性劳动，并对社会做出贡献的人，是人力资源中能力和素质较高的劳动者。"人才"一词出自古老的《易经》的"三才之道"，孔子及孔门弟子的《易传》载："《易》之为书也，广大悉备。有天道焉，有人道焉，有地道焉。兼三才而两之，故六。六者非它也，三才之道也。"

通过医共体人力资源盘点、评估，对照医共体发展战略规划，医共体内部各医疗卫生机构人力资源情况，尤其是优劣势已显而易见。如何培养/选拔人才、管理人才、使用人才、留住人才，是县域卫生改革和医共体高质量发展的重要工作。

下文是 2021 年 9 月 30 日中共三明市委、三明市人民政府印发的《三明市实施"六大工程"推进医改再出发行动方案》中的《三明市卫生健康人才培养工程实施方案》中的主要措施。

三明市卫生健康人才培养工程实施方案（节选）

二、主要措施

（一）实施人才培养计划

1. 加强党委书记（院长）培训。采取依托国内医学院校或专门培训机构定点集中培训，利用国家卫健委、省卫健委组织的医院院长年度培训计划和专门机构、卫生行业学会（协会）举办的培训、学习、交流、考察等分散培训相结合的方式，每年安排不少于1次、每次不少于7天的培训，进一步提升全市医院书记（院长）职业化管理能力，推动建立现代医院管理制度，提高医院精细化管理水平和运行效率。

2. 强化优秀学科带头人培养。依托中山大学医学院、中山大学附属第一医院、广安门医院等国内知名医学院校、医院，采取学校教学、跟师研修、学术交流、参与科研等方式，提升诊疗技术、医疗服务、学科建设、科室管理、科研教学等能力。每年安排脱产进修学习时间不少于2个月。

3. 重视优秀青年医师培养。实行"导师制"，主要面向省内三级医院高年资医师，建立导师资源库，为入选的青年医师选定专职导师，通过"传、帮、带"的方式开展医、教、研等工作，推荐参加国内外学术交流活动，着力提高青年医师的综合技术水平。鼓励参加医学继续教育。采取在职学位学习、导师带教、国内进修等方式，鼓励优秀青年医师参加专业对口的继续教育，进一步提高医学基础理论水平，夯实医学理论基础，增强临床与科研能力。推荐担任卫生行业社团相关职务，逐步锻炼其在本学术领域的协调处理能力和组织管理能力。优秀青年医师在培养周期内，每年参加脱产学习进修培训时间不少于2个月。

4. 做优临床重点特色专科团队培育。依托市第一医院、市中西医结合医院分别与中山大学附属第一医院、广安门医院、入驻福建省内的国家区域医疗中心等合作共建，通过专家手术带教、查房、讲座、会诊、进修学习、参与科研等方式，培养建立科研思维方式，提高临床重点专科医疗技术水平和服务能力。每个临床重点专科团队每年开展1～2个临床科研课题研究，撰写1～2篇优秀论文，并在大型学术会议、平台交流，提升知名度和影响力。

5. 做强复合型医防人才培养。采取理论学习与实操培训相结合的方式，对全市二级及以上公立医疗卫生机构中、初级医师（含临床、中医、口腔、公共卫生医师）进行医防融合知识培训，临床、中医、口腔等类别医师以强化公共卫生应急能力和健康筛查、健康管控、健康干预能力为主，公共卫生医师以强化临床诊疗和院感防控能力为主。同时，健全公共卫生医师制度，在一定范围赋予其临床处方权。中级职称医师每年学习累计不少于80学时，理论学习、实操培训分别占60%、40%；初级职称医师每年学习累计不少于100学时，理论学习、实操培训各占50%。

6. 做实基层医生培养。采取"订单定向"方式，做好定向乡镇卫生院（社区卫生服务中心）、村卫生所基层医生培养工作，鼓励引导有意愿到乡镇卫生院（社区卫生服务中心）、村卫生所工作的考生报考定向医学生，吸引年轻医学毕业生加入基层医生队伍，充实基层医生队伍；鼓励50岁以下在岗中专及以下学历村医参加学历提升教育，稳步提升基层医生业务能力和服务水平。

（二）多措并举柔性人才引进

1. 注重品牌引进。鼓励和支持二级及以上医院与高水平医院合作共建，加挂知名医院牌子，扩大影响力和辐射力。

2. 管理人才引进。鼓励和支持引进高水平医院管理骨干挂职担任三明市医院副院长，参与医院管理；引进名誉科主任，实行"双主任制"管理，提高专业化管理水平。

3. 名医专家引进。鼓励和支持高水平医院名医专家到三明市医院成立名医工作室，名医专家定期或者不定期来三明市医院开展临床诊疗服务、指导学科建设，利用名医专家的影响力提升专科辐射能力及学术影响力。

4. 紧缺专业"星期天医师"引进。利用节假日、周末或业余时间来三明市工作，破解三明市高端医学紧缺人才"引进难""留用难"问题，达到人才"不为我所有，但为我所用"的目标。

5. 学科带头人引进。鼓励和支持引进掌握学科核心技术、引领学科发展方向、在全省乃至全国有知名度和影响力的专业学科带头人。

（三）搭建人才培养平台

1. 高水平卫生人才培养平台。发挥中山大学医学院、中山大学附属第一医院、广安门医院等国内知名医学院校、医院优质师资资源作用，搭建优秀学科带头人、优秀青年医师、"临床重点专科"团队等高层次卫生人才培养学术交流平台和继续医学教育平台。

2. 基层卫生人才培养平台。发挥三明医学科技职业学院医学教育专业和三明市乡村医生培训分中心的作用，以基层卫生人员实际需求为导向，以补短板为目标，以提高基层医疗卫生服务能力和家庭医生团队实用技能为重点，加强常见病、多发病的诊疗能力和实操能力、应对突发公共卫生事件和应急处理能力、中医适宜技术等方面培训，不断提高群众对基层医疗卫生服务的利用率和满意度。

（四）完善灵活的人才招聘和使用政策

落实公立医院编制备案制管理，合理核定各级公立医院人员规模，加大卫生专业技术人才招聘力度，采取现场或专场面试考核等简易方式，由公立医院自主考录聘用人员，提高编制使用效率。同时，各县（市、区）要参照《市直卫生健康事业单位专业技术岗位结构比例控制标准》，优化卫生健康事业单位专业技术岗位结构比例控制标准。

三、组织保障

（一）完善人才培养经费保障

各县（市、区）出台相关政策，落实专项规划，加大财政投入，为人才培养提供必要的经费保障。市级设立人才培养基金3000万元，培养对象所在单位按照市级确定经费标准的30%安排配套经费。市、县（区）级财政设立学科带头人引进专项资金，对全职或柔性引进的在全省、全国有知名度和影响力的学科带头人，采取"一事一议"，按每人每年80万～100万元标准予以补助，不足一年的按月计算；柔性引进的名医专家（团队），按照《三明市柔性引进名医专家开展"师带徒"工作实施方案》（明卫〔2021〕

49号）规定享受待遇。因医疗卫生机构现有医疗技术水平无法开展的疑难病例，邀请国家、省级知名专家来三明市医院开展临床教学（含非手术临床教学、手术临床教学），根据病例疑难程度和专家层级，由邀请单位直接支付专家临床教学费每次5000～30 000元，从医院学科建设经费支出，专家差旅费由邀请单位按规定报销。上述费用不列入医院工资总额。

（二）完善人才培养激励机制

对经考核合格并被授予"优秀学科带头人"称号的，按照相关规定由所在单位发放人才生活补助。"优秀学科带头人""优秀青年医师"提交国家、省、市级重点课题立项的，经市医改领导小组组织论证，分别给予20万元、10万元、5万元的经费补助支持；获得重大科研成果的，根据获奖级别（国家级、省部级、地厅级）和等次给予不超过30万元的经费补助支持；培养成熟的人才可调整到重要岗位，优先评聘职称，优先安排参与各种重要的学术交流、业务合作、科研立项，优先推荐担任相应的省、市卫生行业社团职务；医防融合培训考核合格，并完成医防协同工作任务的，年终绩效可在原来基础上最高上浮10%；完成医防融合培训工作任务的师资（至少完成15个带教学时），按照实际培训工作量，年终绩效可在原来基础上最高上浮5%。

（三）完善人才培养服务保障

所在单位要在工作、学习、生活上为培养对象成长创造必要条件，协调解决生活和工作中的实际困难。关心培养对象的身体健康，每年一次组织健康体检。外出进修培训学习人员享受同级别同岗位的平均薪酬待遇。柔性人才引进的省内外高水平医院知名专家（团队）符合《三明市高层次人才及实用型人才认定办法（试行）》的，享受《三明市进一步加快人才集聚若干措施》规定的待遇。

《三明市卫生健康人才培养工程实施方案》提出的人才培养策略，为县域卫生人才培养提供了清晰的参考方案。尤其是加强党委书记（院长）培训、管理人才引进、紧缺专业"星期天医师"引进、人才培养经费保障等措施，具有创新性，也打破了传统的医疗卫生机构重临床、轻管理，重业务、轻公卫或基层重公卫、轻业务等人才管理思维。在特殊人才、紧缺人才、"星期天医师"引进以及柔性引进等方面，制定明确的人才培养配套经费、专家临床教学费支付标准，对吸引人才、柔性引进专家给予了政策支持，在国内都具有前瞻性、创新性，值得全国各地学习应用。

第三节 医共体紧缺人才引进策略

通过医共体人力资源盘点评估与医共体发展战略规划的对照，医共体内部各医疗卫生机构引进紧缺人才的急切需求已显而易见。然而，紧缺人才对于县域医疗卫生机构而言是稀缺资源，用什么样的有效方式才能引进呢？针对这一问题，我们要从实践中探讨和寻找有效的、可行的策略和方案。

一、注重人才引进

人力资源盘点与评估的目的之一，就是全面梳理和掌握医共体内部各成员单位的人力资源分布和紧缺岗位、紧缺技术、紧缺人才需求，从而为人才引进和医共体内部人力资源优化提供依据。医共体内人才引进分为两大类：

1. 外部人才引进

即从医共体以外引进需要的人才，分为省外人才引进、省级医院人才引进、市级医院人才引进3种主要形式。之所以这样区分，是因为3种人才引进的策略、方式和成本差异较大。医共体建设中，要根据医共体建设和发展需要，准确评估人才引进需求，尤其是省级医疗卫生机构和省外特殊人才。评估要点如下：

- 需要什么样的人才：年龄、学历、专业、职称、技术或管理能力、拟通过人才引进解决的核心问题、期望通过引进的人才实现医院或科室发展目标（对标）、资源关系等。
- 计划解决什么关键问题：是人力资源短板、技术短板、运营管理短板、科研能力短板，还是其他的关键性问题？
- 用什么样的最佳方案：是采取专家工作站、柔性引才、人才引进，还是专科联盟、协议合作、战略合作？是重点考虑省外专家，还是重点引入省、市资源？是要发展，还是要政绩？引进后的效果（结果）会怎样？这些问题都需要系统思考。

2. 内部人才引进

尽管紧密型医共体是"一家人"，但医共体内部各医疗卫生机构的法人主体地位是独立的，换言之，各医疗卫生机构独立经营、自负盈亏。即便是实现统一法人代表、统一人事管理和编制备案管理，医共体各成员单位的法律主体地位和财务性收支也是相对独立的。因此，医共体各成员单位在发展中也不可避免地涉及人才和技术引进问题。需要哪些人才，需要哪些技术，如何引进，如何实现快速补上短板、提升能力，这些问题不仅是医共体管理者需要思考的问题，也是医共体内各医疗卫生机构需要思考的问题。对于医共体基层医疗卫生机构而言，"等""靠""要"不是发展之道。

关于内部人才引进，可能有人觉得这是天方夜谭。认为既然紧密型医共体是"一家人""一个医疗集团"、是"一个总院长"管理，何必还要内部引才呢？给人、给钱、给物应该是医共体牵头医院和上级医院的任务，健康帮扶、医疗扶贫应该无偿获得上级支持，从发展的眼光来看，如果医共体内在招人、用人上不能形成良性的竞聘上岗和"能者上、庸者下"的用人机制，也会造成组织缺乏活力和内耗。因此，医共体运营管理中应建立内部人才流动机制，如内部人才达到与外部引才同等条件时可以享受同外部引才的同等待遇或破格提拔任用等，以激发内部人才活力。

二、争取党委、政府政策支持

人才引进是为了推动县域卫生改革与高质量发展，这一工作需要党委、政府的大力支持。党管人才，人才是第一生产力。县级党委要将医共体改革与建设中的人才工作纳入党建引领改革与发展的重要事项。出台人才引进政策和保障机制，以推动紧缺人才和高层次人才引进。以下是三明市和安宁市人才工作策略：

三明市人才工作策略

三明市委、三明市人民政府制定印发的《三明市卫生健康人才培养工程实施方案》中，关于医疗健康人才培养经费保障的工作要求是"各县（市、区）出台相关政策，落实专项规划，加大财政投入，为人才培养提供必要的经费保障。市级设立人才培养基金3000万元，培养对象所在单位按照市级确定经费标准的30%安排配套经费。市、县（区）级财政设立学科带头人引进专项资金，对全职或柔性引进的在全省、全国有知名度和影响力的学科带头人，采取'一事一议'，按每人每年80万～100万元标准予以补助，不足一年的按月计算；柔性引进的名医专家（团队），按照《三明市柔性引进名医专家开展"师带徒"工作实施方案》（明卫〔2021〕49号）规定享受待遇。因医疗卫生机构现有医疗技术水平无法开展的疑难病例，邀请国家、省级知名专家来三明市开展临床教学（含非手术临床教学、手术临床教学），根据病例疑难程度和专家层级，由邀请单位直接支付专家临床教学费每次5000～30 000元，从医院学科建设经费支出，专家差旅费由邀请单位按规定报销。上述费用不列入医院工资总额。从上位政策、县区要求、经费保障、专项制度、配套方案等方面建立了较为完善的人才引进机制。

安宁市人才工作策略

云南省安宁市践行"把人才（专家）发展成党员，把党员培养成人才（专家）"的党管人才思路，实现了"党建工作与学科建设相互促进、共同发展"，坚持"党建引领，党管人才"，安宁市委制定了紧密型县域医共体建设的配套人才机制，"引进人才安家费发放标准为：第一类600万元、二类300万元、三类200万元、四类80万元、五类50万元、六类20万元，分五年支付，每年支付20%。生活补助发放标准为：第一类20 000元/月、第二类15 000元/月、第三类10 000元/月、第四类6000元/月、第五类2000元/月、第六类1000元/月，按月核拨，共计补助五年。院内现有的研究生和副高及以上人员，通过签订协议及考核，享受同等待遇。"2018—2023年安宁市县域医共体引进急诊急救、重症医学、呼吸、心内、内分泌、泌外、科研、运营管理等专业紧缺人才30名，柔性引进云南籍北上广三甲医院专家20余人，引进人才已成为医院高质量发展与医共体改革中的中坚力量。

在县域医共体建设与基层卫生高质量发展中，各级党委和组织人事部门可结合当地实际制定有效的人才引进保障机制，为招才引智提供制度和财政支持。

三、因地制宜灵活引才

在人才引进中，要坚持因地制宜原则，量体裁衣，结合当地实际采取最优化的人才引进策略。其中有以下几个注意事项：

1. 差异化发展招才引智

在当前的卫生改革中，县域卫生体系处于重构的重要十字路口。

一是国家医疗中心向省、市级区域下沉和辐射。如北京市宣武医院在福建省三明市与市医院合作建立分院，北京大学第三医院与云南省肿瘤医院合作建立国家肿瘤区域医疗中心，华西医院在成都市新都区建立华西医院区域联盟中心医院，中国人民解放军总医院在海南省建立疗养院等。甚至一些北上广深的大医院与县域医院建立直接合作关系，如中山大学附属第一医院与玉溪市澄江市人民医院合作共建的玉溪市中山医院。

二是省（市）级三级医院资源下沉、县域布点。在医疗改革的潮流中，部分省（市）级医院感到了改革带来的压力，尤其是县域卫生改革与高速发展对省（市）级医院常见病门诊和住院部的冲击，一些医院首次出现空床率上升、经营业绩下滑、患者减少等问题。在专科联盟、城市医疗集团建设中，有的省（市）级医疗卫生机构"名正言顺"地"抢地盘"式"虹吸"基层医疗卫生机构或者重新布局县域医疗市场。例如，云南省肿瘤医院在云南省内多个县区布局专科联盟、肿瘤防治县域分中心（分院）、专家工作站。此举从医疗卫生机构本身的发展与经营战略定位来看，并无不妥；但从医疗市场总体布局和竞争格局来看，则会影响未来的省-市-县-乡-村医疗发展格局，其对县级医疗卫生机构的影响则更为深远。

在这种背景下，县域医疗卫生机构的发展应当应"势"而变，尤其是县级医院的专科与专病定位。因此，县域卫生人才引进战略更要基于战略发展规划和专科发展定位，差异化引进人才，提升县乡村协同、医防融合等县域医疗与省市级医疗卫生机构的差异化竞争力，并补齐肿瘤防治、微创介入、麻醉疼痛诊疗、重症监护、慢病管理等短板，强化老年病、中医、康复、儿科、妇科等传统基础学科。

2. 用好家乡情怀

制约县域卫生人才引进的主要因素之一，是县域医疗卫生机构的平台有限，紧缺高层次人才的引进。平台问题也是县域医院"招人难""留人难"的主要原因之一。

"人往高处走，水向低处流"，亘古如此。然而，县域有一种容易被人们忽视的资源，叫作"乡情"。在任何一个县域，只要用心去梳理，总会找到一些在本县工作、生活和走出去的有成就的、优秀的人才。他们也许不仅仅在医疗系统工作，还可能享受国家、省、市级优质医疗培训资源。整合并用好这些资源，将对县域和县域卫生发展有所裨益。

3. 挖掘本地旅游和文化资源

（1）从旅游文化中挖掘引进"节假日"专家资源

近年来，随着人民生活水平的提高，旅游和文化资源备受青睐，而县域旅游、乡村旅游也备受都市人追捧。我国56个民族分布在广大的县域，民俗文化、历史传统、特色饮食、特色民居、民族音乐和歌舞、服饰等灿若星辰的非物质文化遗产多聚集在县域。如广东的客家文化和美食、广西的壮丽山水与多民族地区的美食、云南的多民族地区的历史文化和县乡特色、西藏的藏族文化和自然景观、新疆的维吾尔族文化和奇特地貌，以及众多县域的特色景观和风土人情，这些都是丰富多彩的县域文化和旅游资源。这些地方是专家在节假日休闲旅游的目的地，尤其是青年专家和离退休医学专家较为喜欢的旅居和亲子游的目的地。可以借助这些资源，针对医院紧缺的专科人才，尤其是学科建设、技术应用、运营管理方面的人才，开展"节假日"专家调研、带教、手术、查房、培训等工作。

（2）依托特殊的人文和历史文化引才

除上述资源之外，还有一些特殊的人文和历史文化存留在县域。下面举一个例子。"上山下乡"运动中"上山下乡"的知识青年（知青）总人数达2000万人，其中1/10来自城市。1979年以后，绝大多数知识青年陆续返回城市。据《云南省志·农垦志》记载：1986—1972年，云南省农垦系统先后共接收知识青年10.4万人，其中0.84万人来自北京，4.76万人来自上海，1.67万人来自成都，2.44万人来自重庆，0.704万人来自昆明。这些知青对新中国建设是一股强大的力量，也深刻影响着他们曾经工作和生活过的地方。

用好知青资源，发起"寻找知青"活动，向曾经为当地发展做出过贡献的知青们致敬，并柔性引进"医学知青"重返故乡健康扶贫，也不失为一种利用本地特色人文历史引进人才的策略。

4. 科研合作互相成就

科研是很多县级医院的短板。随着县级医院的发展，一部分医院逐渐从二级医院晋级为三级医院，科研领域也日益成为县级医院的短板，并影响医院在全国三级公立医院中的排名。

然而，县级医院，尤其是县域医共体，在公立医院改革与发展中积累了大量的临床病例数据；在边境县域、流行病多发县域以及地方性流行性疾病、地方性罕见病多发的区域，县域又积累了大量的病例数据与临床诊疗经验。这些数据和资料，对开展科研极有价值。如果能由国家/省级医院、高校、研究机构牵头，联合县域开展临床与实验研究，既可推动有关课题研究，也可以带动县域医疗卫生机构参与国家或省级重大课题，实现优质资源互补。这也是科研人才和资源下沉县域的一种有效方式和尝试。

第四节 医共体内部人才培养策略

内部人才管理，是组织针对性、有目的地培养为组织创造价值的员工，形成全员培养人才的环境。内部人才是医疗卫生机构人才的主要组成部分。从某种意义上讲，内部人才更为重要，却常被忽视。因此，做好内部人才管理极为重要。

一、做好人才分类管理

内部人才培养，首要环节是做好人才分类管理。在国际上，人才通常被分为以下几类：
- 学术型人才：这类人才主要从事科学研究、学术探讨等工作，他们在专业知识和研究能力方面具有较高的造诣。
- 工程型人才：他们专注于工程设计、技术开发等领域，具有较强的实践能力和创新思维。
- 技术型人才：这类人才具备一定的专业技能，能够在特定的技术领域发挥作用。
- 技能型人才：他们拥有特定的职业技能，能够在生产和服务行业中发挥重要作用。

人才还可以按照级别进行分类，可以分为：
- 初级人才：这类人才通常刚刚步入职场，需要更多的培训和指导。
- 中级人才：这类人才已经具备了一定的工作经验，能够独立完成一些工作任务。
- 高级人才：这类人才通常拥有丰富的经验和卓越的能力，能够在关键岗位上发挥重要作用。

另外，人才还可以按照年龄段进行分类，可以分为：
- 中老年人才：这类人才通常拥有丰富的人生经验和专业知识，可以在咨询、教育等领域发挥作用。
- 离退休人才：他们利用自己的经验和技能，参与社区服务、老年教育等活动。
- 中青年人才：这是劳动力市场的主力军，他们充满活力，勇于创新，是推动社会发展的重要力量。

济南市对高层次人才进行了详细的分类认定，这些高层次人才包括：
- 国内外顶尖人才（A类）：包括诺贝尔奖获得者、中国科学院院士等顶尖人才。
- 国家级领军人才（B类）：包括"国家级人才工程"除杰出人才之外的人选、教育部"长江学者奖励计划"特聘教授等领军人才。
- 省级领军人才（C类）：包括国家自然科学奖、技术发明奖、科学技术进步奖一等奖除前2位之外的完成人等省级领军人才。
- 市级领军人才（D类）：包括国家自然科学奖、技术发明奖、科学技术进步奖二等奖除前2位之外的完成人等市级领军人才。
- 优秀专业人才（E类）：包括全国模范教师、全国教育系统先进工作者等优秀专业人才。

综上所述，人才分类标准多种多样，可以根据不同角度和标准进行划分。在医共体建设与运营管理中，应根据医共体内部人才结构实际情况，进行人才分类，并将不同类型人才进行分类管理、使人才作用得到充分发挥。同时，可以根据医共体和成员单位建设和发展需要，制定特殊人才管理办法和薪酬绩效管理办法，以激励不同层次、类型的人才充分施展才能。需要注意的是，在改革中，不应唯职称和学历论，应注重用好特殊人才，如非医学背景的、复合型医院管理人才等。

二、制定好培训规划

根据人才分类，应结合县域卫生发展规划、医共体战略规划和医共体内各医疗卫生机构业务发展规划，制定具体的人才培养规划。

三、组织开展系统能力提升培训

根据培训规划，医共体及其成员单位医疗卫生机构应组织开展有针对性的、系统性的能力提升培训。在培训中，要特别注意聚焦医共体县、乡、村三级医疗卫生机构整体能力提升这一核心目的开展有关培训和考核工作。因此，有必要制定针对性的、具体的培训计划，尤其是培训内容及其考核结果应用。县域医共体能力提升人才培养重点任务清单见表6-9。

表6-9 县域医共体能力提升人才培养重点任务清单

主题/任务	提升内容	提升方式	参加人员	考核方式
政策理论	县域医共体建设政策	集中+自学	全员	书面测试
	县域医改有关政策			
	医院管理有关法律法规			
	医改典型案例分析			
	管理学基础知识与管理工具应用			
运营管理	医共体集团化运营管理理论	集中+自学	全员	书面测试
	医共体"七统一"管理			
	高质量发展五大中心建设			
	医共体集团化运营管理实践	集中+实践		书面+操作
	经济运营与财务管理	集中+实践	管理层+专项运营管理人员	书面+操作
	医保管理与监测分析			
	人力资源管理			
	医疗质控管理			
	医疗信息管理与数据运营			

(续表)

主题/任务	提升内容	提升方式	参加人员	考核方式
决策能力	县域医改政策与发展趋势 紧密型医共体建设监测评价分析 医共体建设关键制度建设 编制与人事薪酬改革 "千县工程"建设 公立医院高质量发展 医防融合改革与管理慢病 县域医改经典案例分析	集中＋考察	党委、政府有关部门负责人及中层、医共体主要决策层	测试＋实践
基层发展	医共体中医药服务能力提升与发展	集中＋实践	中医医院	测试
	医共体妇幼服务能力提升与发展		妇幼保健院	
	医共体基层服务能力提升与发展		基层卫生院	
	"千县工程"建设与基层能力提升		医共体成员单位管理层	
	基层医疗差异化发展定位			
	打造有温度的基层医疗服务体系			
临床技术	各医疗卫生机构紧缺关键技术进修学习	集中＋分散	临床骨干	技术考核
	上级医疗卫生机构资源下沉		临床科室	
	全科医生专病诊疗能力培训		全科医生	
	重点专科关键技术培训		临床专科	
	资源共享五大中心建设与运营		有关人员	

四、开办医共体大讲堂

医共体大讲堂，顾名思义是由医共体组织举办的，以医共体内部各级医疗卫生机构及所有医务人员为培训对象和参与者的，有组织、有计划地开展业务培训、经验交流的活动平台。活动开展目的是让医共体内部每一位成员都有机会成为医共体的参与者、建设者，从而统一思想、形成共识，减少改革的阻力。同时，也是组织内部人才培养与选拔的重要途径和方式。该活动的组织方式分为行政命令式集中活动与小组制分散组织两种主要形式。

行政命令式集中活动，可以通过定期举办的方式，排出活动计划表，由演讲者根据活动主题进行主题演讲，方式为PPT＋主题路演，由医共体领导班子开始，并逐步延伸到各中层干部，让每一位中层及以上干部都参与一次主题活动，并以这种方式带动演讲者和学习者对医共体建设的深层思考。

小组制分散组织，可以以党支部、科室为单位组织进行，并将医共体领导班子划分到各小组进行指导。该组织方式要求小组、科室每一位成员都必须参与至少1次活动，并以PPT＋主题路演方式由演讲者进行主题分享，并由小组组织评价，表彰优秀者并推荐参加由医共体统一组织的优秀者展演活动，再由医共体给予表彰。

五、组织开展各类赛事

在各类比赛的竞技中培养干部是医疗卫生机构内有效的人才培养和选拔方式之一。医共体应鼓励各级医疗卫生机构积极参与各类赛事竞技，尤其是行业性、专业性的各类比赛，如品管圈、改善医疗服务行动擂台赛等。

1. 品管圈

品管圈（quality control circle，QCC）1962年首创于日本，是由日本科学技术联盟（Japanese Union of Scientists and Engineers，JUSE）在一线员工中推行提高品质的工具和方法，就是由相同、相近或互补性质的工作场所的人们自动自发组成数人一圈的小圈团体（又称QC小组，一般6人左右），全体合作、集思广益，按照一定的活动程序来解决工作现场、管理、文化等方面所发生的问题及课题。它是一种比较活泼的品管形式，目的在于提高产品质量和提高工作效率。

QCC具有普遍性，即人人都可以参加；自愿性，以自愿参加为前提，自我管理，不受行政命令的制约；目的性，以解决管理实际问题为目的；科学性，QCC活动遵循规定的工作程序，采用科学的统计技术和工具来分析和解决问题；民主性，参加QCC活动的员工可以各抒己见、畅所欲言，发挥民主精神实现既定的目标；改进性，实施QCC活动要确保某项工作或活动的改进；经济性，QCC活动涉及的人员和范围不大，在日常工作中随时组织和进行，投入小、见效快，日积月累，经济效益明显；发展性，QCC活动遵循PDCA循环，持续改进，在原有目标上不断发展；激励性，通过QCC活动的实施，员工的自主性和能动性得以充分发挥，而且通过QCC成果的肯定和发布，以及获得奖励，员工的工作积极性不断提高，组织凝聚力增强。

国内医疗卫生机构开展QCC的主要推动者是清华大学医院管理研究院创始人、院长高级顾问（副院长级）刘庭芳教授，于2012年发起成立了中国医院品管圈联盟并全面策划及主持召开了2013年首届（北京）全国医院品管圈大赛。参赛人数从500人逐步增多，成为全国性的质量管理与医疗服务持续改进大赛。

但遗憾的是，该项活动虽每年一度进行常态化组织，但县医院的参与度有限，2022年11月25—27日，第十届全国医院品管圈大赛隆重举行，31个省（自治区、直辖市）仅有1030个圈组报名参赛。2022年末全国共有医疗卫生机构103.3万个，医院3.7万个，其中，有公立医院1.2万个，民营医院2.5万个；基层医疗卫生机构98.0万个，其中乡镇卫生院3.4万个，社区卫生服务中心（站）3.6万个；专业公共卫生机构1.3万个，其中疾病预防控制中心3385个。报名参赛圈组数占全国各级医疗卫生机构数量的1/1000，而参赛的乡镇卫生院、专业公卫机构更是寥寥无几。

从品管圈大赛参加细则和所使用的质量管理工具不难看出，医疗卫生机构品管圈大赛重在针对医疗卫生机构日常经营管理中存在的问题进行持续的品质改善，注重找准问题、分析成因、制定改善策略、评估实施效果，同时也考察组织者、参与者在医院品质改善中的组织领导力、文案写作能力、语言表达能力，对医疗卫生机构人才培养和团队建设又具有积极的意义。但是，仍有很多医疗卫生机构因为各种原因不积极参与。作者认为这个问题可能需要引起卫生行政部门和医院管理者的反思。

2. 全国改善医疗服务行动擂台赛

医疗服务事关人民群众切身利益，事关国计民生，事关医药卫生体制改革成效。随着医改逐步深化，根据新形势下医疗服务需求变化，进一步改善医疗服务，改进医疗服务流程，创新方便人民群众就医的措施，对于促进医药卫生体制改革，落实群众路线教育，让人民群众切实感受到医改成效，提高社会满意度，和谐医患关系等具有重要意义。

经国务院同意，国家卫生计生委和国家中医药管理局决定自2015年起，在全国医疗系统开展"进一步改善医疗服务行动"，印发了《关于印发进一步改善医疗服务行动计划的通知》（国卫医发〔2015〕2号）。为深入推进健康中国建设，进一步深化医药卫生体制改革，全面提升医疗质量安全水平，建设中国特色优质高效的医疗卫生服务体系，保障人民群众健康权益，2023年5月，国家卫生健康委和国家中医药管理局发布《全面提升医疗质量行动计划（2023—2025年）》，是在"以病人为中心，以提高医疗服务质量为主题"的医院管理年活动、"医疗质量万里行"活动、"三好一满意"活动、"方便看中医、放心用中药、看上好中医惠民便民活动"、改善医疗服务行动计划、"民营医院管理年"活动等工作的基础上，坚持继承与发展的原则，立足新发展阶段，紧扣公立医院高质量发展新形势、新任务，制定的行动计划。

改善医疗服务行动是一项持久性的工作，需要常抓不懈。国家有关文件以及相关临床管理指南、规范已经对具体的做法讲得非常清楚了。国家卫生健康委以及有关研究机构正在进行监测评价和具体指导，也取得了很好的成效。从理论上讲，这不应该成为我们讨论的问题。但实践上看，很多医疗卫生机构的"持续改革""质量管理"却并不能够很好地实现"三好一满意"。其中一个重要的原因是很多医院没有将这项工作"作为全员的事"，没有真正形成"团队的共识"和持续的行为意识。

由健康县域传播平台——"健康界"组织的全国改善医疗服务行动擂台赛正是在这一背景下产生并组织开展的一项面向全国各级医疗卫生机构的活动。该活动的亮点在于紧紧围绕改善医疗服务行动要求，以案例征集和多轮制竞赛的方式，围绕主题，注重创新性、先进性、科学性、实践性、系统性，展示各参赛医疗卫生机构在改善医疗服务行动中的具体做法和思考，探索可复制、可推广的实践经验。

该赛事分为医共体与医联体建设、临床药事管理、护理质量等10余个主题，是国内难得的、系统性聚焦改善医疗服务质量与医院运营管理的案例展示和经验交流平台。医疗卫生机构应以学习、培训、提升为目的，以参加竞赛为契机，参照活动模式，开展医共体内部案例征集和竞赛活动，并推荐优秀案例参与省级、全国竞赛。通过参赛加强专业培训，提升医共体内各级医疗卫生机构、多层面的人才培养，为医院高质量发展和内部人才培养拓展视野。

六、推行师徒制传帮带

师徒制在我国由来已久，是老师带领学生进行学习、工作、生活，使学生更好、更快地融入工作中的一种形式。中国传统的师徒制通常分为两种：第一种是师傅与徒弟，第二种是师父与徒弟。结合医共体建设与运营管理实际需要，应在医共体内部推广以下几种师徒制度：

1. 中医药服务能力师徒制

2021年1月22日国务院办公厅印发的《关于加快中医药特色发展的若干政策措施》（国办发〔2021〕3号）要求，"坚持发展中医药师承教育。增加多层次的师承教育项目，扩大师带徒范围和数量，将师承教育贯穿临床实践教学全过程。长期坚持推进名老中医药专家学术经验继承、优秀中医临床人才研修、传承工作室建设等项目。绩效工资分配对承担带徒任务的中医医师适当倾斜。在全国老中医药专家学术经验继承工作中，按程序支持符合条件的继承人以医古文代替外语作为同等学力申请中医专业学位考试科目。""开展中医药卓越师资培养，重点加强中医基础、经典、临床师资培训。"

开展和发展中医师徒制既是中医传统文化的传承和发展，也是中医人才培养的最有效的方式。在紧密型县域医共体建设中，应当注重发扬这一文化传统，并积极支持和落实好这一制度。具体来说，应当鼓励和支持中医医院科主任与上级医院专家建立师徒制，骨干医生与上级医院和本院中医名家建立师徒制，基层医生与骨干医生和科主任、本院中医名家建立师徒制；同时，注重基层卫生院中医医生与医共体中医医院名医建立师徒制人才培养路径，形成村-县-乡一体中医师徒制和中医适宜技术"传帮带"机制。县级卫生行政主管部门和医共体要从制度机制、运营管理、资金保障、绩效考核以及医务人员职业生涯发展等多个层面，加强中医师徒制的落实，营造良好的师徒制和"传帮带"氛围。

2. 西医技术师徒制

在欧洲，许多著名的医学家和医生都有自己的师父和学生，他们通过口耳相传和传统的学徒制度进行医学知识的传承。但是，随着现代医学的发展和教育体系的完善，师徒制的作用已经逐渐减弱，被更加系统化、科学化的医学教育方式所替代。

医学教育是指按社会的需求有目的、有计划、有组织地培养医药卫生人才的教育活动。一般多指大学水平的医学院校教育。起初是以师带徒的形式，随着知识量的增大和对医务人员需要量的增加，学校形式的医学教育便应运而生。

医学教育本质上也是师徒制，只是多个老师带教多个学生。

对于县域普通医务人员和基层卫生院的医务人员来说，并不是每个地方都有进修、培训这样的组织支持和资源渠道。迅速提升基层医务人员的能力和技术水平，师徒制"传帮带"既是一种重要的途径，也是一条便捷的途径。这就需要组织以行政干预的方式搭建学习平台，另外医务人员要主动"拜师学艺"。县域医共体建设的管理者应当考虑实际需要给予支持，使之成为内部人才培养的一种新常态。

3. 医技/医辅技术师徒制

医技科室是指运用专门的诊疗技术和设备，协同临床科室诊断和治疗疾病的医疗技术科室。医技科室旧称辅助诊疗科室，因为不设病床，不收患者，也称为非临床科室。按工作性质和任务，可分为以诊断为主、以治疗为主和以支持为主的科室。按系统的观点来看，医技科室是医院系统中的技术支持系统，因此是医院的重要组成部分。

从国家卫生健康委公布数据和县域实际来看，医技有关技术和人才队伍依然存在区域性不平衡和医共体内部学科带头人缺乏、基层医疗卫生机构专业人员不足、大型设备使用率不高等问题。在紧密型医共体建设中，整合建立区域化医技中心，借助信息化工具和省级、市级、县级医院资源下沉，在一定程度上缓解了基层医疗卫生机构人才和技术瓶颈，但短板依旧存在。最核心的问题依旧是县级医院带头人和骨干队伍能力不足、基层医疗卫生机构专业技术人员能力难以在短期内实质性地提高等问题。

要从根本上解决这一问题，还得从人这一生产力核心要素出发，聚焦医共体内部人才培养、团队建设和能力提升这一根本问题，从内部自发性动力上下功夫。而师徒制是医共体内部解决这一问题的最快捷、最省时省力的方式。因此，医共体内部应该建立医技科室对口帮扶基层医疗卫生机构、一对一师徒"传帮带"和基层医疗卫生机构骨干医师到上级医疗卫生机构进修、跟班学习等常态化机制。

4. 运营管理能力提升师徒制

医院运营管理是指通过规划、组织、领导、控制等一系列管理活动，实现医院资源合理配置、医疗服务质量提升、成本控制等目标，保障医院的正常运转和稳定发展。医院运营管理的主要内容包括战略规划和业务规划、组织架构和管理体系建设、人员管理和培训、医疗质量管理和风险管理、医院信息化建设、物资管理和成本控制、市场营销和品牌建设等诸多方面，还有党建、工会、团委、后勤等诸多管理事项，是一项综合性、系统性的管理工作，需要全面思考和精心安排，才能实现医院的健康发展和可持续发展。

如果说中医、西医临床、医技等领域较容易组织实施师徒制的人才培养方式，医院运营管理领域可能常常容易被忽视。在这个领域需要专业的知识结构和管理经验，却缺乏像临床、医技那样成熟的医院运营管理人才培养途径，尤其是进修、委托培养和可以系统"传帮带"的渠道。

也正因为如此，县域卫生运营管理人才短板在县域广泛存在，且长期难以得到全面、深入、系统的解决。短期考察、自学、老前辈"传帮带"、会议培训成为了广大县域经营管理经验学习和能力提升的主要通道。但这种学习方式的系统性、体系性以及深度，都难以保障。此外，每家医院的管理方式有所不同，一些经营管理中的"经验智慧"往往也鲜会在学术交流和培训中与"外人道"。例如医改、医共体建设、集团化运营，常常出现"一看就懂，一学就会，回去不会，也落不了地"的问题。

　　针对上述问题，如果有师徒制"传帮带"，在落地执行过程中遇到问题可以随时提供帮助，再由徒弟带徒弟的方式将医共体运营管理理念、思路、做法传递下去，将有利于县域医共体在改革和建设过程中实现高质量发展。

第七章

医共体龙头医院发展

> 　　火车跑得快，需要车头带。
> 　　医共体建设和高质量发展离不开龙头医院的带领、担当和付出，也考验着龙头医院的能力和情怀。作为公立医院，要始终坚持以人民健康为中心，充分发挥人才优势、专业优势、资源优势，倡导健康新理念、培育健康新文化、引领健康新生活，构建"以健康为中心"的大健康体系，在促进县域卫生综合能力提升与高质量发展行动中发挥龙头作用。
> 　　在县域医疗格局和外部竞争机制突变的当下，医共体龙头医院既要直面困难和问题，也要突破桎梏积极探索高质量发展之路；既要搭平台、建机制、构建现代公立医院新气象，也要建队伍、拓阵地、打造医共体集团化发展新矩阵，还要强特色、塑品牌、引领健康县域新风尚。

第一节 直面发展的机遇与挑战

在高质量发展主旋律下，县级医院作为农村基层三级医疗卫生服务体系的龙头，发挥着承上启下的作用，不仅负责基本医疗服务及急危重症患者的抢救，还承担着对乡镇卫生院、村卫生室的业务技术指导和卫生人员进修培训的重要任务，在农村卫生服务体系中发挥着举足轻重的作用。同时，县级医院又是一个相对特殊的存在，有着现实的局限：向上，面临着市级医院与省级大医院的发展挤压；中间，面临区域内外同级医院的竞争；向下，又必须面对县域有限的病源资源和县外就医压力。在紧密型医共体背景下，县级医院如何才能高质量发展？要解决这一问题，有必要先搞清楚县级医院面临的机遇和挑战。

一、县级医院发展的机遇

1. 高质量发展战略机遇

2017年，中国共产党第十九次全国代表大会首次提出"高质量发展"表述。高质量发展根本在于经济的活力、创新力和竞争力。"十四五"规划在深化医药体制改革方面，重点强调以提高医疗质量和效率为导向，以公立医疗卫生机构为主体，非公立医疗卫生机构为补充，扩大医疗服务供给。2021年6月，《国务院办公厅关于推动公立医院高质量发展的意见》发布，旨在推动公立医院高质量发展，更好地满足人民日益增长的医疗卫生服务需求。该意见强调坚持医防融合、平急结合，加快优质医疗资源扩容和区域资源均衡布局。公立医院高质量发展要实现3个转变——发展方式从规模扩张转向提质增效，运行模式从粗放管理转向精细化管理，资源配置从注重物质要素转向注重人才技术要素。

为更好地推动公立医院高质量发展，国家卫生健康委等在2021年10月发布了《"十四五"国家临床专科能力建设规划》（以下简称《规划》）。它提出我国临床专科能力依然发展不平衡，不适应公立医院高质量发展要求，强调要以临床专科能力建设为抓手，不断扩充优质医疗资源总量，优化医疗资源布局。2022年1月，国家卫生健康委等5部门联合印发《"十四五"时期三级医院对口帮扶县级医院工作方案》，强调在"十四五"时期建强一批临床专科、带出一批骨干人才、填补一批技术空白、完善一批管理制度，进一步缩小城乡医疗服务水平差距，建强分级诊疗体系的县域龙头，努力实现一般病能在市县解决的目标。

2024年3月5日，习近平总书记在参加十四届全国人大二次会议江苏代表团审议时强调"要牢牢把握高质量发展这个首要任务，因地制宜发展新质生产力"，指出"新质生产力是创新起主导作用，摆脱传统经济增长方式、生产力发展路径，具有高科技、高效能、高质量特征，符合新发展理念的先进生产力质态。"新质生产力由技术革命性突破、生产要素创新性配置、产业深度转型升级而催生，以劳动者、劳动资料、劳动对象及其优化组合的跃升为基本内涵，以全要素生产率大幅提升为核心标志，特点是创新，关键在质优，本质是先进生产力。新质生产力与传统生产力有质的区别，是对传统生产方式的颠覆性变革，要求在劳动者、劳动资料、劳动对象上全面创新，实现生产力驱动方式、作用方式、表现方式的全方位变革。简而言之，新质生产力是新型劳动主体与新质劳动客体的有机统一，是一种更高水平的现代化生产力。发展新质生产力是实现高质量发展的引领性力量，也是关键路径和动力支撑。

在这一背景下，高质量发展必将成为今后一段时期的发展主题。国家、省、市三级医院优质医疗资源扩容、下沉的政策引导，也必将为县级医院发展提供重要机遇和强有力的支撑。这一战略机遇也必将使未来县域医疗格局发生重大的变革。

2. "千县工程"建设机遇

2021年10月中旬，国家卫生健康委和国家中医药管理局联合发布的《公立医院高质量发展促进行动（2021—2025年）》明确，"十四五"期间，将实施"千县工程"县医院能力建设项目，县级中医医院提标扩能项目，发挥公立医院在医疗联合体中的牵头引领作用。2021年10月27日，国家卫生健康委办公厅正式印发的《"千县工程"县医院综合能力提升工作方案（2021—2025年）》（下文简称《工作方案》）指出，力争到2025年，全国至少1000家县医院达到三级医院医疗服务能力水平，发挥县域医疗中心作用，为实现一般疾病在市（县）内得到解决打下坚实基础。

"千县工程"建设重点围绕"推动县医院综合能力提升，促进高质量发展"提出了10项任务：一方面持续提升医疗服务能力，做好县域居民健康"守门人"。加强专科能力建设，提升县域内常见病和多发病的诊疗能力、急危重症抢救能力、突发公共卫生事件应急处置能力、肿瘤等专科疾病防治能力；加快建设高质量人才队伍，加大人才的引进力度、培养力度；依托县医院构建慢病管理、肿瘤防治、麻醉疼痛诊疗、微创介入、重症监护临床服务五大中心；强化卒中、胸痛、创伤、危重孕产妇救治、危重儿童和新生儿救治急诊急救五大中心；不断改善医疗服务，巩固完善预约诊疗制度，优化就诊流程，改善患者就医体验；逐步改善硬件设施设备条件，满足县域居民诊疗需求。另一方面推动资源整合共享，发挥县医院"龙头"作用。落实县医院在分级诊疗体系中的功能定位，牵头组建紧密型县域医共体、远程医疗协作网，为居民提供一体化、连续性医疗卫生服务，并与城市三级医院建立远程医疗服务关系和双向转诊通道；提升县医院科学管理水平，推动医院运营管理的科学化、规范化、精细化；依托县医院建设互联互通的医学影像、医学检验、心电诊断、病理、消毒供应资源共享五大中心，提高县域医疗资源配置和使用效率；依托县医院建设县域医共体内的医疗质控、运营管理、人力资源、医保管理、信息数据高质量管理五大中心，强化县医院对县域医共体内的医疗卫生机构的协调管理。

国家"千县工程"政策的出台，既解决了紧密型县域医共体和城市医疗集团建设的核心抓手——依托紧密型医共体建设区域化、平台化辐射县域的"二十大中心"，也为县域医共体龙头医院能力提升指明了方向——2025年至少1000家县医院达到三级医院医疗服务能力水平，发挥县域医疗中心作用。换言之，县级医院在不远的将来都将逐步达到三级医院服务能力。这一政策也将得到各级管理部门和社会各界对县医院综合能力提升的支持，县级龙头医院也将迎来难得的发展机遇。

3. 医疗服务体系布局调整优化机遇

2019年1月10日，《国家卫生健康委办公厅关于印发国家医学中心和国家区域医疗中心设置实施方案的通知》（以下简称《实施方案》）发布。《国家医学中心和国家区域医疗中心设置实施方案》根据《"健康中国2030"规划纲要》《"十三五"卫生与健康规划》《"十三五"深化医药卫生体制改革规划》《"十三五"国家医学中心及国家区域医疗中心设置规划》《深化医药卫生体制改革2018年下半年重点工作任务》，紧紧围绕区域重点疾病，以学科建设为抓手，在全国范围按神经系统疾病、肿瘤、心血管疾病、妇产疾病、儿童疾病、传染病、口腔疾病、精神疾病、呼吸系统疾病、脑血管疾病、老年医学、创伤等类别设置，建设高水平的国家医学中心和国家区域医疗中心，旨在进一步完善医疗服务体系顶层设计，优化优质医疗资源布局，提升区域医疗服务保障能力，减少患者异地就医。

2022年12月21日，国家卫生健康委办公厅印发了《国家医学中心管理办法》和《国家区域医疗中心管理办法》，从组织管理、设置流程、运行管理、考核评价等方面对"双中心"的建设提出了明确要求，着力构建优质高效的医疗卫生服务体系。

《国家医学中心管理办法》明确指出：国家医学中心以推动国家医学科学进步为目标，聚焦重大疾病防治需求，对标国际医学科学前沿，在疑难危重症诊断与治疗、医学科学关键技术攻关、高水平医学研究与成果转化、重大公共卫生问题应对与突发事件医疗应急、高层次医学人才培养、国际交流合作、中西医协同创新7个方面发挥示范引领作用，并与国家和省级区域医疗中心共同构建覆盖全国的高水平医院网络。国家区域医疗中心以满足各区域疑难复杂和重大疾病的医疗服务需要为重点，在疑难危重症诊断与治疗、医学人才培养、临床研究、疾病防控与突发事件医疗应急、医院管理、中西医协同发展6个方面代表区域顶尖水平，进一步提升区域间医疗服务同质化水平，与国家医学中心以及省级区域医疗中心构建高水平医院网络，共同带动我国医疗服务能力整体提升。

在"双中心"设立和审批的过程中，国家卫生健康委统筹考虑国家重大战略、优质医疗资源情况、区域医疗资源分布现状和跨省异地就医情况，围绕影响人民健康的重大、全局性医学科学问题，以及疑难复杂和重大疾病的医疗服务需要，结合新兴技术领域前沿和发展趋势、优质医疗资源扩容和区域均衡布局要求编制相关规划。

"双中心"建设必将带动国家和发达地区优秀的医疗卫生机构优质资源下沉省、市级医疗卫生机构，改变以往的优质医疗资源和医疗供给结构。这一改变将帮助广大县域医疗借力"双中心"实现人才培养和关键技术突破。

4. 后疫情时代群众对公立医院信任机遇

2019 年暴发的 COVID-19 是"危",也是"机"。在疫情防控中,各级管理部门再次意识到了公立医院在预防和处置重大公共卫生事件中的重要作用。县域医疗卫生机构在重塑防控体系的同时,也在加速升级全新的医疗保障体系。

2020 年 5 月 9 日,国家发展改革委、国家卫生健康委、国家中医药管理局印发的《公共卫生防控救治能力建设方案》指出,要全面提升县级医院救治能力,改善县级医院发热门诊、急诊、住院、医技科室等业务用房条件,重点加强感染性疾病科和相对独立的传染病病区建设,完善检验检测仪器配置,提高快速检测和诊治水平;建设可转换病区,扩增重症监护病区(ICU,含相关专科重症病房)床位,配置必要医疗设备。

2020 年 7 月 8 日,国家卫生健康委印发《关于全面推进社区医院建设工作的通知》。它针对基层医疗卫生机构的短板和疫情防控中暴露出来的薄弱环节,以提供公平可及和优质高效的基本医疗卫生服务为目标,加强基层医疗服务机构能力建设。9 月 17 日,国家卫生健康委等 9 部门联合印发的《关于进一步完善院前医疗急救服务的指导意见》明确,到 2025 年建成与我国社会经济发展水平相适应的政府主导、覆盖城乡、运行高效、服务优质的省、市、县三级院前医疗急救服务体系,同时,逐步建成县级急救中心(站),构建农村地区县级急救中心-中心乡镇卫生院-乡镇卫生院三级急救网络。医联体建设、医保支付改革、互联网+医疗服务等,进一步拉近了县级医院与群众的距离,县-乡-村三级医疗服务体系在"危机"中发挥重要作用并重塑了在群众中的公信力,分级诊疗体系逐步形成。

5. 老龄化趋势医疗保健机遇

人口老龄化是指人口生育率降低和人均寿命延长导致的总人口中因年轻人口数量减少、年长人口数量增加而导致的老年人口比例相应增长的动态。国际上的通常看法是,当一个国家或地区 60 岁以上老年人口占人口总数的 10%,或 65 岁以上老年人口占人口总数的 7%,即意味着这个国家或地区进入老龄化社会。

我国自 2000 年已进入老龄化社会,2020 年我国 65 岁以上老龄人口达到 1.91 亿,占总人口比例为 13.5%,全球每 4 个老人中就有 1 个中国人。预计 2057 年中国 65 岁以上人口达 4.25 亿人的峰值,占总人口的 32.9%~37.6%。我国老龄化表现出程度高、增长快、高龄化、不均衡、抚养压力重的特征。老龄化带来一些新挑战,如社会负担加重,社会文化福利事业的发展与人口老龄化不适应,家庭养老功能减弱,老人对医疗保健、生活服务的需求突出。

2017 年 3 月国务院《关于印发"十三五"国家老龄事业发展和养老体系建设规划的通知》指出,在发展老年医疗与康复护理服务方面,要加强老年康复医院、护理院、临终关怀机构和综合医院老年病科建设。到 2020 年,35% 以上的二级以上综合医院设立老年病科。所有二级以上中医医院均与养老机构开展不同形式的合作,有条件的开设老年病科,增加老年病病床数量,开展老年病、慢性病防治和康复护理,为老人就医提供优先、优惠服务。鼓励和支持中医医院通过特许经营等方式,以品牌、技术、人才、管理等优势资源与社会资本开展合作，新建、托管、协作举办中医药特色医养结合机构。支持中医医疗卫生机构将中医药服务延伸至社区和家庭，开展上门服务、健康查体、保健咨询等服务。鼓励中医医生在养老机构提供中医诊疗、养生保健等服务。建设一批医养结合示范基地。通过建设医疗养老联合体等多种方式，整合医疗、康复、养老和护理资源。大力开发中医药与养老服务结合的系列服务产品。随着人口老龄化加剧，医疗卫生机构将在老年疾病预防与保健、医养结合等方面迎来新的发展机遇。

二、县级医院发展的主要挑战

在看到机遇的同时，我们也要清醒地看到县级医院以及县域医疗卫生在发展中依旧面临着巨大的挑战。

1. 国家级、省级医疗中心扩张

截至 2023 年 1 月 12 日，我国北京、上海、广州、武汉、杭州等城市已经建成国家心血管病中心、国家癌症中心、国家老年医学中心、国家儿童医学中心等 13 个国家医学中心，20 个省（自治区、直辖市）依托省级医院和市（区）级医院建成 71 个国家区域医疗中心。

国家级、省级医疗中心的扩张为县级医院带来了技术和资源下沉的机遇，也同时挤兑了县级医院生存空间，县域医疗服务的竞争压力也随之增强。在这种压力下，县级医院及县域医疗未来的发展格局将发生重大变化，一批优秀的县级医院将"借势"迅速崛起，一批能力较弱的县级医院将在竞争中感受到更大的生存与发展压力。

2. 医改政策的调整

当前，深化医改已进入关键时期。县域医改从试点走向全面推进。各项改革政策，如医保支付方式改革、国家对公立医院绩效考核、疾病控制和预防体系改革、人事薪酬体系改革、公共卫生改革、编制管理改革、"两个允许"政策等一系列涉及县域卫生发展的政策和紧密型医共体建设、"千县工程"建设、城市医疗集团建设、优质基层服务等一系列改革举措实施，为政府职能转变和医院运营都带来了新的挑战。

国家卫生健康委基层司《关于印发 2022 年度紧密型县域医共体建设试点进展监测报告的函》指出，利益和管理共同体建设有待进一步完成，一些地方认识有待提高，特别是医保管理改革、医共体绩效考核和收入统一管理。同时，地方政府不同部门管理人员对政策理解不一、缺乏改革动力，也影响了县域医共体建设。内部统一管理是县域医共体建设的深水区，也是改革的难点。

3. 上级医院"虹吸效应"

上级医院"虹吸效应"明显，也是当前县级医院和县域医共体建设中的一大挑战。"虹吸效应"主要集中在 3 个方面：一是国家、省、市级医疗卫生机构虹吸市、县级医疗卫生机构，二是县域优秀医院虹吸周边医院，三是县域内县级医院虹吸基层医院。

据《中华人民共和国2021年国民经济和社会发展统计公报》，占比高达93.4%的基层医疗卫生机构的接诊人次仅占总诊疗人次的53%，而仅占全国3%的三甲医院却承担了42%的诊疗人次。目前，大医院"战时状态"、小医院"门可罗雀"的状况依然没有从根本上改善。

根据卫健委公布的全国医疗服务情况，2022年1—6月，北京医院诊疗人次总数达到了6585.1万人次。其中，医院的病床使用率为72.8%，乡镇卫生院的病床使用率为49.7%，社区卫生服务中心的病床使用率为43.2%，且三级医院、二级医院、一级医院的病床使用率逐级递减，患者偏向前往公立医院就医。

禄丰市人民医院是一家县级三级医院，其医疗服务能力在2021年的考核中云南省49家三级综合医院中排名第31名、县级三级医院排名第10名。根据云南省楚雄彝族自治州禄丰市医共体数据分析显示，2020年1月至2023年9月县外就医中，省外就医903人次（占比1.87%），主要为外出务工人员；省级医院和昆明市就医29 862人次（占比75.22%），主要为省级和昆明市级大三甲医院；在毗邻县安宁市就医3132人次（占比7.95%），主要为安宁市第一人民医院国家级重点专科建设项目疼痛科。可以看出，作为一家综合能力较强的三级医院牵头的紧密型医共体，禄丰市县外就医主要集中在省级和州市级三甲医院，以及周边被群众认可的县域优势专科。"虹吸"也是县级三级医院难以避免的问题。

4. 县级医院面临经营压力

《医院蓝皮书：中国医院竞争力报告（2022）》对2021年县级医院、地级医院运营管理分析显示：2019—2021年地、县级300强医院的床位使用率持续下降，尤其是三级综合医院床位使用率2021年显著下降，为81.3%，床位负荷量不足，给医院运营带来了挑战和压力。同时，与2020年相比，2021年门诊量下降8.8%，年出院量下降7.1%，年住院手术量下降1.5%，而负债率却呈逐年增长趋势，提质增效是地（县）级医院发展的关键和难点。

县级医院作为基层综合医院，也是县域龙头医院，几乎都是按照"大综合，小专科"方式设置，与省、市级医院相比重点专科缺乏特色，关键技术也存在一定差距，专科能力相对滞后，肿瘤、微创手术、儿科、眼科等优质病源外流较为突出。在经营层面，面对经营模式单一、等待患者到医院就诊、不重视品牌建设、不重视改善患者服务水平、不重视精细化管理，以及同质化竞争突出等问题，转变经营思路和经营理念，提升重点专科、特色专科综合能力，是县级医院高质量发展的有效方法。

此外，随着人们经济水平和健康意识的提高，群众需要更加优质、高效、便捷的医疗和保健服务，但县级医院的服务能力却不能与之匹配，如养老、心理、睡眠、康复、中医药保健、安宁疗护等新兴非医疗依赖服务缺乏，这也给县级医院发展带来新的挑战。

5. 优秀人才尤其是学科带头人缺乏

县域医生与上级医疗卫生机构专科医生相比，总体学历较低，服务人员数量不足和质量不高的问题，制约了县域医院的服务能力。一个学科的发展，需要一位称职的学科带头人的引领和带动，而学科带头人应具备出色的业务能力和管理能力。县级公立医院在培养学科带头人能力方面存在短板，引进和留住人才政策和保障机制缺乏是制约县级医院学科发展的重要原因。

同时，县级公立医院在发展空间、职称评定、工作收入、继续教育等方面与省、市大型医院相比，具有明显的劣势，难以吸引高质量的人才。即使自己培养出来的人才，由于技能出众，也会被上级医院"挖走"，造成人才留不住的窘境，影响县级公立医院学科人才梯队建设。同时，住院医师规范化培训监督评价体系有待完善，缺乏长效的针对县级公立医院医护人员诊疗水平，尤其是常见多发疾病的诊治能力的培训体制、机制，以及基于临床路径的诊疗流程开展实施的不足，进而影响基层群众对县级公立医院的信任。

6. 保障机制不健全制约发展

在人才培养和建设投入上，某些县级公立医院盲目追求"高大上"的视觉感官，投入巨资扩建、改建医院，造成资金短缺，负债累累，尤其在某些贫困地区现象更为严重，严重影响县级公立医院的正常运行和长远发展，无法真正保证县级公立医院的公益性和全身心履行我国卫生服务体系所赋予的责任。

在医学装备层面，要么设备陈旧、更新乏力，使得县级公立医院医疗设备无法跟上时代的脚步、要么购置了较为先进的诊疗设备，但由于缺少相应的使用人才，设备闲置，无法发挥作用，成本效益低下。在信息化建设方面投入不足，严重限制了医院现代化管理体系的开展。

在人员激励方面，"等、靠、要"现象明显，依靠政府政策方针被动工作的情况十分常见，主动创新意识、社会责任承担不足，现代化医院管理体系残缺，在医院管理及诊疗流程设计运行方面不科学、不合理，严重影响工作效率，一定程度上限制了县级公立医院发展。

除此之外，还面临政府财政紧张，缺少专项资金支持；部分县级党委、政府重视不够，推动改革的决心和魄力不足；医共体建设思路不清晰，缺少具体改革路径；县级编制、财政、人社、医保等部门对政策理解不统一，配套政策不到位；担心龙头医院变强后"虹吸"中医、妇幼、基层等医疗卫生机构。

三、县级医院高质量发展策略

面对机遇和挑战，县级医院已处于改革的十字路口、发展的关键选择阶段。如何因地制宜制定县级医院发展策略，并兼顾县域卫生发展，是县域卫生的改革者、实践者、管理者都应该系统思考的问题。

1. 统筹规划县域卫生发展，做好医共体龙头医院定位

"十四五"时期是医院换挡提速和提质增效的窗口期和关键期。县级医院，尤其是医共体龙头医院需积极应对。在紧密型医共体背景下，县级医院无疑要成为县域医共体的龙头和牵头医院,要立足"龙头"和县域健康"守门人"双重定位,科学制定"十四五"区域卫生发展规划、医共体战略规划、医院发展规划与学科建设规划,因地制宜准确定位,并找准适合自己的发展之路。

2. 以"千县工程"建设为契机,提升县医院综合能力

持续提升医疗服务能力,做好县域居民健康"守门人",是"千县工程"的第一个重点任务,具体需要做好6项工作:①加强专科能力建设,提升县域内常见病和多发病的诊疗能力、急危重症抢救能力、突发公共卫生事件应急处置能力、肿瘤等专科疾病防治能力。②加快建设高质量人才队伍,加大人才的引进力度、培养力度。③依托县医院构建肿瘤防治、慢病管理、微创介入、麻醉疼痛诊疗、重症监护临床服务五大中心。④强化胸痛、卒中、创伤、危重孕产妇救治、危重儿童和新生儿救治等急诊急救五大中心。⑤不断改善医疗服务,巩固完善预约诊疗制度,优化就诊流程,改善患者就医体验。⑥逐步改善硬件设施设备条件,满足县域居民诊疗需求。

3. 推动资源整合共享,发挥好龙头作用

这是"千县工程"第二个重点任务,具体做好4项工作:一是落实县级医院在分级诊疗体系中的功能定位,牵头组建紧密型县域医共体、远程医疗协作网,为居民提供一体化、连续性医疗卫生服务,并与城市三级医院建立远程医疗服务关系和双向转诊通道,这也是中央一号文件、乡村振兴、新医改等多次提出的重点工作。二是提升县级医院科学管理水平,推动医院运营管理的科学化、规范化、精细化。三是依托县级医院建设互联互通的医学影像、医学检验、病理、心电诊断、消毒供应资源共享五大中心,提高县域医疗资源配置和使用效率。四是依托县级医院建设县域医共体内的医疗质控、运营管理、人力资源、医保管理、信息数据高质量管理五大中心,强化县级医院对县域医共体内的医疗卫生机构的协调管理。

4. 打造强势专科,推动医院高质量发展

高质量发展是时代主题。公立医院高质量发展要求,力争通过5年努力,公立医院发展方式从规模扩张转向提质增效,运行模式从粗放管理转向精细化管理,资源配置从注重物质要素转向更加注重人才技术要素,提出要发挥县级医院在县域医共体中的龙头作用。按照县乡一体化、乡村一体化原则,积极发展以县级医院为龙头的紧密型县域医共体。加强县级医院(含中医医院)能力建设,提升核心专科、夯实支撑专科、打造优势专科,提高肿瘤、心脑血管、呼吸、消化和感染性疾病等的防治能力,提高县域就诊率。加强城市三级医院对县级医院的对口帮扶,逐步使县级公立医院达到三级医院服务能力水平。加强县级医院与专业公共卫生机构的分工协作和业务融合,做实公共卫生服务。加强县级医院对乡镇卫生院、村卫生室的统筹管理,发挥县级医院医务人员对家庭医生团队的技术支撑作用,提升居民健康"守门人"能力。加快实现县办中医医疗卫生机构全覆盖,支持中医医院牵头组建县域医共体。

5. 实施好 5 个专项，推进健康中国战略

《"健康中国 2030"规划纲要》中提出的 15 个专项行动，与县级医院直接相关，且为其重大机遇的是重大疾病的 5 个专项。一是实施心脑血管疾病防治行动。引导居民学习掌握心肺复苏等自救互救知识技能。对高危人群和患者开展生活方式指导。全面落实 35 岁以上人群首诊测血压制度，加强高血压、高血糖、血脂异常的规范管理。提高院前急救、静脉溶栓、动脉取栓等应急处置能力。二是实施癌症防治行动。倡导积极预防癌症，推进早筛查、早诊断、早治疗，降低癌症发病率和死亡率，提高患者生存质量。三是实施慢性呼吸系统疾病防治行动。引导重点人群早期发现疾病，控制危险因素，预防疾病发生发展。四是实施糖尿病防治行动。提示居民关注血糖水平，引导糖尿病前期人群科学降低发病风险，指导糖尿病患者加强健康管理，延迟或预防糖尿病的发生发展。加强对糖尿病患者和高危人群的健康管理，促进基层糖尿病及并发症筛查标准化和诊疗规范化。五是实施传染病及地方病防控行动。引导居民提高自我防范意识，讲究个人卫生，预防疾病。倡导高危人群在流感流行季节前接种流感疫苗。加强 AIDS、病毒性肝炎、结核病等重大传染病防控，努力控制和降低传染病流行水平。强化寄生虫病、饮水型和燃煤型氟砷中毒、大骨节病、氟骨症等地方病防治，控制和消除重点地方病。

6. 深化医院运营管理，提升医院内涵建设水平

强调医院经济管理显然是近年来的一个新话题。2020 年 6 月，国家卫生健康委印发《关于开展"公立医疗机构经济管理年"活动的通知》。它提出，当前深化医改进入深水区和攻坚期，公立医疗卫生机构也进入高质量发展的机遇期。为推动公立医疗卫生机构加快补齐内部管理短板和弱项，推进高质量发展，促进发展模式由规模扩张型向质量效益型转变、管理模式从粗放式向精细化转变，决定开展"公立医疗机构经济管理年"活动。随后，国家卫生健康委等陆续发布了 5 个配套文件，即《关于加强公立医院运营管理的指导意见》《公立医院全面预算管理制度实施办法》《公立医院内部控制管理办法》《公立医院成本核算规范》《卫生健康领域全面实施预算绩效管理实施方案》。2022 年 5 月，国家卫生健康委又一次印发《关于在全国范围内持续开展"公立医疗机构经济管理年"活动的通知》，继续围绕"规范管理、提质增效、强化监管"主题，并明确要求聚焦重点难点问题，补齐短板弱项，着力推动"以业财融合为重点的运营管理建设，助力提高医疗服务质量、提升资源配置效率效益"。显然，公立医院高质量运营管理依然任重道远。

第二节　共识县域医改"初心"

2021 年 6 月 4 日国务院办公厅印发《国务院办公厅关于推动公立医院高质量发展的意见》。该文件要求发挥县级医院在县域医共体中的龙头作用。4 个多月后，2021 年 10 月 27 日国家卫生健康委办公厅印发《工作方案》要求"推动省市优质医疗资源向县域下沉，结合县医院提标扩能工程，补齐县医院医疗服务和管理能力短板，逐步实现县域内

医疗资源整合共享，有效落实县医院在县域医疗服务体系中的龙头作用和城乡医疗服务体系中的桥梁纽带作用。"

从以上两个文件可以看出，在遵照《国务院办公厅关于推动公立医院高质量发展的意见》的基础上，国家卫生健康委对县医院提出更高的要求，即县医院作为县域医共体的龙头要逐步达到三级医院医疗服务能力水平，并发挥县域医疗中心作用。这一定位，为县级医院发展进一步指明了方向。

通过无记名方式对 5 个县 5632 位医务人员、卫生健康主管部门人员发起了一项关于进行医共体改革的原因的问卷调查显示：96.88% 的人认为人民群众得实惠，提高县域医疗卫生服务能力，让群众在家门口能看好病；83.78% 的人认为医务人员得成长，有一个更好的职业生涯发展平台；74.49% 的人认为政府得民心，是民生工程、惠民工程；3.82% 的人认为领导能得到政绩，干得好领导能升职（图 7-1）。

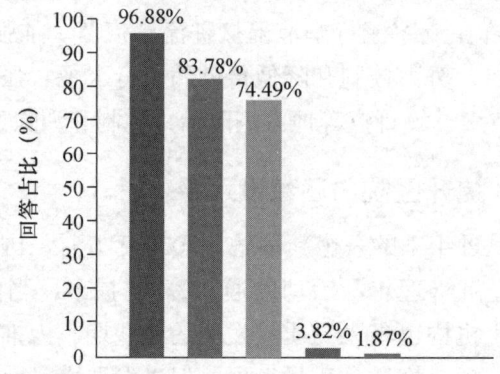

图 7-1 "为什么进行医共体改革？"问题的回答分布

这一调查说明了几个问题：一是对"为什么要进行医共体改革？"这一问题被调查对象的意见并不统一。二是大多数医院管理者和医务人员认为医共体建设确实可以让群众得到实惠并为医务人员成长提供新的发展平台。三是县域医改是解决县域卫生高质量发展的有效方式，这一点已成为共识。

在对医共体建设关键要素调查中，88.22% 的调查对象认为需要有一个强有力的医共体领导和管理团队，87.44% 认为需要一个科学的、全面的区域卫生发展规划，77.85% 认为需要政府支持，70.44% 认为需要让县、乡、村医疗能力都能得到提升（图7-2）。这里也出现一个问题：在医共体建设中，政府支持、医共体强有力的领导和管理团队自发努力、制定科学的区域卫生发展规划，哪一个因素最重要呢？如果政府支持排第一，意味着主张"自上而下"的改革，医疗卫生机构的内生动力则为其次，即

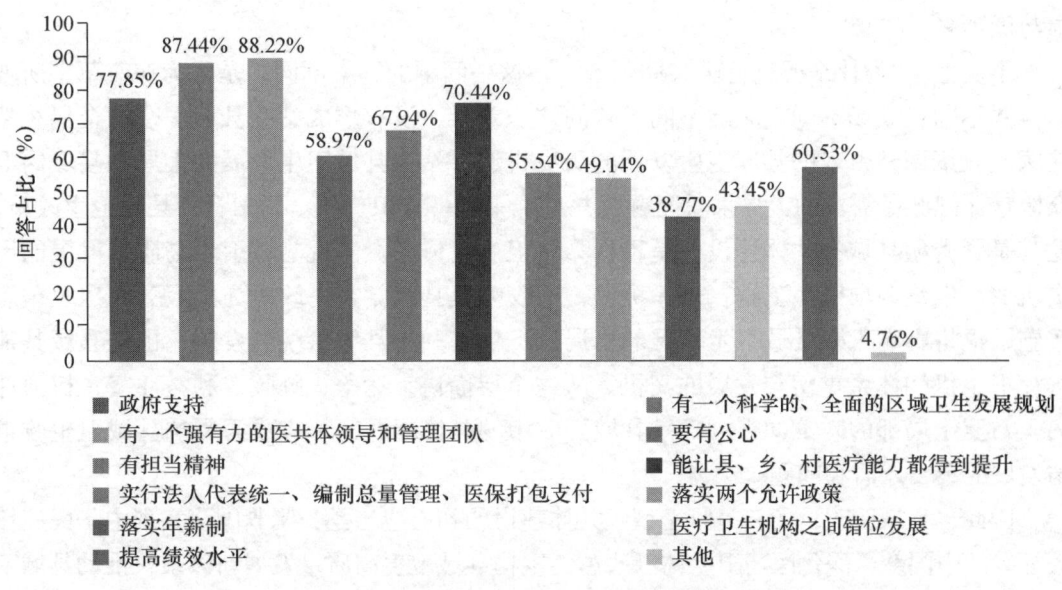

图 7-2 对医共体建设关键要素调查的回答分布

"上级和政策要求改革，所以改革"，以执行为主；如果医共体领导班子和管理团队排第一，则意味着主张"自下而上"的改革，即"基于政策契机，医院发展，所以要改革"，医疗卫生机构的内生动力则为主要因素，政府支持成为改革的配套因素和外在动力。

"为什么要进行医共体改革？"这一问题的答案会因为出发点不同产生分歧。从县级党委、政府层面看，主要是落实上级政策，推动分级诊疗，解决群众"看病难、看病贵"问题；从卫生健康行政主管部门来看，一是落实上级政策，二是规划布局县域卫生发展新局面，三是落实改革指标要求即县域就诊率达 90% 以上、基层就诊率达 65% 以上，四是通过改革重构县域卫生新体系；从医保监管部门来看，一是落实国家政策，二是确保医保基金有效监管和使用，三是节约医保基金支出；从人社、财政、发改等部门层面看，主要是在各项政策不冲突的情况下，落实有关改革措施，为医改提供配套政策支持。至于与县域医改间接相关的人大、政协，以及组织、宣传、民政、残联、金融、教育等部门多数未曾关注到这一改革与自身的关联。

从医疗卫生机构层面看，不同的县级医院却有不同的看法，主要有以下几种情形：一是提升自身综合能力，"虹吸"基层及周边优质病源和人才。二是落实上级政策，借助改革契机提升自身能力。三是区域内其他医疗卫生机构经营存在难题，把基层医院作为"包袱"，但为了落实上级政策"硬着头皮"牵头改革，实则观望。四是基于内外部竞争环境理性分析判断，建立医共体或医疗集团有助于自身和区域内其他医疗卫生机构生存和发展，即"抱团取暖"一致对外。五是牵头医院综合能力本身较强，一方面为医院的长远发展"谋局"，另一方面也有帮扶基层医疗卫生机构发展的"情怀"，主动改革谋求区域卫生高质量发展。六是牵头医院有想法愿意推动医共体建设，但受制于政府有关部门不积极主动，当地政策难以突破或配套，难以有所作为。七是中医、妇幼、基层医疗卫生机构担心医共体建设进一步加剧牵头医院"虹吸"，改革的积极性、参与度不高。

事实上,"为什么要进行医共体改革?"这一问题的答案不同,是因为在改革中所处的位置不同、立场不同、职能不同导致的认识差异,没有形成站在县域医改的全局、站在医改政策调整带来的县域卫生发展的历史机遇、站在县域卫生发展的大局和县域内群众医疗保健服务需求的大局来看问题,并且统一这一认识。从全局来看,县域卫生改革,尤其是紧密型县域医共体建设,是重构县域卫生新体系,实现县域卫生高质量发展的历史机遇,也是一项民生工程。这一机遇,不仅涉及县级党委、政府为民服务的执政理念实施,也将影响未来县域卫生发展的格局;不仅有利于县级医院的发展,也是县域其他医疗卫生机构体系重塑与发展的契机。从这个层面讲,竞争、虹吸、利益冲突、权力冲突,乃至于局部的政策冲突,都是县域医改中的具体问题,不应成为影响县域卫生改革与发展的主要矛盾和问题。

因此,县域医改,尤其是紧密型医共体建设的初心应当是:紧紧围绕实现中华民族伟大复兴的中国梦,深化医药卫生体制改革,重构县域卫生高质量发展新体系,推动县域卫生综合能力整体提升,实现县-乡-村三级医疗卫生机构可持续、高质量发展,解决群众"看病难、看病贵"问题。同时,通过改革,实现"政府有成绩、医院得发展、职工有成长、群众得实惠"这一基本目标。在县域医改过程中,我们只有"不忘初心",才能始终秉持一颗"公心",在构建新体系、打造新模式、提升新效能、建设新文化的征途上越走越稳。

第三节　重塑医共体"龙头"医院定位

前文讲到县级医院在紧密型医共体建设中是机遇与挑战并存。同时,县域医改要坚守"初心",整合重塑县域卫生新体系。这是一项复杂的、系统性的工程。其中,充分发挥龙头医院的作用至关重要。在这一背景下,龙头医院必将面临重新定位,并在自身功能定位中发挥其应有的作用和承担起时代赋予的特殊使命。

一、功能定位:县域医疗中心

《工作方案》要求至少1000家县级医院能发挥县域医疗中心作用。

按照目前国家分级诊疗体系总体布局来看,自上而下分为国家医学中心、省级医疗中心、区域医疗中心、县级医疗中心和县级医疗次中心(中心卫生院)。县级医疗中心既是基层医疗的健康"守门人",也是基层医疗与国家、省级、区域医疗的纽带,具有重要的功能和作用。

县域医疗中心是指承担县域内基本医疗卫生服务的引导性、支撑性和保障性职责,为县域内及周边地区提供较高水平的医疗服务的综合性医疗卫生机构,是农村三级医疗卫生服务网络的龙头,并与城市大医院分工协作。主要负责县域内基本医疗服务及急危重症患者的抢救，开展常见病、多发病诊疗，危急重症患者救治，重大疑难疾病接治转诊；推广应用适宜医疗技术，为农村基层医疗卫生机构人员提供培训和技术指导；承担部分公共卫生服务，以及自然灾害和突发公共卫生事件医疗救治等工作，并承担对乡镇卫生院、村卫生室的业务技术指导和卫生人员的进修培训。

县域医疗中心建设目前虽然没有出台具体的建设标准，但按照"千县工程"建设要求，县级医院必须达到三级医院服务能力，国家卫生健康委《三级医院评审标准（2022年版）实施细则》《三级医院服务指南》《国家三级公立医院绩效考核手册》等文件明确规定了三级医院建设标准和要求。在不久的未来，我们将会看到更多县级医院（县级医疗中心）成为三级甲等、三级乙等综合医院或具备三级医院能力的二级甲等综合医院。

《医院蓝皮书：中国医院竞争力报告（2022）》从医疗技术、资源配置、医院运营要素等方面的研究排名显示：2021年县级医院500强在七大地区的数量分布，华东地区位于前100名、101～300名、300～500名的县级医院数量领先，其中县级医院100强上榜医院数量江苏最多，排名101～300名的县级医院山东省最多，排名301～500名的县级医院河南省最多。其中，三级医院数量明显增加，100强中占比98%，300强中占比79%，500强中占比62%；而中医医院数量明显减少，100强中仅有7%，300强中占4.33%，500强中占6.2%。这也说明县级综合医院服务能力与竞争力的区域分布差异较大，中部地区应在资源配置方面，西部地区应在医疗技术、医院运营方面予以重点加强，专科能力建设、中医发展依旧是县域卫生的薄弱点。

二、战略定位：差异化错位发展

在医院经营管理面临政策变革、行业激变的今天，每一位医院经营管理者都应该殚精竭虑地思索符合医学科学属性、政策引导方向、医院发展规律的，适合医院发展的管理模式，从而使医院从优秀走向优胜。这是摆在县域卫生改革面前的时代难题，也是医院经营管理者必须要直面的时代课题。

从当前和历史上的改革来看，医药卫生改革不但要包括医药体制改革，还应有医院管理变革。从国内和国际医改经验来看，医药体制改革是一个复杂而又漫长的过程，而医院管理变革是通过突破现有的医药体制得以实现的，这更加考验医院经营管理决策者的战略眼光、格局和担当。

在医共体背景下，基于医共体战略规划和龙头医院的功能定位，龙头医院应该采取什么样的战略定位，将决定和影响着县域卫生体系重构和资源整合的方向和效能。在紧密型县域医共体建设的背景中，我们曾分析过县域内有限的资源存在同质化、低质量的竞争关系，解决这一矛盾和冲突的有效方式，就是"差异化错位发展"定位。

医疗卫生机构差异化战略指医疗卫生机构通过提供与众不同的产品或服务，使医疗卫生机构产品、服务、品牌形象等与竞争对手有明显的区别，从而获得独特的竞争优势而采取的战略。对于医院而言，差异化战略的意义在于：①提升品牌影响力，通过提供独特且优质的医疗服务，医院可以树立良好的品牌形象，增强患者对医院的信任和满意度。②吸引和留住患者，差异化服务能够更好地满足患者的个性化需求，提高患者的就医体验感和满意度，从而吸引和留住患者。③提升市场份额，通过提供具有差异化的医疗服务，医院可以在竞争中脱颖而出，赢得更多的市场份额。④应对市场竞争，在激烈的市场竞争中，差异化战略可以帮助医院避免与竞争对手的直接冲突，降低竞争压力。

在县域卫生体系重构与紧密型医共体建设中，医疗卫生机构实行差异化战略，需要注意以满足患者需求为基本点，注重因时、因地、因事而异，总体上应当遵循以下几个原则：

1. 空间布局差异化

空间布局差异化狭义地讲是医院的选址要与城市发展步调相协调，与常住人口匹配，交通便利，停车方便，在一定程度上可以避免就医者的不便，这对新建医院、扩建医院具有重要的意义；广义上可以外延到医疗服务各环节布局的多样化和灵活性，这也包括互联网医疗。要在定位上弥补辖区医疗和相关服务的空白。

2. 服务时间差异化

服务时间差异化狭义地讲是诊疗时间的差异化，目前已经有不少医院增设夜间门诊、假日门诊等。广义上同样可以外延到医疗服务各环节的时间安排上，包括8小时之外的家庭护理服务、慢病管理、各类检查，在线预约也是时间差异化的一种表现形式。要在方便大众就诊上有延伸，为大众就医提供方便，拓宽时限广度。

3. 学科建设差异化

学科建设是医院发展的根本所在，也是医院竞争关键所在。从外部环境看，省、市级三级综合医院以大综合、大专科见长，民营医院也多以骨科医院、口腔医院、眼科医院、妇科医院、中医等特色见长。县级医院的专科定位应关注4个点：①提升本地常见病、多发病的诊疗能力；②专注省、市级医院相对较为薄弱的专科、专病；③专注医院周边县（区）相对薄弱的专科专病；④专注周边县（区）没有开展或者没有很好开展的专病。

专病专科建设是学科差异化建设一个重要的方向，尽量做到"院内有名科，科内有名医，病有名方"。此外，专病不代表罕见，不是什么"高大上"就做什么。要立足本地疾病谱，把常见病、多发病做到专病专治，做强做精。要塑特色，树名医。别人不想做的，我做；别人做不好的，做好；别人已经做的，做精；大家都在做的，做实。

在医共体建设中，要特别注意医共体内部专科差异化定位。这也是推动医共体形成利益共同体、发展共同体极其重要的一个环节。要形成县人民医院、县中医医院、县妇幼保健院相互之间的专科特色定位和优势互补，甚至要结合实际将各个医院重复设置的学科进行整合重塑，组建专科医疗中心，实现专科资源利用最大化，避免专科资源分散和同质化竞争。

4. 运营管控差异化

差异化战略也要注意成本控制。成本的控制不代表低廉，不代表低质，更不代表过度的压缩品种。同时，各项成本的控制也要注意和服务质量相互权衡，其中也包括人力成本、日常消耗成本、社会形象成本。简而言之，一切容易导致患者对医院满意度、感知度降低的成本控制都是需要慎重的。

例如，将县医院中医科与中医医院中医科进行整合组建县域中医诊疗中心、中药煎煮中心，县医院仅保留中医门诊，撤销中医住院和中药煎煮并入中医医院。在这一过程中要考虑建设成本、新投入成本、人力资源成本，权衡整合的优劣势，以便于科学决策。在学科资源整合中，要注重对整合学科和新设立中心进行成本核算和运营规划，以便控制成本、提升整合效能，实现"1＋1＞2"的整合效能。

5. 患者服务差异化

服务是民营医院一贯注重的，在这点上公立医疗应该向民营医疗学习。医院服务的差异化，可以延伸到医疗服务的各个环节，不仅仅包括既往传统的医疗过程（也就是进医院门到出医院门），也包括了社区健康服务、公共卫生服务、患者出院后服务，甚至和医务人员接触过的每一位患者、所辖社区重点人群的健康生命周期服务等。要在服务上形成联动，如与社区、相关部门联动，为患者解决实际困难（如报销上让患者少来一次医院）。

医疗卫生机构要在预约挂号、互联网医疗、门诊一站式服务、诊间结算、夜间门诊、日间手术、送药到家、护理到家、慢病协同管理、检后随访、术后随访、营养评估与服务等医疗服务和就医环境、标识标牌、营养食堂、便民设施、服务态度等多方面提升患者体验、提升服务水平，用心为患者服务。

6. 运营管理差异化

民营医院运营的灵活性优于公立医院，绩效的差异、激励方案的差异、科室运营模式的差异、科室设置的差异、病种建设的差异、人事管理的差异、收入结构的差异等更加灵活。以药械采购为例，莆田系民营医疗多年前已实行全国集采，同一款设备招标采购价远低于公立医院。这一点，在传统模式下，公立医院很难做到。

在紧密型医共体模式下，医共体可以依托龙头医院实施医共体内部各医疗卫生机构药品、耗材、设备、后勤服务等集中采购以降低采购成本。在科室设置上，医共体可以统筹资源、重新规划、设置科室，差异化打造新的学科体系、专科能力，以提升专科、专病诊疗能力和竞争力。在人力资源上，可以将医共体内部各医疗卫生机构人力资源统筹，组建区域化运营管理中心，如财务中心、人力资源中心、质控中心、信息中心、医保中心、党政办公室等，实行"一人多岗""一专多能"的"中心化管理"以节约人力资源成本。

7. 业务定位差异化

定位的差异对县级医院而言，主要体现在目标消费人群、医院发展方向上，定位不准便很难形成竞争优势，同时可能会造成与医共体内其他医疗卫生机构的竞争和"虹吸"它们的资源，不利于县域卫生整体能力提升和各医疗卫生机构之间的友好协作。

县域医院的定位需要对行业、对市场深入调研、研究和分析，尤其是要对省、市级医院能力、周边医疗卫生机构能力、县域内各医疗卫生机构能力进行全面分析，也要对自身进行 SWOT 分析，找准发展重点、短板和薄弱点，从而针对性地制定有效的措施予以改进。要重视特色、团队建设；要举全院之力支持，打造优势特色专科、专病，形成品牌影响力；要重视"取""舍"之道，引领县域内其他医疗卫生机构差异化发展与中心化协同；同时，要建立保障机制，"一张蓝图"干到底，避免"朝令夕改"。

8. 形象管理差异化

形象管理差异化就是要依据自身定位进行形象设计，通过塑造不同的产品、服务或品牌形象来取得竞争优势；通过消费者的所需锻造自己的独特形象。其中包括内涵质量的形象，也包括外在宣传所涉及的标识、标语、颜色的形象，还包括常规活动及特殊活动时所展示给公众的形象设计。要重视互联网时代自媒体作用。

在具体路径上，医共体层面应设计建立统一的形象标识，并在医共体内部所有成员单位使用，如宣传册、化验单、影像报告单、白大褂等都要有医共体的统一元素；在县级医院层面，应该将医共体文化元素与医院元素融为一体，比如在宣传册、化验单、影像报告单、白大褂上既有医共体元素又有县级医院元素；在中医医院层面，除了统一的文化元素外，要加强中医医院特色元素的应用；基层医疗卫生机构也要参照医共体文化元素，建立统一的区域卫生形象。县域卫生的统一形象有助于同周边地区、省、市及医院区分。

此外，要注重从当地文化中提炼形成具有本地特色的形象文化。例如少数民族地区在院徽设计上增加民族元素，给人以文化认同的亲切感。

9. 市场竞争差异化

市场竞争的核心是产品和服务。现代社会产品和服务供给相对丰富，已不是"酒香不怕巷子深"的服务供给短缺时代。在激烈的医疗竞争中，随着患者经济水平的提高，患者的就医选择也呈现多样化特点。如何让患者和服务对象群体知晓医院的变化、新技术、新能力，让患者对医院产生信任，这就需要重视宣传，让医院品牌、医院形象深入社区、深入人心。

医疗卫生机构一方面要下力气提升自身综合能力，这是硬实力，也是医疗卫生机构参与市场竞争的底气；另一方面，也要从市场营销上下功夫，向企业学习经营管理经验，在服务中做好医院品牌营销。

举个例子来说，某医院在对外宣传材料上浓墨重彩地介绍医院成立时间、病床数量、设备配置等，如果将该介绍重点改为医院人才队伍、专科特色、关键技术，以及在全国、全省的技术与服务的影响力是否会增加群众对医院的认同感和提升医院竞争力呢？我认为这是一个思路问题，也是构建医院竞争力的一个因素。

10. 目标管理差异化

战略目标和战略方向，在医院的长期发展或远景规划上，具有重要意义。需要有敏锐的嗅觉，要关注国家健康方略，把握时代脉搏，因地制宜地制定医院的战略目标和战略方向。

由于各县级医院在地理位置、交通、人口、疾病谱、专科能力、服务水平、群众就医习惯以及与国家和省（市）级医疗中心的距离、与周边医疗市场竞争等方面存在较大的差异，应当结合当地实际情况，准确定位医院的发展目标和战略方向。

例如，省会城市核心区应将战略目标定位在以慢病为中心的医防协同，并承接省、市级医疗卫生机构资源下沉和双向转诊延伸服务，如呼吸、康复、老年病、中医、内分泌等特色专科；在远离省、市级医疗中心，又处于多个县域中心位置，且去往省、市交通不便的县，如果具备较好的医疗服务能力基础，应定位为打造区域级县域医疗中心，将急诊急救、重症、创伤、泌外、心内、神内、肿瘤、妇科、产科、儿科等方面作为重点予以突破，形成区域级医疗服务技术高地；在周边交通不便、群众外出就医难、人口较少的边远县区，应当充分评估地理、地缘和本地疾病谱分布和群众就医习惯，在建设必备基础学科的同时，注重提升常见病、多发病专科专病诊疗能力，加强急诊急救体系建设，合理控制硬件设施投资和负债，提升县-乡-村三级医疗服务体系基本医疗能力，做好群众健康"守门人"；对于边境县，还要考虑"平战结合"需求和对外辐射、边境关系、地缘政治等诸多要素，将维护和平稳定与解决群众就医需求结合起来，找到符合医院发展的目标定位。

三、运营定位：上下联动一体化

紧密型县域医共体与传统的单体医院运营管理的区别之一，就是医院运营管理方式从单体医院运营管理转变为集团化、多院区运营管理模式，上下联动一体化运营是紧密型医共体区别于传统的单体医院的显著特点。

因此，在重塑医共体龙头医院运营管理体系时，作为医共体龙头医院就必须要充分考虑纵向县-乡-村三级医疗体系的协同关系，横向县级医院之间和县级医院与民营医疗之间的关系。在医共体内部应该按照"七统一"管理要求，由龙头医院引领，组建运营管理、人力资源、医保管理、信息数据、医疗质控等医共体运营管理中心，实行人、财、物统一管理和上下联动的同质化管理；在医共体外部，要考虑民营医疗和其他医疗卫生机构与医共体之间的关系，构建运营管理协同机制，发挥医共体龙头医院的县域医疗中心功能和作用，尤其是急危重症救治协同与保障。

需要注意的是，县域医共体建设不能刻意弱化中医、妇幼，以及基层医疗，更不能在急诊急救、重症救治等方面排斥民营医疗。这是由紧密型县域医共体建设的初衷和特点决定的，也是作为县域医疗中心的龙头医院应当承担的社会功能。具体运营管理方式在后续章节中予以详细阐述。

在医共体运营管理中，医疗技术和专科能力是核心，基于差异化发展战略，医共体

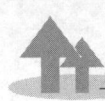

龙头医院如何定位专科发展方向，也是龙头医院在运营管理中必须科学规划和定位的核心问题。在实践中，既要考虑龙头医院与医共体成员单位之间专科建设的差异化定位，也要充分考虑资源整合，重构新兴学科或医共体专科中心，避免同质化竞争和资源重复投资。

四、社会定位：龙头医院的责任与担当

作为医共体龙头医院，也要承担起医共体建设中"带头大哥"的角色，在医共体建设中承担起应有的责任，主动作为，勇于担当。

1. 要有能力

要将推动县域卫生整体能力提升和龙头医院自身综合能力提升结合起来，在资源整合、专科建设、运营管理方面，既要考虑龙头医院自身发展，也要兼顾医共体成员单位的利益和发展，通过差异化错位发展定位和分级诊疗管理调控"虹吸"问题。

2. 要有担当

信息化是医共体建设与运营的重要抓手。在医共体信息化建设中，龙头医院要主动发挥其专业优势和人才优势，承担起项目建设规划、设计、论证工作；在建设投资中，龙头医院要主动承担主要建设投资，医共体成员单位根据业务体量和功能定位适当分摊建设成本，如龙头医院承担60%，中医医院、妇幼保健院承担30%，基层医疗卫生机构承担10%，政府财政也要给予适当支持。在医共体成员单位能力提升方面，龙头医院要舍得主动将专家资源下沉基层医疗卫生机构帮助基层提升能力；要舍得将中医相关学科资源与中医医院整合，提升县级中医医院能力；要舍得将妇科、产科、儿科资源与妇幼保健院进行合理整合重构，组建县域新型妇产、母婴保健与儿童管理诊疗服务体系，发挥资源整合最大效能，补齐县级医疗的妇幼保健短板。在影像、检验、病理、心电诊断等医技层面，既要注重前期对医共体成员单位赋能，支持医共体成员单位提升诊疗能力，也要注重同质化管理，积极帮助、带教、培养医共体成员单位人才，形成良性的资源共享协作与利益机制。在运营管理层面，要注重依托龙头医院运营管理人才优势，牵头组建高质量运营管理中心，主动下沉服务，提升医共体综合运营管理水平，在整合医共体各成员单位运营管理人才队伍的同时，应当尽量避免抽调、占用基层医疗卫生机构人才资源。

3. 要有情怀

在医共体建设中，龙头医院承担的责任大、付出多，这是由龙头医院公益属性和其在区域卫生发展中的功能和作用决定的。但改革也必然会在短期内伤害或影响极少数人的利益，增加龙头医院额外的工作负担和经济负担。一些改革措施也可能难以短期内形成共识，难以被人理解，甚至在推动改革过程中因损害极少数人的利益出现被质疑、投诉等情况，对医共体建设决策者、管理者、实施者造成了精神和心理上的负担。一方面需要上级部门予以甄别、判断和支持，另一方面龙头医院也要不忘初心，牢记使命，以

家国情怀激励自己继续前行。

在激烈的市场竞争中，打造医院的差异化优势是提升市场竞争力和实现可持续发展的关键。县医院作为县域医共体的龙头，要通过精准定位、服务创新、技术创新、品牌传播和人才培养等途径，重塑县医院的功能定位，构建独特的竞争优势，才能赢得患者的信任和喜爱。在实施差异化战略的过程中，医院也应注意市场需求、服务质量、持续创新和成本控制等方面的问题。只有不断追求卓越和创新，才能在激烈的市场竞争中立于不败之地。

第四节　建好临床服务五大中心

为进一步巩固县级医院综合能力建设成果，持续提升县级医院综合能力，《工作方案》要求推动资源整合，发挥县医院"龙头作用"，依托县医院构建慢病管理、肿瘤防治、麻醉疼痛诊疗、微创介入、重症监护等临床服务五大中心。依托肿瘤防治中心、慢病管理中心，形成与县域内其他医疗卫生机构的有效联动，开展肿瘤、慢性病的预防、治疗和康复工作，提高医疗服务连续性。依托微创介入中心，加强与上级医院的技术合作，开展肿瘤、外周血管、神经等领域的介入诊疗。依托麻醉疼痛诊疗中心，积极推动围术期急性疼痛治疗，开展手术室外的麻醉与镇痛治疗，不断满足患者对诊疗舒适性的新需求。依托重症监护中心，提高重症救治水平，提升重大疾病诊疗能力。临床服务五大中心是"千县工程"建设县医院综合能力提升的核心，也是县医院龙头能力提升的关键。

一、临床服务五大中心建设要求

2021年国家"千县工程"启动后，为进一步推动"千县工程"建设，各地积极探索临床服务五大中心建设，部分省份已发布了临床服务五大中心的评价细则。例如，河南省发布了《综合医院临床服务五大中心评价细则（2023版）》，组织开展了临床服务五大中心验收评价工作。云南省于2023年6月发布了《临床服务"五大中心"评审实施细则（试行）》，随后于2023年11月组织开展了第一批现场验收工作；2024年3月，印发《关于印发临床服务"五大中心"评审实施细则（2024年修订版）的通知》，进一步优化临床服务五大中心实施细则。从细则看，制定临床服务五大中心实施细则的省份，对临床服务五大中心建设的功能布局定位和建设要求略有差异。

总体来看，临床服务五大中心建设围绕组织管理保障与部门设置、人力资源配置、医疗服务能力、设施设备、信息化、医疗质控等方面，从功能定位、功能布局、组织管理保障、人力资源、医疗服务能力、专科设备、信息化建设、医疗质控、教学培训、一票否决条款等核心要素进行建设。从内容来看，云南省临床服务五大中心实施细则突出医疗服务能力，并依托县域医共体，以县级医院为核心，从五大中心功能定位、组织管理保障、人力资源、设施设备、信息化建设等方面，构建辐射县域的临床服务五大中心平台，并在实践中不断完善。河南省综合医院临床服务五大中心实施细则增加了《综合医院静脉栓塞症（VTE）中心评价细则（2023版）》，重点突出专科能力建设，对医疗质控、关键技术等方面进行细化，提出了具体的质控指标要求。两省临床服务五大中心建设实施细则共同特点是都突出了医疗服务能力，但在中心具体建设思路上有各自的特点。

二、临床服务五大中心建设的几个关键问题

1. 关于建设主体

临床服务五大中心建设的主体从县域医改层面讲，应该是政府主推，县级医院主建，政府负责统筹和指导、财政保障支持、考核评价，临床服务五大中心所在医院负责中心建设和运营管理工作。

2. 关于功能定位

《工作方案》要求，"依托县医院构建肿瘤防治、慢病管理、微创介入、麻醉疼痛诊疗、重症监护等临床服务五大中心。依托肿瘤防治中心、慢病管理中心，形成与县域内其他医疗卫生机构的有效联动，开展肿瘤、慢性病的预防、治疗和康复工作，提高医疗服务连续性。依托微创介入中心，加强与上级医院的技术合作，开展肿瘤、外周血管、神经等领域的介入诊疗。依托麻醉疼痛诊疗中心，积极推动围术期急性疼痛治疗，开展手术室外的麻醉与镇痛治疗，不断满足患者对诊疗舒适性的新需求。依托重症监护中心，提高重症救治水平，提升重大疾病诊疗能力。"从政策要求和临床服务本身来看，临床服务五大中心建设的龙头是县医院，肿瘤防治、慢病管理中心要"形成与县域内其他医疗卫生机构的有效联动，开展预防、治疗和康复工作，提高医疗服务连续性"，麻醉疼痛诊疗中心、微创介入中心重点是加强上级医院资源下沉，补齐技术短板，拓展关键技术与服务，不断满足患者的新需求。重症监护中心要"提高重症救治水平，提升重大疾病诊疗能力"，也必然要突出关键技术能力，补齐县医院短板，注重与县域内其他医疗卫生机构联动，从而提升县域"重大疾病诊疗能力"。因此，临床服务五大中心建设应当紧紧围绕"提升医疗服务能力"这一核心，以县医院为龙头，注重医疗卫生机构之间的联动和上级医院资源下沉、补齐关键技术短板，构建上下联动、辐射县域的平台化中心，不应该仅仅当作一个医院的重点专科进行建设。

3. 关于服务范围

《工作方案》的文件面向"县医院"，这是特指县人民医院还是指包含县人民医院在内的县级医院的？也有人提问，如果只是县人民医院，那么这与县域内其他医疗卫生机构有什么关系呢？对此，我们应该客观地看待。

从县域内医疗卫生机构综合能力上看，全国大多数县域内综合服务能力相对较强的是"县人民医院"，有的地方也叫"县医院"，也有少数县存在民营医院和中医医院相对较强的情况，甚至一些县内存在综合实力较强的、设立在本辖区内的省、市级医院。从

县域卫生综合服务能力提升大局分析，临床服务五大中心建设的目的是提升县域整体综合服务能力，应当覆盖县域，辐射全县居民。从中心建设方面分析，是重点专科或特色科室牵头组建中心。它是一个整合型的、平台化的中心，服务对象也应该覆盖县域，服务全县居民。

基于此，在县域医共体、城市医疗集团、区域医疗中心和国家医学中心建设等大背景下，在县域卫生发展与综合能力提升工作中，应当以提升县域内医疗卫生综合服务能力、保障人民健康为宗旨，结合各地实际，因地制宜推进临床服务五大中心建设。至于将中心放在哪个医疗卫生机构，哪个科室为基础牵头，应该充分评估和考虑辖区内各医疗卫生机构自身服务能力、技术基础、人才队伍、辐射能力等因素，由政府部门进行统筹主导，建设区域化、平台化、覆盖县域、服务全县居民的临床服务五大中心。

如果一个县构建了一个由县人民医院牵头的紧密型县域医共体，毫无疑问，临床服务五大中心应该由县人民医院牵头，建设覆盖医共体且服务县域内其他医疗卫生机构的区域化、平台化中心。但如果一个县有多个医共体怎么办？如果组建了城市医疗集团怎么办？医疗服务能力薄弱的边远地区怎么办？针对这些问题，卫生行政主管部门应当结合当地实际科学规划，以最有利于当地卫生事业发展、最有利于服务全县居民、最有利于资源整合和中心建设的方式，统筹规划中心布局，确定合适的牵头医院，并注重县域内医疗卫生机构之间的协同。

4. 关于中心协同

根据临床服务五大中心特点，中心协同主要有以下4个方面：

（1）中心内部协同

主要是中心内部各有关临床科室、职能科室、医技部门之间的协同。如肿瘤防治中心建设，在县医院内部涉及肿瘤防治的临床科室往往有多个，如肿瘤内科、消化内科、泌尿外科、胸外科、骨科、妇科、儿科、五官科、中医科等，还涉及病理、检验、放射、超声等医技科室，医务、质控等职能管理部门，应当以肿瘤科为基础，建立中心内部协同机制。

（2）中心与医共体成员单位或县域内医疗卫生机构的协同

既然临床服务五大中心应该是区域化、平台化中心，那么，中心应该以龙头医院的龙头科室为基础，整合院内有关资源后，进一步整合县域内相关资源，形成横向的县级医院之间协同、纵向的县-乡-村一体化协同的整合型诊疗中心。因此，就要设立横向的医疗卫生机构之间协同机制和纵向的县乡一体的中心合作机制。例如慢病管理中心和肿瘤防治中心，应当考虑横向在中医医院、妇幼保健院、民营医院设立分中心或建立协同机制；纵向在医共体各基层卫生院建立分中心，构建上下联动的分级诊疗协同机制和慢病分类、分级管理和预防机制。对于麻醉疼痛诊疗、微创介入、重症监护等专科性较强的中心，应当注重横向急危重症救治、专科会诊、医院间转诊协作；应让纵向技术和人力资源下沉，帮扶基层医疗卫生机构提升临床技术和服务能力，应构建早诊、早治的分级诊疗体系，提升基层医疗卫生机构专科专病诊疗能力。

（3）中心与上级医院协同

在临床服务五大中心建设和县级医院综合能力提升中，县级医院与省、市级医院相比存在关键技术和人才等短板。要补齐这些短板，最快的方式就是与上级医院建立专科联盟或引进专家工作站。这必然涉及与上级医院或专科中心的合作和转诊、会诊，以及科研、教学、人才培养等协同工作。要注重处理好与上级医院，以及专家团队的协作关系。同时，对于县级医院短期内难以补齐的短板，如肿瘤放疗、微创介入、数字减影血管造影（DSA）等大型设备投资建设，应结合当地实际，与上级医院或协作医院构建资源共享、患者互转协同机制。需要注意的是，要通过机制建设解决好"虹吸"问题。例如，县级医院放弃短期内发展放疗技术，并将放疗患者转诊至上级医院诊疗。上级医院应积极帮助县级医院提升筛查、诊断、化疗、康复、介入、用药指导等，县级医院也要积极发展中医、病理、健康管理、介入、癌痛管理、舒适医疗、临终关怀等技术和服务，做好分类、分级诊疗的技术承接。

（4）临床服务五大中心与其他中心协同

临床服务五大中心建设并非是"单打独斗"，也应注意与"千县工程"其他中心协同：资源共享五大中心可以为临床服务五大中心提供诊断支持、信息支持和消毒支持、供应支持；急诊急救五大中心与临床服务五大中心在急危重症救治、新技术应用等方面可以互相促进；高质量运营管理五大中心可以为临床服务五大中心提供组织保障、人才服务、精益管理、医疗质控等保障。应当构建"二十大中心"协同发展机制，共同推动县级医院综合能力提升和县域卫生高质量、可持续发展。

5. 关于组织保障与建设效能

在临床服务五大中心建设中，还有一个较为突出的难题，那就是组织保障体系如何构建才能高效能推动五大中心建设？这一问题背后的逻辑是临床服务五大中心建设如何统筹，由谁来负责，有哪些单位和人员参与，责权利如何分配。对此，提出以下几点建议：

（1）高位统筹，建立临床服务五大中心领导架构

由于临床服务五大中心之间相互联系、互为支撑，且与"千县工程"其他中心及县域内其他医疗卫生机构存在横向和纵向的联系。为有效统筹资源，县域内可组建"千县工程"建设领导小组，统筹"千县工程"建设。以县医院为龙头组建临床服务五大中心管理委员会，由院长或书记担任负责人，将临床服务五大中心建设作为"一把手工程"统筹推进。为便于资源协同和提升中心建设效能，每个中心应有副院长级以上管理人员担任中心主任，且落实一名中心主任管理一个中心机制，并由牵头科室主任担任中心副主任，有关临床科室、医技科室、职能科室负责人，医共体成员单位有关负责人，协同医院有关负责人担任中心成员；构建上下联动、分工协作的中心组织架构；高位统筹推动中心建设。

（2）突出特色，差异化构建中心组织架构体系

要结合临床服务五大中心各自特点，构建组织架构体系。慢病管理中心要考虑分

中心设置和专管员队伍，构建横向协同、纵向协作、县-乡-村一体化的慢病管理组织体系。肿瘤防治中心要注重构建"防""筛""诊""治""管""康"一体化的肿瘤防治体系和临床多学科治疗模式（MDT）协同体系——临床与职能和医技协同、中西医协同、医疗与专业公卫服务协同、县级中心与上级医院指导帮扶协同的组织架构体系，强化中心协同，打破科室和组织壁垒。麻醉疼痛诊疗中心要注重以临床服务能力和舒适化医疗为核心，整合麻醉、疼痛及有关资源组建诊疗中心，注重中心与微创介入、重症监护中心协同，注重各医疗卫生机构业务协同，注重对基层医疗卫生机构的适宜技术推广。微创介入中心要注重以关键技术和疾病诊疗为重点，构建中心协同机制；要注重对基层医疗卫生机构开展技术培训、业务指导、人力资源共享；注重对中医医院、妇幼保健院同质化质控、临床技术协作、差异化发展舒适医疗服务。重症监护中心要注重县域内急危重症救治体系建设，并与急诊急救五大中心、资源共享五大中心协同，注重县域内各医疗卫生机构重症早期识别、预警和救治能力建设，以及组织开展好重症技术培训和对中心成员单位医生的带教、技术培训等工作，做好"治未重"和开启重症绿色转诊通道。

（3）注重实效，坚持院级领导带头攻坚克难

临床服务五大中心建设既要解决技术短板问题，也要重构中心组织体系和流程、制度，还涉及各医疗卫生机构业务和分工的调整，是一项较为复杂的系统工程。院级领导（中心主任）要带头组织领导，各医疗卫生机构和公卫服务机构也要主动融入并结合自身实际开展中心建设，中心副主任、有关科室主任也要在中心统筹下发挥好科室作用。因此，需要主要领导亲自抓、分管领导具体抓、有关部门和科室负责人积极参与，才能建好临床服务中心，也才能保障中心建设符合政策要求、功能定位。

在具体实践中，由于人的惰性、医院内部人际关系复杂和利益纠葛，执行力常会随着时间的流逝而衰减。为此，应注重五大中心持续建设和运营执行力保持，将"党建促发展"融入五大中心建设，设立由医院党委、纪委组成的督导组有计划、有步骤地持续开展督导检查工作。这有利于五大中心内涵体系建设和持续改进。某医院临床服务五大中心建设党委专项督导工作方案如下：

某医院临床服务五大中心建设党委专项督导工作方案

为进一步做实、做好临床服务五大中心建设，经研究决定组织开展一次以问题为导向、以做实建好临床服务五大中心为目标的临床服务五大中心建设推进工作，现将有关事项通知如下：

一、组建专项督导推进工作组

按照《关于落实国家"千县工程"建设实施方案（2021—2025）通知》要求，组建专项督导推进组，推进有关工作。

组　　长：市第一人民医院党委书记。

副组长：市第一人民医院常务副院长、市第一人民医院总会计师、市第一人民医院
　　　　纪委书记、市中医医院党总支书记。

成　　员：市第一人民医院副院长，市中医医院副院长、卫生院长、质控部主任、信息统计中心主任、办公室主任，有关职能部门负责人、医技中心负责人、医共体成员单位有关负责人根据工作需要临时抽调。

二、主要工作任务

1. 对照省卫生健康委《临床服务五大中心评审细则2024》要求，全面核查中心建设各项要求落实情况和验收后有关问题整改落实情况。

2. 按照医共体《关于落实国家"千县工程"建设实施方案（2021—2025）通知》部署要求，核查以市第一人民医院为龙头的临床服务五大中心对医共体各成员单位的辐射、延伸和中心服务情况及其存在的问题和困难。

3. 针对各中心内部协同机制建设和运行、运营管理、医疗质控、数据统计、赋能医共体成员单位能力提升等工作情况进行全面梳理，对存在的问题进行现场研究解决；对现场无法解决和中心内部无力解决的问题，提交院办公会或医共体理事会决策。

4. 针对慢病管理中心、肿瘤防治中心构建"防""筛""诊""治""管""康"一体的、县－乡－村三级协同体系建设中存在的难点和堵点问题，协同卫健、疾控、妇幼组织召开联席会议，制订工作方案，推动有关问题解决和工作落实。

5. 针对中医医院、各街道卫生院、社区卫生服务中心在医共体建设、"千县工程"建设和临床服务五大中心协同方面存在的难点和各中心（临床科室）资源下沉、双向转诊等方面存在的突出问题，进行全面梳理，研究制定推进有关工作措施。

三、有关要求

1. 请各单位、各中心高度重视，各单位负责人和各中心主任要亲自深入一线调研了解工作开展情况，梳理工作中存在的问题和不足，积极研究解决有关问题。

2. 督导组要切实以问题为导向，以解决问题、推动发展为目标，深入、细致开展工作，避免工作流于形式；要深入临床科室、临床业务开展调查研究，推动中心建设和临床专科协同与建设工作。

3. 注重工作成效。督导推进中要针对发现的问题及时协调有关单位、有关部门、有关科室针对性解决问题。督导工作结束后，要针对重点问题及时开展"回头看"，确保工作落在实处、督出成效。

临床服务五大中心建设，作为县域卫生综合能力提升的一项重要举措，在实践中容易出现将中心建成县级医院重点专科、认为中心建设只是县级医院的事与医共体其他成员单位无关、中心为平台化中心难以做实、牵涉多临床专科定位和利益调整、改革难度大、慢病和肿瘤防治难以做实等突出问题。要发挥党委管大局、聚合力、促发展作用，将党建融入业务，并指导中心建设按照国家卫生健康委政策要求进行。这也是县域医改中特别值得关注和重视的工作。

此外，临床服务五大中心建设还涉及人才、财政资金支持、医保服务、信息化建设、绩效考核与分配等方面的问题，在实践中应结合当地实际予以解决。

三、临床服务五大中心建设对医共体龙头医院的意义

1. 补齐县级医院专科能力短板

肿瘤专科、微创介入技术、麻醉和疼痛诊疗能力、重症医学以及慢病管理中的慢阻肺、癫痫、睡眠、舒适医疗等都是县级医院的短板。临床服务五大中心建设，有助于通过内外部资源整合，配齐有关设施设备、人才队伍，提升县级医院专科能力建设水平。临床服务五大中心建设，也促使县级医院短期内将工作中心放在五大中心及其体系建设上来，推动县级医院逐步达到三级医院服务能力。

2. 提升龙头医院综合服务能力

以临床服务五大中心建设为抓手，将服务能力和关键技术向医共体成员单位延伸，有助于龙头医院与医共体成员单位形成临床业务协同，尤其是在慢病管理和肿瘤防治中构建"防""筛""诊""治""管""康"上下联动的分级诊疗和疾病分级分类管理，进一步增强医共体成员单位协作。在麻醉疼痛诊疗、微创介入、重症监护等方面，龙头医院资源下沉，既有利于提升基层医疗卫生机构诊疗服务能力，也有助于畅通基层医院与医共体龙头医院双向转诊，提升龙头医院在县域内的影响力。

3. 推动建立差异化诊疗服务体系

在慢病管理、肿瘤防治、麻醉疼痛诊疗体系中，尤其是在慢病预防、癌症治疗、癌症患者终末期管理与服务、疼痛疾病治疗中，针灸、药浴、食疗、康复等中医特色技术将发挥重要的作用。中西医技术融合与协同将更加有利于疾病预防和健康管理，这也是县级中医药和中医医院发展的一大契机。

4. 构建县乡一体化联动机制

临床服务五大中心建设区域化、平台化功能布局和县-乡-村上下联动机制的建立，也是紧密型县域医共体管理、责任、利益、服务、发展共同体的体现。建立和完善上下联动机制、疾病分级分类诊疗体系，也有助于发挥医共体在推动县域卫生高质量发展中的作用，推动实现分级诊疗。

下面是安宁市医共体综合能力提升的具体实施方案。

安宁市医疗共同体落实国家"千县工程"暨云南省"百县工程"县医院综合能力提升工作实施方案（2021—2025年）（节选）

一、总体要求

（一）总体目标。以健康安宁战略为统领，坚持以人民健康为中心，坚持新发展理念，切实把人民健康放在优先发展的战略位置，紧扣高质量发展主题和影响人民群众健康的关键因素，以满足我市人民群众医疗服务需求为出发点，让人民群众享有更高水平的卫生健康服务，巩固拓展脱贫攻坚成果同乡村振兴有效衔接，进一步完善分级诊疗体系，推

动医共体牵头医院和各成员单位进入高质量发展新阶段，努力为全国医改提供安宁经验。

（二）工作目标。进一步加强和完善紧密型县域医共体建设"安宁模式"，健全一体化管理"十统一"机制，形成市-街道-村三级医疗体系高质量发展新格局。继续深入开展提标扩能工程，实施县级医院临床重点专科和薄弱专科建设，重点建设临床服务五大中心、建强区域急诊急救五大中心、完善区域医疗资源共享五大中心、组建医共体高质量管理五大中心，积极探索和构建"5+X"安宁模式，补齐短板、完善机制、健全体系、提升能力，努力将安宁模式打造为全省标杆、全国样板。继续深入推进安宁市医共体和安宁市第一人民医院、安宁市中医医院医教研协同工作和大学附属医院建设，积极构建紧密型医共体背景下区域医疗医教研协同新模式。进一步完善和强化医共体体系化经验梳理工作，积极参与云南省"百县工程"指南编写和紧密型医共体建设经验交流，体系化输出安宁经验。到2023年，力争成为省内首批建成并通过验收的国家"千县工程"单位，入选国家"千县工程"示范单位。到2025年以临床服务五大中心为核心建成一批省级重点学科，成为国家"千县工程"和紧密型医共体建设标杆单位，为实现县域卫生体系科学重构和高质量发展打下坚实基础。

二、重点任务

（一）提升龙头医院能力。继续巩固昆明理工大学附属安宁市第一人民医院（以下简称市第一人民医院）三级甲等综合医院创建成果，构建紧密型医共体市-街道-村三级医疗体系医教研协同、高质量发展新机制。以安宁市中医医院成为三级医院为创建契机，加快与云南中医药大学附属医院建设步伐，持续完善和加强紧密型医共体内中医医联体建设，构建横向跨院区、跨学科中医药适宜技术应用和市-街道-村三级医疗机构纵向中医药服务新体系。推动将妇幼保健院、疾控中心慢病管理与基本公卫纳入紧密型医共体协同管理机制，探索构建新型医防融合体系和新型妇幼保健服务体系。健全和完善分级诊疗机制、跨学科协同MDT机制、专家工作站下基层服务机制和基层人才培养机制，进一步夯实基层卫生发展基础。

（二）强化专科能力建设。以满足人民群众就医需求为导向，提升市域内常见病、多发病的诊疗能力，在满足重大疾病临床诊疗需求基础上，加强诊疗需求量较大的专科、平台专科和特色专科建设，以专科发展带动医共体内各医疗机构诊疗能力和服务水平提升。根据昆明市"十四五"时期临床专科能力建设规划相关工作要求，做好安宁市第一人民医院神经内科、心血管内科、呼吸与危重症医学科、儿科、重症医学科、内分泌科、精神科、麻醉科、急诊医学部、感染性疾病科、肿瘤科、老年医学科、康复医学科、病理科等临床重点专科，加强和巩固已建成的影像科、检验科、疼痛科、骨科等临床重点专科；强化临床药学、超声、血液透析科、妇科、泌外科、普外科、健康管理中心、导管室等科室建设；提升急诊急救和公卫处置能力。做好市中医院中医内科、中医骨伤、中医妇科、皮肤、针灸、康复、健康管理（治未病）、医养结合等重点专科建设，提升中医特色。加强基层卫生院急诊医学、全科、康复、内科、中医、老年医学、慢性病等学科建设，提升基层医疗机构服务能力。针对医院设置不全、服务能力较低的专科，开展薄弱专科能力提升专项工程，进一步健全诊疗科目，加强相应疾病临床专科服务能力。通过省、市级专科联盟建设，有效提升中医医院专科服务能力，培育优势专科。到2025年底，争取医共体内建成不少于10个省级临床重点专科，市中医医院建成不少于5个省级重点专科，争取2个基层卫生院达到二级医院服务能力。

（三）补齐高质量人才队伍短板。坚持人才引进与培养相结合的原则，建立合理的市域卫生健康人才梯队。加大对重点领域、紧缺专业、关键岗位高层次人才的引进力度。加强临床重点学科带头人和高层次人才队伍建设，注重培养一批学科骨干人才。依托昆明理工大学、云南中医药大学、中国人民大学等高校合作，提升医共体各医疗机构科研创新能力和临床服务能力。实施执业（助理）医师增量提质计划，探索按照医、护、药、技、管等不同类别合理设置岗位的管理制度。加强医院感控人员配备，加强公共卫生、行政管理、现代医院运营管理人才培养，促进医管协同、医防融合。通过住院医师规范化培训、全科医师规范化培训、临床药师规范化培训、临床进修、学术交流等多种方式加大人才培养力度；实施中青年骨干培养计划，选派符合条件的业务骨干参加相关专科医师、运营管理规范化培训，储备高层次人才。强化中医药特色人才队伍建设，积极建设名老中医专家工作站和引进紧缺中医骨干人才，大力推进医药师承教育，开展名老中医药专家医术经验传承工作，建设名老中医药专家传承工作室。提升教学能力，加强师资队伍建设，在保障医共体医务人员接受继续医学教育的同时，充分借助安宁医共体在全省的影响力积极开展体系化、模块化、规范化医共体人才培养教学和安宁经验输出。强化人才统筹使用，推行"省管县用""县管乡用""乡管村用"，健全医疗卫生人才"下沉、流动、共享"的用人机制。到2023年建成云南省紧密型医共体人才培养实践基地，2025年建成能支持医共体高质量发展的专业技术人才和医院管理人才队伍。

（四）建设临床服务五大中心。依托医共体牵头医院构建肿瘤防治、慢病管理、微创介入、麻醉疼痛诊疗、重症监护等临床服务五大中心。整合肿瘤治疗有关临床学科、医技/医辅资源、职能管理部门，在有利于推动现有学科体系发展的基础上，组建跨学科的区域肿瘤防治中心。加强与省内外专业肿瘤机构、科研机构合作，构建肿瘤早期筛查、预防、治疗、康复、护理与舒适医疗、临终关怀为一体的新型肿瘤预防与治疗体系。结合安宁实际和医院功能定位，有针对性地与周边省市医院差异化发展肿瘤治疗临床技术和服务。依托肿瘤防治中心、慢病管理中心，形成与市域内其他医疗卫生机构的有效联动，开展肿瘤、慢病的预防、治疗和康复工作，提高医疗服务连续性。依托微创介入中心，加强与上级医院的技术合作，开展肿瘤、外周血管、神经等领域的介入诊疗。依托麻醉疼痛诊疗中心，积极推动围术期急性疼痛治疗，开展手术室外的麻醉与镇痛治疗，不断满足患者对诊疗舒适性的新需求。依托重症监护中心，提高重症救治水平，提升重大疾病诊疗能力。深入推广跨学科协作MDT机制，鼓励和支持打破学科壁垒，补齐学科短板，鼓励有条件的临床学科建立区域联动机制，构建"5+X"临床服务安宁模式。支持临床服务五大中心积极参与全省指南、标准制定和省内外学术交流。2023年底，初步建成临床服务五大中心，并通过国家验收考核；到2025年底建成在全省具有引领作用的临床服务五大中心。

（五）建强急诊急救五大中心。进一步强化胸痛、卒中、创伤、危重孕产妇救治、危重儿童和新生儿救治急诊急救五大中心建设。优化资源配置，完善管理制度和流程，落实诊疗规范，构建市-街道-村快速、高效、广覆盖的急危重症医疗救治体系。持续提升五大中心的建设和质控质量，在继续做好建设验收工作的同时推进质控工作常态化，保障已建成的五大中心可持续运行，全面提升县域内相关患者的救治成功率，降低病死率、致残率。加强医疗急救服务体系建设，构建覆盖城乡、衔接顺畅、服务优质的医疗急救服务体系，推动院前急救网络与院内急救有效衔接，建立院前医疗急救机构与五大中心实时交互智能平台，实现患者信息院前院内共享，提升抢救与转运能力，为患者提供医疗救治绿色通道和一体化综合救治服务，提升危急重症医疗救治质量和效率。加强市域急诊急救设施设备条件、人员队伍建设，落实首诊负责制，规范院前院内工作转接程序，打造城市15分钟和农村30分钟急救圈。争取到2023年通过国家"千县工程"急诊急救五大中心验收，2025年建成在省内具有引领作用的急诊急救体系。

（六）完善县域医疗资源共享五大中心。完善医学检验、医学影像、心电诊断、病理、消毒供应资源共享五大中心运行机制，进一步提高区域医疗资源配置和使用效率。完善不同级别类别的医疗卫生机构检查检验结果互认和服务同质化质控与管理，构建运行高效、标准统一、可持续发展的资源共享机制。丰富远程医疗服务内涵，完善优质医疗资源输送通道，提高利用率。鼓励临床药学、静脉配置配送、洗涤、医学装备、后勤等在不增加运营成本、不降低管理质量基础上，探索医共体内资源共享服务模式。鼓励探索性开展医共体共享资源、技术和服务有偿服务模式，建立资源共享可持续长效机制。支持资源共享中心依托医共体平台开展科研、教学和安宁模式经验推广，积极参与全省指南编写与标准制定、省内外学术交流活动。进一步提升资源共享中心对周边县区、边远县域服务能力，做好资源共享远程协作网建设。健全和完善高质量发展运营管理机制。力争2023年通过国家"千县工程"资源共享五大中心验收，2024年建成在省内具有引领示范作用的资源共享安宁模式。

（七）组建医共体高质量管理五大中心。依托医共体建强医疗质控、人力资源、运营管理、医保管理、信息数据等高质量管理五大中心，强化医共体内医疗卫生机构的协调管理。按照年度医疗质量管理与控制体系建设相关工作要求，依托各级质控中心，建立完善医疗质量管理长效工作机制，加强医共体内的医疗质量管理与控制。依托人力资源中心，优化医共体内的薪酬结构，统筹人力资源管理。依托运营管理中心，加强全面预算管理，健全绩效评价机制和医共体绩效考核制度，规范临床诊疗行为，明确双向转诊标准和流程，建立长期稳定的分工协作机制。依托医保管理中心，建立医共体内的医保相关管理和考核制度，配合医保部门提高医保基金使用效率，引导落实健康管理工作。依托信息数据中心，优化服务流程，提高管理效能，促进资源有效分配和使用，在医共体内逐步实现电子健康档案和电子病历的连续记录，医疗服务、公共卫生服务、医疗保障和综合管理系统的信息共享，并保障信息系统运行安全和网络安全。2022年底前，完成组建医疗质控、人力资源、运营管理、医保管理、信息数据中心；2023年逐步建立一整套科学、完善的医共体高质量运营制度、机制和经验体系。

（八）不断改善就医体验。继续加强患者"一站式服务"建设，推广健康管理、健康科普、健康教育、疾病预防、门诊和住院等一体化综合服务中心（窗口）。完善预约诊疗制度，继续推行分时段预约诊疗和检查检验集中预约服务。推广多学科诊疗模式，开展个性化的诊疗服务，探索院前院中院后一体化服务，探索按规定提供特需服务和家医签约"个性化服务包"，满足群众多样化医疗服务需求。推广日间手术，制定日间手术病种诊疗规范和日间手术中心管理规范，提高日间手术占择期手术的比例，提高日间手术规范化程度。加强药品供应保障水平，增强药事服务能力，提高合理用药水平。建立医务社工志愿者制度，针对老人、残疾人、儿童等特殊群体就医提供绿色通道。加强科普进基层、进社区、进学校、进企业和患者随访工作，建立长效工作机制。牢固树立"以病人为中心"服务理念，为患者提供良好的就医环境，注重人文关怀，改善患者就医体验，提高患者满意度。

（九）持续加强硬件设施配备。根据市内居民诊疗需求，逐步改善硬件设施设备条件，按照《县医院医疗服务能力基本标准》配齐各类设备设施，结合医院专科发展及医疗服务需求，配足设备设施，不断完善发热门诊、急诊部、住院部、医技科室等的用房条件。加快数字健康基础设施建设，改善医疗、信息化等设备和医用车辆配置，改善停车、医用织物洗涤、医疗废物和污水处理等后勤保障设施。加快医共体设施建设项目的推进。

（十）持续开展强基层工作。加强紧密型医共体对医共体内基层医疗卫生机构的统筹管理，发挥对基层医务人员的技术支撑作用，提升市域医疗服务能力，逐步将市域内常见病、慢性病引导到基层就诊，为居民提供疾病预防、诊断、治疗、营养、康复、护理、健康管理等一体化、连续性医疗卫生服务。加强远程会诊、双向转诊、分级诊疗等工作。加强医共体牵头医院、中医医院与专业公共卫生机构业务协同，推动安宁市第一人民医院、安宁市中医院专科医生为基层家庭医生签约团队提供支持，加强全科与专科联动，做实家庭医生签约服务，为居民提供预防、治疗、康复、健康促进等连续性服务，推动"以治病为中心"转向"以健康为中心"。到2025年，力争市域内就诊率达到90%以上。

（十一）加强医院科学管理。健全现代医院管理制度，加强医共体各医院内部管理规范化水平，提升医院科学管理能力。坚持和加强公立医院党的全面领导，落实党委领导下的院长负责制。健全完善医院党委会和院长办公会议事决策制度，把党的领导融入医院治理和现代医院管理各环节。坚持党管干部原则，加强医院领导班子和干部人才队伍建设，完善领导班子和干部人才培养、使用和引进管理办法，探索建立以医德、能力、业绩为重点的领导班子和干部人才评价体系。落实法律法规相关要求，提升医院依法治理能力，聚焦医、教、研、防等业务发展，加强资源配置并优化流程。健全医院运营管理决策机制，建立医院运营管理决策支持系统，完善医疗质量安全管理、人力资源管理、财务资产管理、人才培养培训管理、科研管理、后勤管理、信息管理制度。加强医院安防系统建设。加强医院文化建设，关心关爱医务人员，增强医务人员职业荣誉感，营造"尊医重卫"的良好氛围，推动医院管理规范化、精细化、科学化。到2023年，建立权责清晰、管理科学、治理完善、运行高效、监督有力的现代医院管理制度。

安宁市将临床服务五大中心建设纳入医共体高位统筹，以临床服务五大中心建设为抓手，推动龙头医院综合服务能力提升，要求五大中心辐射并带动医共体成员单位发展。这一做法不仅是医共体建设中利益与共、发展与共的体现，也符合"千县工程"县医院综合服务能力提升的内涵要求。

因此，临床服务五大中心建设也是紧密型医共体建设与高质量发展的政策机遇和战略机遇，龙头医院应将建强、建好临床服务五大中心，并作为推动龙头医院和紧密型医共体高质量发展的重要抓手，将临床服务五大中心建设与紧密型医共体建设统筹推进。

第五节　差异化发展，重构专科诊疗中心

县域医院要高质量发展，首先要在核心竞争力上做文章。公立医院高质量发展的核心竞争力体现在医疗服务能力上，而医疗服务能力的核心竞争力体现在专科、专病的诊疗和服务能力上。临床专科是医疗卫生机构服务患者的基本单元，是医院发展的根本任务，是医院服务患者的重要基础，更是推动医院高质量发展的强大引擎。临床专科能力反映了一个专科解决群众疾病问题的实力和水平，临床专科能力建设是医院建设发展的根本任务，对构建优质高效的医疗卫生服务体系和保障人民健康具有重要意义。不断提高临床专科水平，也是卫生健康行政部门一直努力的目标。在紧密型医共体背景下，医共体龙头医院作为县域卫生高质量发展的引领者，也应当基于医共体差异化错位发展战略，差异化重构专科诊疗中心，以提升龙头医院的专科能力。

一、科学评估医院临床专科能力

《"健康中国2030"规划纲要》《关于进一步完善医疗卫生服务体系的意见》《国务院办公厅关于推动公立医院高质量发展的意见》等文件明确提出要以满足重大疾病临床需求为导向加强临床专科建设，以专科发展带动诊疗能力和水平提升。2023年7月17日，国家卫生健康委印发《关于推动临床专科能力建设的指导意见》，再次指明了深化医院建设发展根本任务的重要性。

《工作方案》中也明确提出根据"十四五"时期临床专科能力建设规划相关工作要求，做好县医院临床专科发展规划，加强临床专科服务能力建设。可见，为推动县医院综合能力持续提升，助力高质量发展，临床专科建设是关键。

在医共体龙头医院专科建设中，首要问题就是对重点发展哪些专科、重点支持哪些专科、整合重构哪些专科、结构调整哪些专科的决策。要回答上述问题，就要对龙头医院的专科能力进行调查和评估。开展临床专科评估的主要目的，是提高临床专科服务能力，让患者获得高水平的专科医疗服务。2024年2月29日国家卫生健康委办公厅印发的《国家临床专科能力评估办法（试行）》（国卫办医政函〔2024〕65号）指出，临

床专科是指医疗卫生机构围绕危害人民群众健康的疾病领域，以患者为中心，以疾病诊疗为链条，通过优化内部组织形式和运行机制，融合多个传统临床科室或学科，为患者提供全流程诊疗服务的组织或平台。旨在通过评估的"指挥棒"作用，调动各方积极性，引导医疗卫生机构特别是全国二级以上医院，端正临床专科能力建设方向，紧紧围绕"临床"开展建设，不断提升相关临床专科医疗服务能力、医疗技术能力、医疗质量安全水平和医疗服务效率，保障建设成果直接惠及就医群众。

临床专科能力评估是指国家和省级卫生健康行政部门根据临床诊疗客观数据，运用评估指标和模型，对医疗卫生机构某一临床专科进行医疗能力综合评估的活动。临床专科能力评估通用指标体系，包括医疗服务能力、技术能力（含创新能力）、质量安全和服务效率4个维度。

医共体专科诊疗中心是基于医共体战略发展定位和医共体成员单位临床专科分布、综合能力和服务水平，以更好地提升临床专科能力为目的，通过对医共体内临床资源进行整合重构，建立区域化临床专科诊疗平台。其显著特点就是学科中心化、专科平台化，避免医共体成员单位之间临床专科建设同质化，以实现差异化发展和提升临床医疗服务能力，实现"1+1＞2"。

在紧密型医共体差异化重构专科诊疗中心中，临床专科能力评估更多地是基于含医院地理位置、医疗服务能力、技术能力（含创新能力）、质量安全和服务效率及医院竞争力、品牌形象、交通条件、患者口碑等的综合分析，以帮助县域医疗服务能力为核心的整合型诊疗服务中心定位和建设。评估的主要工具是SWOT分析、波士顿矩阵和国家专科能力评估通用指标。以某县为例的分析评估见图7-3、图7-4。

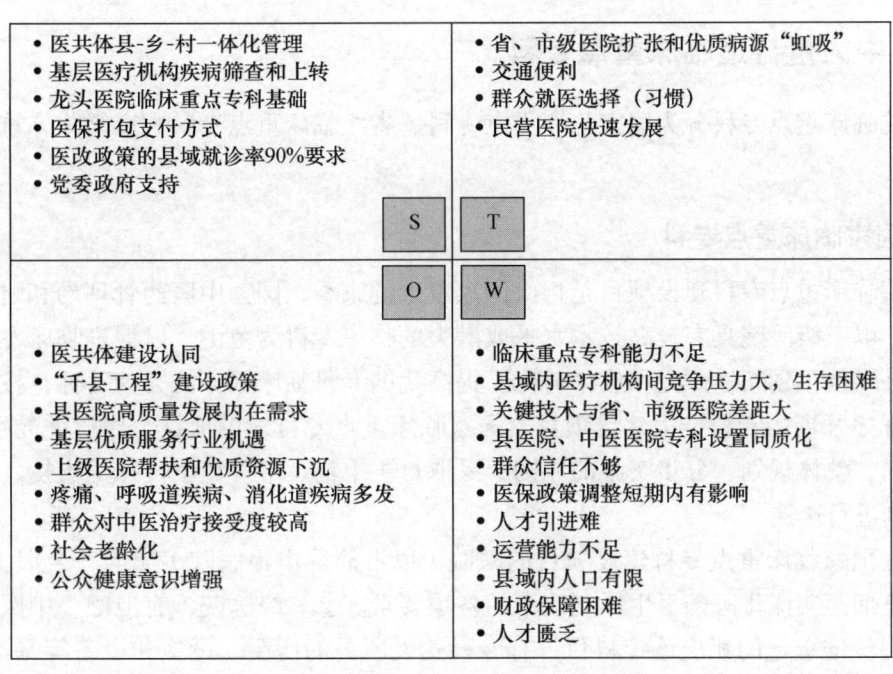

图7-3　某县医疗卫生战略环境SWOT分析

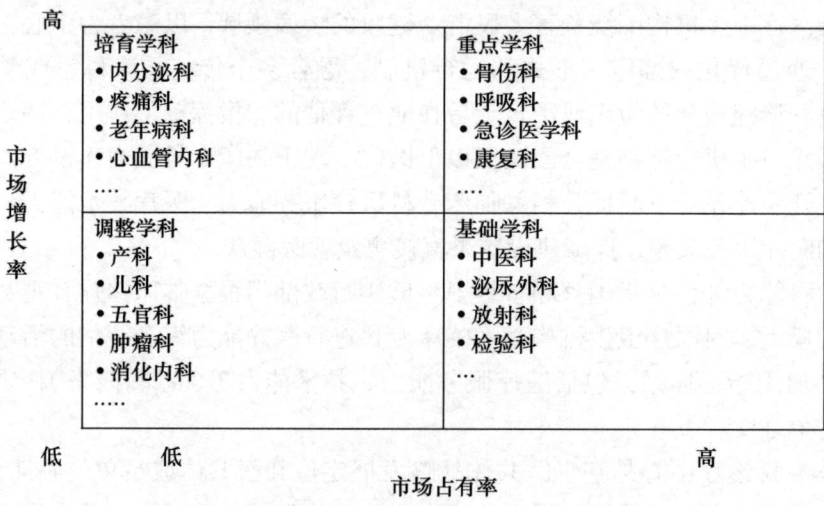

图 7-4 某县临床专科建设波士顿矩阵分析

再结合国家临床专科能力评估通用指标体系，从医疗服务能力、技术能力（含创新能力）、质量安全和服务效率 4 个维度对每个临床专科进行分析发现，该医院面临内部和外部诸多挑战。在临床专科建设方面，缺乏特色和重点，存在医疗卫生机构之间临床专科设置同质化。如何破解这一发展困局是医院和卫生健康部门需要共同思考的话题。针对县域医疗特点和临床专科分布及其能力特点，医共体龙头医院在临床专科能力提升上有 3 种主要策略：①集中力量打造临床重点专科；②资源整合重构特色诊疗中心；③补齐短板发展临床专科、专病。

二、集中力量打造临床重点专科

医院临床重点专科分为国家临床重点专科、省级临床重点专科和市级临床重点专科三大类。

1. 国家临床重点专科

国家临床重点专科建设项目是指由国家卫生健康委、国家中医药管理局和财政部共同设立，以三级医院具有较高技术水平或潜力的临床专科为范围，以促进临床专科能力建设、临床技术创新性研究和成果转化，提高我国专科临床服务能力为目标，按照一定标准和程序开展的专科能力建设项目。国家临床重点专科建设项目工作遵循鼓励先进、合理布局、整体规划、分步实施的原则，采取自主申请、平等竞争、择优支持、定期考评的机制进行遴选。

申报国家临床重点专科建设项目的医院（以下简称申报医院）应当符合以下条件：①认真贯彻落实深化医药卫生体制改革的各项要求。②三级医院，有卫健、中医药行政管理部门核准登记的相应诊疗科目，有专科建设所需的房屋、设施和设备等基本条件。③医院管理水平较高，对专科建设有具体规划、目标和管理制度，重视人才队伍建设。

④申报专科有较好的专业基础，具有较强的疑难危重症诊疗能力，或者为其他临床专科提供支撑服务的能力；临床技术先进，具备较强的临床应用转化能力、发展潜力和区域辐射能力；有稳定、结构合理的专科技术人员梯队。

自 2010 年起，国家卫生计生委组织开展国家临床重点专科建设项目评估工作，2010 年共评出 236 个建设项目，覆盖全国 31 个省（直辖市、自治区）和新疆生产建设兵团的 148 所医院。2021 年 10 月，国家卫生健康委印发《"十四五"国家临床专科能力建设规划》，提出"十四五"期间我国将实施临床重点专科"百千万工程"，在国家层面，支持各省建设不少于 750 个国家临床重点专科建设项目；在省级层面，31 个省份累计支持不少于 5000 个省级临床重点专科建设项目；在市（县）级层面，31 个省份累计支持至少 10 000 个地市级和县级临床专科能力建设项目。截至目前，中央财政已累计投入资金 25.4 亿元，在全国支持了 508 个国家临床重点专科建设项目。同时，加强对中西部地区薄弱专科建设的政策倾斜力度；加强中医优势专科建设，提升中医内涵和疗效，为开展疑难复杂疾病诊疗和高难度手术提供支撑。

从 2023 年国家临床重点专科建设项目遴选结果看，国家将重点支持各地加强心血管外科、产科、骨科、麻醉科、儿科、精神科、病理科等群众就医需求较高的专科，大力扶持包括传统内镜治疗、宫腔腹腔镜治疗、介入治疗、局部微创治疗等微创技术发展，选择致死/致残率较高及严重影响人民健康的恶性肿瘤、心脑血管疾病等重大疾病相关专科进行普惠性建设，支持相关专科在再生医学、脑科学、人工智能、生物医学等关键技术领域进行创新。

国家卫生健康委数据显示，近 10 年来，中央和地方财政共同投入 320 多亿元，支持国家、省级和市（县）级临床重点专科建设。其中，国家临床重点专科建设项目达到 2200 多个。从发展趋势上看，国家临床重点专科建设项目逐步从国家医疗中心、省级医疗中心，向市、县级医疗中心倾斜。这一趋势，也为具有显著特色和综合能力的县级医疗卫生机构带来了发展机遇。

2. 省级临床重点专科

省级临床重点专科是省级卫生行政主管部门根据本省医疗卫生发展需求，组织专家评估产生的，代表本省医疗技术和管理水平，具有医疗能力强、医疗质量高、管理规范等特点的医疗专科；在临床医疗服务体系中居于技术核心地位，也是本省医疗质量管理、人才培养和技术推广的基地。

省级重点专科申报条件各省略有差异，总体上来说，都要求医院为二级甲等以上，能独立并常规开展本专业诊疗，能力处于省内先进行列，具有独立开展省级临床重点专科诊疗技术发展相适应的实验研究能力，学科带头人能在专科发展中起领头作用并在专业领域内具有一定知名度，人才的年龄结构、知识结构、职称结构及学历结构比例合理，梯队建设完善后备，人才队伍素质较高；具备满足专科业务需要的设施和设备；有独立病区，床位数、病床使用率、住院患者比例达到一定标准；具有较强的医疗服务和医疗技术辐射能力。

从省级临床重点专科建设的要求来看，县级医院需要医生临床专科技术能力，做好人才培养，满足相应设施设备等软硬件条件。尤其是学科带头人、人才团队等也为县级医院专科建设和发展提供了明确的导向。那么，县级医院临床重点专科应该聚焦哪些方面呢？

《医院蓝皮书：中国医院竞争力报告（2023）》显示，县级医院100强上榜医院的16个专科，包括普通外科、骨科、泌尿外科、神经外科、重症医学科、妇产科、心血管内科、呼吸内科、消化内科、神经内科、肾内科、内分泌科、肿瘤内科、儿科、急诊医学科、健康管理科，上榜医院皆为三级医院。从专科层面看，神经外科、重症医学科、心血管内科、神经内科、内分泌科、肿瘤内科等是300强以后的县级医院的薄弱专科。具有较好基础的县级医院应将创建省级临床重点专科作为医院专科能力建设的重要方向，补齐短板，提升能力，打造特色重点专科。

3. 市级临床重点专科

近年来，一些市级卫生行政主管部门也重视辖区内医疗卫生机构重点专科建设，制定了《市级临床重点专科建设标准》，开展市级临床重点专科建设。市级临床重点专科根据市级单位辖区医疗卫生临床重点专科发展方向制定和遴选，对县级医院临床重点专科建设具有较强的引导性，也是县级医院创建省级临床重点专科的基础。

基础相对薄弱的县域，应当结合公立医院改革和发展要求，注重等级医院评审中专科能力和医疗服务能力要求，结合当地常见病、多发病和特色性疾病，建立特色临床重点专病诊疗，以专病诊疗能力为突破口，逐渐建立专科体系，有计划地推进，打造省、市级临床重点专科，提升县级医院的综合服务能力。

在临床重点专科建设上，县级卫生行政主管部门要给予大力支持。针对县域内关键技术和能力短板，对标分析周边医疗格局，定位好医院重点专科、专病发展方向。要注重借助省、市级医疗资源下沉外部力量，主动作为，建立专科联盟，引进紧缺专业和薄弱专科专家工作站，补齐人才和技术短板。要注重在专病方面找准定位，突出重点和特色，做"小而精"的县域专病诊疗体系，让"小专病"成为县级医院发展和解决群众就医难的重要突破口。

因此，县级医院在临床重点专科专病建设中，既要直面问题和短板，也要因地制宜制定针对性策略，有推动县域卫生高质量发展的底气和信心，在激烈的医疗市场竞争中走出符合县域卫生实际的高质量发展之路。

三、资源整合重构特色诊疗中心

县级医院临床重点专科建设是需要基础条件支撑和建设周期的，不是一朝一夕就可以实现的，基于医共体和县级医院学科、专科、专病基础进行资源整合，重构县域特色诊疗中心，也许是县域卫生特色临床学科建设的一条捷径。

在县域内专科、专病人才具有较大的局限性，属于稀缺资源。在传统的医疗卫生格局中，县域内有限的人才和技术分散在各医疗卫生机构，难以发挥人才和技术聚合优势。资源整合，重构县域专科、专病体系，是县域卫生高质量发展的内在需求。下面以某县举例。

某县常住户籍人口31万人，居民收入以蔬菜种植和出口加工为主。县内公立医院综合能力总体较弱，2022年，县人民医院业务收入1.5亿元，县中医医院异地新建业务收入7500万元。县内民营医疗发达，主要包括骨伤、妇产等专科医疗和零售药店。

2023年，该县启动"千县工程"临床服务五大中心建设。在麻醉疼痛诊疗中心建设中，经过盘点，县人民医院有5名麻醉医师，2名疼痛医师（1名主治医师，1名助理医师）；县中医医院有2名麻醉医师，1名疼痛主治医师，1名疼痛护士。两家医院均开展脊柱、关节等疾病的疼痛治疗。县内其他公立医院均无疼痛专科人才和专科护士，但两家规模较大的民营骨科医院则有2名疼痛专业医师和4名麻醉医师。麻醉疼痛诊疗中心建设由县人民医院牵头，但人才、技术，尤其是专科医生和专科护士成为中心建设的主要制约因素。经过专家调研评估，建议县人民医院、县中医医院整合麻醉、疼痛资源，组建县域麻醉疼痛诊疗中心。但该县卫健局提出不能弱化中医，未批准两家医院麻醉疼痛诊疗资源整合，也不允许两家医院的医师进行疼痛专业多点执业备案。该县麻醉疼痛诊疗中心建设陷入困境。

上述案例在"千县工程"临床服务五大中心建设中较为常见。县卫健局的担忧不无道理，在县域卫生改革与发展中，不能弱化中医，这一点无疑是符合政策要求和群众就医需求的。但就麻醉疼痛诊疗中心建设而言，县人民医院、县中医医院的人力、技术、设备、管理资源整合组建麻醉疼痛诊疗中心也不一定会削弱中医医院能力：一是按照"千县工程"要求，麻醉疼痛诊疗中心是一个以县医院麻醉、疼痛专科为基础，辐射县域的区域化、平台化中心，它不是县医院的一个临床重点专科。二是整合县人民医院、中医医院，乃至民营医院临床技术资源，组建区域化麻醉疼痛诊疗平台，核心目的是实现县域内有限的人才、技术、设备、管理等资源共享，使其发挥更大效能。三是麻醉疼痛诊疗中心专业技术人员多点执业，尤其是县人民医院、县中医医院疼痛专业技术人员整合后，将具备3名疼痛医师、1名疼痛护士。如果两家医院进一步配齐麻醉、肿瘤、中医、康复、消化等领域与疼痛相关专业技术团队，则有望在麻醉疼痛诊疗中心建设中形成MDT协作和医共体内多点执业机制，以县医院为中心依托建立县域麻醉疼痛诊疗中心，在中医医院建立中医特色的麻醉疼痛诊疗门诊或分中心，民营医疗也可以共享县域内麻醉疼痛诊疗资源强化医疗质控，不仅可以提升县域内麻醉疼痛诊疗综合诊疗和服务能力，也可以推动紧缺专科资源和人才、技术资源共享。

从上述案例中我们发现，资源整合重构县域特色诊疗中心，不仅仅是医疗卫生机构内部的事，也是县域卫生行政主管部门应该关注和研究的问题。在县域卫生改革与高质量发展中，也不能因为可能存在的风险和问题就简单地否定资源整合的价值。要在国家政策范围内，结合当地实际，通过配套机制、制度建设，采取合理的方式，不断探索和尝试破解资源分散不集中、效率不高、制约关键能力和技术提升问题。在这一过程中，卫生行政主管部门和县级医院领导者、管理者应当站在县域卫生发展和解决群众健康问题的大局，主动作为、主动担当。

要特别注意的是，在资源整合过程中，要兼顾不同医疗卫生机构的价值和利益，不能一味地追求资源整合而影响医院等级评审、便民服务。在整合过程中，重点在"整合重构"而不是"撤销重组"。眼科、口腔科、泌尿外科、皮肤科、妇产科、儿科、麻醉科、疼痛科、肿瘤科、介入科，以及医技科室等都可以采用，应当因地制宜统筹考虑。

第六节　建强县域急诊急救体系

近年来随着医学科学的发展，急诊急救医学的重要性正在被人们逐步地认识和关注。院前急救和院内急诊担负着医疗急救任务和紧急救援任务，而紧密型医共体建设的急救中心、急诊科室是完成这两项急救任务的主体。急救医疗中心和医院急诊作为急诊急救医学体系的重要组成部分，发挥着不可低估的积极作用。

一、急诊急救体系建设背景

我国急诊医学始于20世纪80年代。医学技术的进步和社会需求的增加，极大地促进了我国急诊医学的发展。经历30余年、几代急诊人的努力与奋斗，我国建立了较为完善的院前急救—院内急诊—急危重症监护的急诊医疗体系，科室规模与专业人员数量已经发展到一定程度。2009年颁布的《急诊科建设与管理指南（试行）》，不仅从制度上规范了人员的准入、设备的配备及区域的布局，尤其强调急诊重症监护病房的建设，使急危重症序贯救治成为可能，也标志着急诊从功能科室向专业学科蜕变。

2018年1月4日，国家卫生计生委发布《关于印发进一步改善医疗服务行动计划（2018—2020年）的通知》，明确在地级市和县的区域内，符合条件的医疗卫生机构建立卒中中心、胸痛中心、创伤中心、危重孕产妇救治中心、危重儿童和新生儿救治中心。此后，由陈玉国教授、吕传柱教授牵头发起的"急诊急救大平台"建设，以急诊急救大联盟和急诊专科医联体为抓手，整合全国的急诊医疗资源，落实国家的"分级诊疗"与"五大中心建设"规划，急诊医学的发展也迎来了快速发展的好时机。

2018年7月2日，国家卫生健康委医政医管局发布《关于进一步提升创伤救治能力的通知》。至此不到两年时间，国家卫健委连发6文，推动全国范围内与急诊急救体系相关的五大医疗中心建设。

此后短短几年内，"五大中心"如雨后春笋般建成，数量超过1.4万个，其中卒中中心建成2000多家，胸痛中心建成5000多家，为各个城市组成了急救的"生命之网"。

为进一步改善医疗服务，国家卫生健康委发布的《关于印发2019年深入落实进一步改善医疗服务行动计划重点工作方案的通知》指出，要继续优化急诊急救服务。建立院前医疗急救中心（站）与院内急诊的信息共享机制，力争到2020年，各地逐步建立起基于"五大中心"的急危重症患者救治体系和院前院内信息共享网络，实现急危重症患者医疗救治快速、高效、高质量。鼓励有条件的地方整合资源，探索开展有医疗服务需求的非院前医疗急救患者的转运服务，加强相关工作管理，保证医疗质量和安全。在乡镇卫生院等基层医疗卫生机构急诊急救体系建设中，依托"优质服务基层行"活动、胸痛和卒中救治单元建设，部分基层卫生院的急诊急救能力得到提升。但从"县级强"转到"县域强"，才是中国县域医共体建设的根本目标。

二、县域医共体急诊急救体系建设标准

2020年5月，由中国县级医院急诊联盟组织编写的"县域医共体急救体系建设规范专家共识"在《中华急诊医学》杂志上发表。这是我国首个县域医共体急救体系建设规范专家共识，包括总体要求、基本职责、制度建设、服务标准、持续改进5个部分。

"县域医共体急救体系建设规范专家共识"倡导建设医共体急诊急救大平台，县-乡-村三级医疗卫生机构急救一体化，积极实施社会急救—院前急救—院内急诊—EICU的县域急救新模式。对医共体牵头单位、成员单位、村卫生室、急救点联动机制等给予明确规定。在服务标准上，提出社会急救、院前急救、院内急救、急诊急救大平台、急诊重症监护、转运、衔接管理、信息管理、应急救援、质量管理等具体的标准要求。它以急诊患者需求为导向，在县-乡-村三级医疗网的基础上，通过医共体急诊急救资源的整合与利用，编织县域内快速、高效、全覆盖的急危重症救治网，畅通医疗救治绿色通道，构建同质化、规范化、信息化急救体系，为急危重症患者提供及时、规范、有效的急救服务。

随后，《中华急诊医学杂志》2021年12月第30卷第12期，发表的中国县级医院急诊联盟等制定的"中国县域医共体急诊急救大平台建设规范专家共识"指出，县域医共体急诊急救大平台是由县域内院前急救体系和医共体组成。医共体由牵头单位及成员单位构成。牵头单位包括核心医院和牵头医院，成员单位包括乡镇卫生院和村卫生室。核心医院是县域内最具急诊医学学科优势的综合医院，核心医院急诊科作为县域医共体急诊急救大平台的基地，统筹管理县域急诊急救医疗资源，实现120院前急救-院内急诊-重症监护-急诊病房-社会急救闭环管理，在多学科高效协作救治模式下，各医共体牵头单位和成员单位急诊医学科应努力做到无缝衔接院前院内快速通道和五大中心核心通道，并将加强信息化建设作为大平台建设的重要内容之一，打通不同等级医院的信息化差异，实现真正"一纵一横一能力"平台化管理。县域医共体急诊急救大平台总体上来说是"一纵一横一能力"的体系建设："一纵"即纵向设计，依托信息化网络平台，考核"从呼叫到确切治疗的时间"，要求实现县域内各类急危重症救治流程的规范化、同质化；"一横"即横向设计、"零通道"建设理念、MDT、多系统资源协同管理；"一能力"即县域内急危重症综合救治能力的提升。

"中国县域医共体急诊急救大平台建设规范专家共识"强调，核心医院为县域内所

有医共体中最具急诊医学学科优势的综合医院；牵头医院为各医共体中代表医共体所在区域最高医疗水平的医院，核心医院也是牵头医院之一；成员单位为医共体区域内的各乡镇卫生院及其下属的村卫生室；云急救为核心医院通过信息化手段对各成员单位救治现场、120救护车实行线上互动及实时指导。其中，医共体牵头单位是医共体急诊急救大平台主基地，是急危重症救治主要接收医院，其急诊科除达到基本标准要求外，还应具备胸痛、卒中等急危重症急救处置能力。医共体成员单位在急救体系建设中起承上启下作用，急诊科（室）至少配备一个急救复苏单元，能提供"24小时×7天"连贯性的急诊医疗服务。遵循"快速、优质、高效"原则，对急危重症患者及时实施接诊评估、完善相关检查和施行规范化的救治。

2021年10月，国家卫生健康委印发的《工作方案》，要求建强急诊急救五大中心。进一步强化胸痛、卒中、创伤、危重孕产妇救治、危重儿童和新生儿救治急诊急救五大中心，优化资源配置，完善管理制度和流程，落实诊疗规范。完善急救网络，建设实时交互智能平台，实现患者信息院前院内共享，提升抢救与转运能力，为患者提供医疗救治绿色通道和一体化综合救治服务，提升重大急性病医疗救治质量和效率。

此外，作为县域基层医疗的主要构成部分，乡、村两级医疗卫生机构是直接面对群众、进行急诊急救工作的基层"守门人"，在卒中、胸痛等急诊急救，以及食物、农药等中毒和传染病防治、救治方面承担着重要的作用，但能力亟待提升。加强和完善县域医共体急诊急救体系建设，也是医共体资源下沉、落实分级诊疗的重要内容。

三、牵头建强县域急诊急救能力的原因

人的思想认识有时候容易走入将简单问题复杂化的认知误区。在了解到由县级医院牵头组建县域急诊急救中心或牵头加强县域急诊急救体系建设时，有人会产生如下疑问：县级医院为什么要牵头组建急诊急救中心？为什么要牵头搭建县域急诊急救平台？资金从哪里来？为什么要帮助基层卫生院建强急诊急救体系？基层卫生院的能力变强了，会不会影响县级医院门急诊和住院的患者人数？这些问题从本质上可归结为两个问题：一是县级医院牵头建强县域急诊急救能力的原因是什么；二是县域急诊急救能力如何变强，并实现县-乡-村三级医疗协同和高质量发展。

据《2021年中国卫生健康统计年鉴》显示，2020年医疗卫生机构分科门急诊人次构成中，全国门急诊人次为52.8082亿，急诊医学科占比3.75%，排名第8位，说明急诊医学科依旧是群众看病的主要科室。2020年城市居民主要疾病死亡率排名前10位的是恶性肿瘤、心脏病、脑血管疾病、呼吸系统疾病、损伤和中毒等外部原因、内分泌、营养和代谢性疾病、消化系统疾病、神经系统疾病、泌尿生殖系统疾病和其他疾病；农村居民主要疾病死亡率排名前12位的是心脏病、脑血管疾病、恶性肿瘤、呼吸系统疾病、损伤和中毒外部原因、营养和代谢性疾病、消化系统疾病、神经系统疾病、泌尿生殖系统疾病、传染病、精神障碍、肌肉骨骼和结缔组织疾病。上述疾病也是县级医院和基层医疗卫生机构诊治的常见病，因此，卒中、胸痛、呼吸系统疾病和损伤、中毒等外

部原因的急诊急救能力,既是急危重症救治的重点,也是县域医疗卫生机构诊疗能力的直接体现。

随着县、乡两级医疗卫生机构急诊能力的加强和医保政策的调整,尤其是基层医疗卫生机构急诊医学能力提升,县级医院门急诊量会出现结构性下滑,主要是呼吸系统、消化系统、老年慢性病等常见病、多发病的诊疗。与此同时,随着基层医疗卫生机构急危重症早期识别能力提高、双向转诊机制建立和居民健康意识提升,基层医疗卫生机构在全科医疗、急诊医学中疾病早期发现能力提升,具有一定诊疗难度的优质患者将进一步被早期发现并转诊或推介到县级医院专科。县级医院专科门诊量将呈现结构性增加,尤其是急危重症门诊量。这一现象是改革引起的阶段性的、结构性调整所致。这一变化也要求县级医院要进一步加强专科、专病和急危重症救治能力建设,回归县域医疗中心功能定位。县级医院和基层医疗卫生机构在这一改革变局中将实现"双赢"。

四、建强县域急诊急救能力的主要途径

为了建强县域急诊急救体系,需要从多个方面进行考虑和规划。

1. 加强政策与资源配置

卫生行政主管部门应发布急救体系建设相关政策文件、明确实施路径,依托县域医院为主体和乡镇卫生院为网点,构建高效、快速的急救网络建设。持续加强胸痛、卒中、创伤、危重孕产妇救治、危重儿童和新生儿救治五大中心建设,实现五大专业急救中心县域全覆盖,努力构建多学科联合、信息共享、区域协同的急诊急救诊疗平台,提高急危重症医疗救治能力。

2. 建立立体化急救网络

建立覆盖县-乡-村的县域急救信息平台,实现院前急救数据信息的实时共享。加强城乡一体急诊急救体系建设,推进以农村地区为重点的120院前急救体系建设,不断扩大急救服务网点,缩短急救半径。推进急诊重症监护室(emergency intensive care unit,EICU)规范化建设与管理,提高急救专业队伍业务能力,提升急危重症抢救成功率。加强各级急救中心(站)信息化调度系统建设,将院前医疗急救数据与居民电子健康档案、医院急诊信息系统互联互通,实现院前、院内衔接智能化。例如,湖南省宁乡市通过建立"1+5+N"急救网络,实现急救网格化、指挥可视化、调度智能化、运行信息化、急救立体化、对接一体化,从而提升了基层医疗卫生机构急诊急救能力。

3. 缩短急救响应时间

缩短急救响应时间对于提高救治成功率至关重要。医共体、医联体应综合考量服务人口、疾病病种、急救医疗资源、地理环境、交通状况等因素,因地制宜优化创新急救网络运行模式。以120院前急救体系为依托,设立县-乡-村三级急救载体,打造"群众身边的急救圈",实现县-乡-村三级医疗卫生机构急诊急救的"同步启动、上下联动、

实时互动、同质行动",有效缩短农村急救反应时间。

4. 设备与药品配置

加大投入更新完善救护车设备,使其满足急危重症救治需求,配齐心电图机、心电监护仪、除颤仪、呼吸机等急救设备等,并配备必需药品。注重救护车、急救设备等维护保养,确保急救设备随时处于最佳运行状态。

5. 加强人才培训与队伍建设

基层卫生院、村卫生室的急诊能力和急危重症早期识别能力是高效运营的县域急诊急救体系的基础。龙头医院应根据医共体区域卫生发展规划选派急诊医生下沉基层卫生院,开展人员专业技能培训,提升院前基础救治能力。通过线上线下相结合、集中培训、上级带教、驻院学习、模拟演练等方式,加强乡、村医生急救专业技能培训,推广有效诊疗技术。建立高效的团队协作和管理体系,确保在紧急情况下能够迅速有效地进行救治。实行急救患者红区、黄区、绿区分区管理,遵循从重到轻、合理安排患者就诊顺序,优先处理病情较重患者。120 急救中心、急诊急救医生要走出办公室,组织开展急救"六进"活动,普及居民急救知识,提高居民急救意识和急救处置能力。

6. 提升龙头医院急诊急救能力

县域医共体龙头医院是县域急诊急救体系的核心。一要持续加强五大急诊急救中心建设,提升其能力,尤其是要提升关键技术和急危重症救治能力。二要改善县级医院发热门诊、急诊部、住院部、医技科室等业务用房条件,更新换代医疗装备,完善停车、医疗废弃物和污水处理等后勤保障设施,提升医院诊疗环境。三要提高县级医院传染病检测和诊治能力,重点加强感染性疾病科和相对独立的传染病病区建设,完善检验检测仪器设备配置,提高快速检测和诊治水平。四要建设可转换病区,扩增重症监护病区(ICU,含相关专科重症病房)床位,一般按照编制床位的 2%～5% 设置重症监护病床。在无疫情发生时它们可作为一般病床,按照不同规模和功能,配置呼吸机等必要医疗设备,发生重大疫情时可立即转换。五要加强分级诊疗管理,引导非急诊类常见病在基层卫生院诊疗,优化龙头医院急诊医疗资源配置;开设全科医学门诊,引导非急诊急救患者有序就医。

建设覆盖县-乡-村三级医疗卫生机构的急诊急救体系势必会增加县-乡-村三级医疗卫生机构的急救设备、人力资源、基础设施和信息化投入,卫生行政主管部门应当统筹考虑区域卫生发展的需求,将县域急诊急救能力建设纳入县域卫生健康工作规划;财政部门应当予以适当支持;医共体各级医疗卫生机构也要共同投入解决建设资金难题。

第八章

医共体中医医院发展

随着人们健康意识,特别是在预防保健以及慢病管理等方面的意识不断增强,中医药因其"简""便""验""廉"的独特优势受到广泛的欢迎。中医药在重大疫情防控中发挥的独特作用,也让越来越多的人开始关注中医药、关注中医医院的建设与发展。

《"健康中国2030"规划纲要》提出,要努力实现从"以治病为中心"向"以健康为中心"的转变。中医药在老年慢性病、儿科和妇科疾病、肿瘤等的治疗,临终关怀、医养结合、医防融合的舒适医疗中具有显著的优势。

但由于种种原因,县级中医医院在发展中受到诸多挑战。在紧密型医共体背景下,在医共体差异化错位发展战略指引下,中医医疗应该扮演什么样的角色?怎样才能既建强紧密型医共体龙头又不弱化中医?如何整合资源,发挥中医药特色和优势?如何重构紧密型医共体中医医院和中医医疗体系?这些问题不仅仅关系到县级中医医院的前途与命运,也关系到基层中医药事业的发展。

扬长避短,中西协同,重构县域中医药发展新体系,是紧密型医共体县域中医药高质量发展的必由之路。

第一节　县级中医医院发展的机遇与挑战

县级中医医院在我国医疗体系中占据着重要的位置，它们不仅是县域内居民的基本医疗服务提供者，也是推动中医药事业发展的重要力量。随着新医改的不断深入，县级中医医院面临着新的发展机遇，同时也面临着诸多挑战。

一、县级中医医院发展的机遇

1. 中医药发展政策机遇

党的十八大以来，以习近平同志为核心的党中央把中医药工作摆在突出位置，多次做出重要指示、批示，为新时代中药传承创新发展指明了方向。国家高度重视中医药领域传承发展，出台多个贯穿中医药产业链的上游、中游、下游的政策。政策的连贯性和支持力度前所未有，强调中西医结合，扶持与规范并举，传承与创新并进，建立健全的服务体系和完善的管理机制，大力推动中医药事业高质量发展。2018—2023年中医药发展顶层设计重点政策见表8-1。

表8-1　2018—2023年中医药发展顶层设计重点政策

时间、政策名称	主要内容
2023.02《中医药振兴发展重大工程实施方案》	到2025年实现：优质高效中医药服务体系加快建设，中医药防病治病水平明显提升，中西医结合服务能力显著增强，中医药科技创新能力显著提高，高素质中医药人才队伍逐步壮大，中药质量不断提升，中医药文化大力弘扬，中医药国际影响力进一步提升，符合中医药特点的体制机制和政策体系不断完善，中医药振兴发展取得明显进展，中医药成为全面推进健康中国建设的重要支撑
2022.12《扩大内需战略规划纲要（2022—2035年）》	积极发展中医药事业，大力增加高质量的中医医疗、养生保健、康复、健康旅游等服务
2022.08《公立中医医院高质量发展评价指标（试行）》	包含党建引领、能力提升、结构优化、创新增效、文化聚力5个维度24个指标。将中医医师规范化培训制度落实效果、住院手术患者围术期中医治疗比例、中药饮片使用率、以中医为主治疗的出院患者比例、中医类别执业（助理）医师占比、每百名卫生技术人员中医药科研项目经费等纳入考核范围
2022.03《"十四五"中医药发展规划》	①提升中医医院、中医机构、公立医院中医床位数量；②鼓励有资质的中医专业技术人员开办中医诊所；③坚持中西医并重及中西医结合，加强中医救治能力建设，促进中医药在新发突发传染病防治中发挥更大作用；④加强中药资源保护与利用，加强道地药材生产管理；⑤加强中医药传承保护，加强重点领域攻关，促进科技成果转化；⑥医疗卫生机构炮制使用的中药饮片、中药制剂实行自主定价，符合条件的按程序纳入基本医疗保险支付范围

(续表)

时间、政策名称	主要内容
2021.12《推进中医药高质量融入共建"一带一路"发展规划（2021—2025年）》	深化全球卫生治理、医疗卫生、科技创新、国际贸易、健康产业、区域国际、教育、文化交流合作，构建传统医学合作伙伴关系、增加优质中医药服务供给、塑造中医药发展新优势、扩大中医药发展规模、加强中医药国际人才队伍建设、增强中医药影响力
2021.02《关于加快中医药特色发展的若干政策措施》	进一步落实《中共中央、国务院关于促进中医药传承创新发展的意见》和全国中医药大会部署，遵循中医药发展规律，认真总结中医药防治COVID-19经验做法，推动中医药和西医药相互补充、协调发展
2020.12《国家药监局关于促进中药传承创新发展的实施意见》	提出20条具体措施，涵盖了中药审评审批、研制创新、安全性研究、质量源头管理、生产质量控制、上市后监管、品种保护、中药的法规标准体系等内容
2019.10《中共中央、国务院关于促进中医药传承创新发展的意见》	健全中医药服务体系，发挥中医药在维护和促进人民健康中的独特作用，大力推动中药质量提升和产业高质量发展，加强中医药人才队伍建设，促进中医药传承与开放创新发展，改革完善中医药管理体制机制
2019.12《中华人民共和国基本医疗卫生与健康促进法》	国家大力发展中医药事业，坚持中西医并重、传承与创新相结合，发挥中医药在医疗卫生与健康事业中的独特作用

此外，2016—2023年国家中医药管理局、国家卫生健康委、国家药监局和中共中央、国务院颁布了一系列推动中医药发展的利好政策（表8-2）。

表8-2　2016—2023年国家中医药相关利好政策

序号	发布年份	发文单位	文件名	关键词
1	2016	国家中医药管理局	《国家中医药管理局关于印发中医药人才发展"十三五"规划的通知》	中医药人才发展
2	2016	国家中医药管理局	《国家中医药管理局关于印发中医中药中国行——中医药健康文化推进行动实施方案（2016—2020）的通知》	中医药健康文化
3	2017	国家中医药管理局办公室	《国家中医药管理局办公室关于对"古代经典名方目录制定的遴选范围和遴选原则"征求意见的通知》	古代经典名方目录制定
4	2017	国家中医药管理局	《国家中医药管理局关于印发〈中医药传承与创新"百千万"人才工程（岐黄工程）实施方案〉的通知》	中医药传承与创新人才工程
5	2017	国家中医药管理局办公室等	《国家中医药管理局办公室、国家卫生计生委办公厅关于印发中医医疗技术相关性感染预防与控制指南（试行）的通知》	中医医疗技术相关感染预防与控制指南
6	2017	国家中医药管理局办公室等	《国家卫生计生委办公厅、国家中医药管理局办公室关于加强中医药地方性法规及制度建设的通知》	中医药地方性法规制度建设

（续表）

序号	发布年份	发文单位	文件名	关键词
7	2017	国家中医药管理局办公室	《国家中医药管理局办公室关于进一步落实中医中药中国行——中医药健康文化推进行动有关工作的通知》	中医药健康文化推进行动
8	2017	国家中医药管理局等	《教育部、国家中医药管理局关于医教协同深化中医药教育改革与发展的指导意见》	医教协同深化中医药教育改革与发展
9	2017	国家中医药管理局办公室	《国家中医药管理局办公室关于征求三级中医骨伤医院评审标准有关文件意见的通知》	三级中医骨伤医院评审标准
10	2017	国家中医药管理局等	《卫生计生委、中医药局关于印发中医诊所基本标准和中医（综合）诊所基本标准的通知》	中医诊所基本标准和中医（综合）诊所基本标准
11	2017	国家中医药管理局	《中医药局关于推进中医药健康服务与互联网融合发展的指导意见》	推进中医药健康服务与互联网融合发展
12	2017	国家中医药管理局	《国家中医药管理局关于印发〈中医药传承与创新"百千万"人才工程（岐黄工程）资金管理暂行办法〉和〈第四次全国中药资源普查资金管理暂行办法〉的通知》	中医药传承创新与重要资源普查资金管理
13	2018	国家中医药管理局	《国家中医药管理局关于印发〈国医大师、全国名中医学术传承管理暂行办法〉的通知》	国医大师、全国名中医学术传承管理
14	2018	国家中医药管理局等	《国家中医药管理局办公室、国家卫生计生委办公厅、中央军委后勤保障部卫生局关于开展重大疑难疾病中西医临床协作试点工作的通知》	开展重大疑难疾病中西医临床协作试点
15	2018	国家中医药管理局	《关于印发〈中医中药中国行——中医药健康文化推进行动2018年活动方案〉的通知》	中医药健康文化推进
16	2018	国家中医药管理局	《国家中医药管理局办公室关于开展国家中医药领军人才支持计划——岐黄学者申报推荐工作的通知》	国家中医药领军人才支持计划
17	2018	国家中医药管理局等	《国家中医药管理局、科技部关于印发〈关于加强中医药健康服务科技创新的指导意见〉》	加强中医药健康服务科技创新
18	2018	国家中医药管理局等	《关于开展三级医院对口帮扶贫困县中医医院远程医疗开展有关情况调查的通知》	三级医院对口帮扶贫困县中医医院远程医疗
19	2018	国家中医药管理局等	《关于加强新时代少数民族医药工作的若干意见》	加强新时代少数民族医药工作

(续表)

序号	发布年份	发文单位	文件名	关键词
20	2018	国家中医药管理局办公室	《国家中医药管理局办公室关于印发县级中医医院医疗服务能力基本标准和推荐标准（试行）的通知》	县级中医医院医疗服务能力基本标准和推荐标准
21	2019	国家中医药管理局等	《国家中医药管理局、科技部、工业和信息化部国家卫生健康委员会关于印发〈关于加强中医医疗器械科技创新的指导意见〉的通知》	加强中医医疗器械科技创新
22	2019	国家中医药管理局办公室	《国家中医药管理局办公室关于征求〈中医医院信息化建设基本规范（修订）（征求意见稿）〉和〈中医医院信息系统基本功能规范（修订）（征求意见稿）〉意见的函》	中医医院信息化建设
23	2019	国家中医药管理局办公室	《国家中医药管理局办公室关于印发〈全国中医药文化宣传教育基地管理暂行办法〉及〈全国中医药文化宣传教育基地基本标准（2019版）〉的通知》	全国中医药文化宣传教育基地建设标准
24	2019	中共中央、国务院	《中共中央、国务院关于促进中医药传承创新发展的意见》	促进中医药传承创新发展
25	2019	国务院中医药工作部际联席会议办公室	《关于印发〈中共中央、国务院关于促进中医药传承创新发展的意见〉重点任务分工方案的通知》	促进中医药传承创新发展
26	2020	国家中医药管理局办公室	《国家中医药管理局办公室关于印发公立中医医院章程范本的通知》	印发公立中医医院章程范本
27	2020	国家中医药管理局办公室	《国家中医药管理局办公室关于推进中医药传承创新工程重点中医医院中医经典病房建设与管理的通知》	推进中医药传承创新工程重点中医医院中医经典病房建设与管理
28	2020	国家中医药管理局等	《国家中医药管理局、国家卫生健康委员会关于印发〈中医病症分类与代码〉和〈中医临床诊疗术语〉的通知》	中医病症分类与代码和中医临床诊疗术语
29	2020	国家中医药管理局等	《教育部、国家卫生健康委、国家中医药管理局关于深化医教研协同进一步推动中医药教育改革与高质量发展的实施意见》	推动中医药教育改革与高质量发展
30	2021	国家药监局	《国家药监局关于发布〈中药配方颗粒质量控制与标准制定技术要求〉的通告》	中药配方颗粒质量控制与标准制定技术要求
31	2021	国务院办公厅	《国务院办公厅印发关于加快中医药特色发展若干政策措施的通知》	加快中医药特色发展政策措施
32	2021	国家中医药管理局等	《关于印发推进妇幼健康领域中医药工作实施方案（2021—2025年）的通知》	推进妇幼健康领域中医药工作

（续表）

序号	发布年份	发文单位	文件名	关键词
33	2021	国家中医药管理局等	《关于进一步加强综合医院中医药工作推动中西医协同发展的意见》	加强综合医院中医药工作，推动中西医协同发展
34	2021	国家中医药管理局等	《国家医疗保障局、国家中医药管理局关于医保支持中医药传承创新发展的指导意见》	医保支持中医药传承创新发展
35	2021	国家中医药管理局	《国家中医院管理局推进"一带一路"建设工作领导小组办公室关于印发〈推进中医药高质量融入共建"一带一路"发展规划（2021—2025年）的通知〉》	推进中医药传承创新发展
36	2022	国务院办公厅	《国务院办公厅关于印发"十四五"中医药发展规划的通知》	"十四五"中医药发展规划
37	2022	国家中医药管理局等	《国家中医药局、教育部、人力资源社会保障部、国家卫生健康委关于加强新时代中医药人才工作的意见》	加强新时代中医药人才工作
38	2022	国家中医药管理局	《国家中医药管理局关于印发〈"十四五"中医药人才发展规划〉的通知》	"十四五"中医药人才发展规划
39	2022	国家中医药管理局	《国家中医药管理局关于印发〈中医药统计工作管理办法（试行）的通知〉》	中医药统计工作管理办法
40	2022	国家中医药管理局	《国家中医药管理局关于印发"十四五"中医药信息化发展规划的通知》	"十四五"中医药信息化发展规划
41	2023	国务院办公厅	《国务院办公厅关于印发中医药振兴发展重大工程实施方案的通知》	中医药振兴发展重大工程实施方案
42	2023	国家中医药管理局综合司	《国家中医药管理局综合司关于印发公立中医医院高质量发展评价指标（试行）操作手册（2023版）的通知》	公立中医医院高质量发展评价指标
43	2023	国家卫生健康委办公厅	《国家卫生健康委办公厅关于印发康复治疗专业人员培训大纲（2023年版）的通知》	康复治疗专业人员培训
44	2023	国家中医药管理局	《国家中医药管理局关于印发〈中医药专业技术人员师承教育管理办法〉的通知》	中医药专业技术人员师承教育管理
45	2024	国家中医药管理局等	《国家中医药局、国家卫生健康委、教育部关于印发中医医师规范化培训实施办法等文件的通知》	中医医师规范化培训实施办法
46	2024	国家中医药管理局	《国家中医药管理局关于印发〈中医药科技成果登记管理办法（修订）〉的通知》	中医药科技成果登记管理
47	2024	国家中医药管理局等	《国家中医药管理局、国家数据局关于印发〈关于促进数字中医药发展的若干意见〉的通知》	促进数字中医药发展
48	2024	国家中医药管理局	《国家中医药管理局关于印发〈中医药标准化行动计划（2024—2026年）〉的通知》	中医药标准化行动计划

国家发展改革委与相关部门共同印发《"十四五"优质高效医疗卫生服务体系建设实施方案》提出，支持国家区域中医医疗中心、国家中医药传承创新中心、国家中医疫病防治基地、中医特色重点医院等专项建设。

数据显示，截至2022年底，全国中医类医院共计5862个，占全国同类机构的15.85%；床位125.8万张，占全国同类机构的16.42%；诊疗量达6.92亿人次，占全国同类机构的18.10%。2019年以来，已批复的125个国家区域医疗中心建设项目中，中医项目共27个，占比21.6%。在发挥中医药独特作用方面，预计在全国建设1000个中医优势专科，2022年已争取中央财政支持250个开展建设。启动中医药康复服务能力提升工程，已在全国建设49家中医康复示范中心，制定或优化康复方案341项。

针对近年来地市级中医类医院建设基础薄弱问题，国家中医药管理局会同国家发展改革委启动以地市级三级中医医院为主的中医特色重点医院建设，138所中医医院纳入项目建设储备库。依托中医特色重点医院项目建设，以中医特色突出、临床疗效显著的专科专病为核心，做优做强中医优势专科，以名医、名科、名药带动医院特色发展。在全国范围内择优遴选建设国家中医优势专科，通过加强基础设施条件和专科内涵建设，着力破解制约中医专科发展的关键问题，提高中医临床疗效和重大疑难疾病的诊疗水平，提升综合服务能力。要求县级中医医院同时重点加强内科、外科、妇科、儿科、针灸、推拿、骨伤、肿瘤等中医特色专科和临床薄弱专科、医技科室建设，提高中医优势病种诊疗能力和综合服务能力。这一系列谋求全面提升县级医院综合服务能力的安排，为县级医院发展带来了重大机遇。

2. 人口老龄化呼唤医养结合

人口老龄化是指人口生育率降低和人均寿命延长导致的总人口中因年轻人口数量减少、年长人口数量增加而导致的老年人口比例相应增长的动态。

国际上通常认为，当一个国家或地区60岁以上老年人口占人口总数的10%，或65岁以上老年人口占人口总数的7%，即意味着这个国家或地区的人口处于老龄化社会。我国自2000年已进入老龄化社会。有关数据显示，2014年以来，中国60岁及以上人口呈增长趋势。2021年末，中国0～15岁人口为26 302万人，较2020年减少528万人，占中国人口的18.6%；16～59岁人口为88 222万人，较2020年增加247万人，占62.5%；60岁及以上人口为26 736万人，较2020年增加329万人，占18.9%；65岁及以上人口为20 056万人，较2020年增加992万人，占14.2%。

我国老龄化表现出程度高、增长快、高龄化、不均衡、抚养重的特征。老龄化带来了一些新挑战，社会负担加重，社会文化福利事业的发展与人口老龄化不适应，家庭养老功能减弱，老年人对医疗保健、生活服务的需求突出。因此，急需发展医养结合，实现"有病治病、无病疗养"的养老保障新模式。

目前，我国养老大多数还是"医养分离"，养老院里的老人经常要奔波于家庭、养老院和医院之间，不仅得不到及时救治，还给家人和社会造成极大负担。由于养老院无法提供专业化的康复护理服务，也造成许多老人将医院当成"养老院"的情况，即使病治好了，也不想出院，形成严重的"压床"现象，造成医院有限的医疗资源浪费。

如果，医疗卫生机构牵手养老机构建立医养联盟，打通了养老机构与医院之间资源割裂的状态，可以形成双赢甚至多赢的局面：养老机构可以整合医院的医疗资源，提高为老人服务的能力，医院可以树立社会公益形象，扩大自身的影响力及医疗服务的覆盖面；老人老有所医和老有所养，可以减轻老人亲属及子女的精神压力和经济负担，让他们将精力更多地投入到学习和工作之中。而中医医疗特色则在医养结合、临终关怀、老年病科建设中彰显了独特的魅力和优势。

按照2017年2月《国务院关于印发"十三五"国家老龄事业发展和养老体系建设规划的通知》（国发〔2017〕13号）指出，在发展老年医疗与康复护理服务方面，要加强老年康复医院、护理院、临终关怀机构和综合医院老年病科建设。到2020年，35%以上的二级以上综合医院设立老年病科。所有二级以上中医医院均要与养老机构开展不同形式的合作，有条件地开设老年病科，增加老年病科病床数量，开展老年病、慢性病防治和康复护理，为老年人就医提供优先优惠服务。鼓励和支持中医医院通过特许经营等方式，以品牌、技术、人才、管理等优势资源与社会资本开展合作，新建、托管、协作举办中医药特色医养结合机构。支持中医医疗卫生机构将中医药服务延伸至社区和家庭，开展上门服务、健康查体、保健咨询等服务。鼓励中医医师在养老机构提供中医诊疗、养生保健等服务。建设一批医养结合示范基地。通过建设医疗养老联合体等多种方式，整合医疗、康复、养老和护理资源。大力开发中医药与养老服务结合的系列服务产品。上述政策为县级中医医院学科建设指明了方向，也为县级中医医院和基层医疗卫生机构的中医特色服务开展奠定了政策基础。

3. 中医药在慢病防治中的独特优势

老龄化社会的到来，将带来巨量的医药消费市场。老龄化和非传染性慢性疾病的叠加医药消费，是行业重大的发展机遇。我国目前非传染性慢性疾病总体呈现出发病率、致残率、致死率高，而知晓率、治疗率、控制率低的"三高三低"现象。老龄化和慢性病增多叠加，使中医药的振兴发展进入了一个前所未有的机遇期。随着人口老龄化进程加快，患有心脑血管、慢性呼吸系统、骨骼系统等疾病的人群持续攀升，医疗消费需求急剧增加。《中国心血管病健康和疾病报告2021》中提到，中国心血管疾病患病率处于持续上升阶段，其中脑卒中患者有1300万，冠心病1139万，心力衰竭890万，肺源性心脏病500万，心房颤动487万，风湿性心脏病250万，先天性心脏病200万，下肢动脉疾病4530万，高血压2.45亿。

与西医不同，扎根于中国本土的中医药在文化认同、治疗机制、治疗效果等方面具有更适宜慢性病防治与康复的特点，同时针对慢性病具有独特的治疗优势。在老龄化社会中需求广泛的慢性病预防和康复方面将发挥重要功能，为促进人民健康发挥积极作用。

4. 中医药治未病独特优势

2017年02月21日《科技日报》的报道"慢性病呈年轻化趋势，防治工作慢不得"

指出，慢性病无疑是危害我国居民健康的"头号杀手"。中国工程院院士王陇德在此前举行的"行为评估与健康干预"科普论坛上表示，我国慢性病发病形势严峻，据估计未来20年里，中国慢性病发病人数还会增长2~3倍，且呈年轻化趋势，防治工作慢不得。

因当代年轻人工作压力大、睡眠不足、有不良饮食习惯、缺乏运动等，导致慢性病发病趋于年轻化。大数据分析显示，我国居民慢性病增多和患者年轻化趋势明显，慢性病多发科室的患者人数达到了总患者人数的三成以上。肿瘤、脑卒中、高血压、心脑血管病、糖尿病等疾病开始向更年轻的群体蔓延。遗传因素加环境的影响导致家庭慢性病聚集。有53.2%的被访者家人患有慢性病，其中13.9%的被访者家庭成员中有多人患有慢性病。

预防为主是我国新时代卫生与健康工作方针之一，这与中医治未病理念一脉相承。实践证明，坚持预防为主，加强防治结合，对于推动卫生健康事业高质量发展具有重要意义。治未病理念包含"未病先防"和"既病防变"两个方面，强调通过预防保健，防止疾病的发生、发展与转变。中医药在治未病方面具有独特优势，包括食疗、膏方、针灸、推拿、拔罐、穴位敷贴等手段。

5. 中医药预防传染病独特的作用

中医药在预防传染病方面有着悠久的历史和独特的理论体系。中医药强调"未病先防"，即提高身体抵抗力，使人不容易生病。崇尚个性化治疗，采用辨证论治的方法，根据个人体质、生活习惯等因素选择治疗方案，精准治疗，提高疗效。中医药在病毒性传染病的整个过程中都可以进行干预，不仅在疾病发生前可以预防，在疾病发生和病愈后也能进行有效干预，简单、方便、价格低廉。这在COVID-19的救治实践中已经得到了充分的验证。对于易感人群如老人和儿童，中医药可以通过内治外治的各种手段和方法，补益肺脾、增强卫气，从而有效预防疾病的发生和发展。在提高人体免疫力方面也具有独特优势，可以降低抗病毒药物的副作用，提高治疗成功率，降低死亡率，还可以提高患者服药的依从性。

6. 中医药技术和服务传承创新

近年来，中医药科技工作取得显著成效，中医药科研项目投入显著增强，中医药科技创新平台网络基本形成。数据显示，目前中医药领域有全国重点实验室7个，国家临床医学研究中心2个、国家工程研究中心5个、国家中医药传承创新中心46个，并持续深化40家国家中医临床研究基地、136家国家中医药管理局重点研究室建设。中国中医药循证医学中心搭建的"国际传统医学临床试验注册平台"被认证为世界卫生组织国际临床试验注册平台一级注册机构。

目前，全国已建立28个中药材种子种苗繁育基地和180个子基地，对160多种中药材的种子种苗进行繁育生产，推广种植面积超过3万亩。2018年以来，共有324首方剂纳入《古代经典名方目录》，其中64首方剂已发布古代经典名方关键信息表，这将进一步激发中药创新研发活力。

随着互联网、物联网、大数据发展，坚持"传承精华、守正创新"的中医发展理念更为突出，运用"中医＋"人工智能、神经网络及医学算法等技术，也为中医诊疗技术的传承与创新注入了新的活力。

二、县级中医医院发展的挑战

2019年全国中医药大会上，孙春兰副总理的讲话也指出了当前中医药发展面临的5个突出问题：①一些地方和部门对中医药科学性认识不到位，轻视、歧视甚至排斥的情况还不同程度地存在，对中医药重视不够，缺少长期规划和政策支持。②中医药服务体系不够完善，部分中医医院定位不清晰、特色不明显，基层服务能力相对薄弱。③高水平中医药人才不足，一些院校中医药教育存在"西医化"倾向，师承教育弱化，部分名老中医的技艺方法面临失传。④中药材质量安全问题比较突出，以次充好、以假乱真屡有发生，中药审评审批制度需要探索完善。⑤中医药的一些评价简单套用西医药，没有充分体现中医药的特点。

这5个方面的问题，主要表现为：一是各级中医医院功能定位不清晰。这里面既包含在省、市、县区域内的定位不清，也包含同级综合医院发展的定位交叉。我们要考虑省、市级医院如何在区域内发挥引领示范作用，县级中医医院如何与县级医院错位发展等问题。二是中医人才总量少、人员结构和素质不高。《2021年中国卫生健康统计年鉴》显示，2020年全国各地区中医医院执业（助理）医师占总医师人数的30.49%，其中，医生学历为研究生的占比16.9%，大专及以下学历占比31.3%；师级/助理以下占比48.5%。三是综合医疗服务能力较弱，中医药特色优势不明显。一部分医院存在西医跟不上、中医不突出等问题。四是项目执行情况总体不好，效果不理想。中医药项目资金来之不易，各地普遍存在重资金争取、轻项目管理，跟踪问效不够，执行力不强的情况，导致好不容易争取来的项目、资金效益发挥不好，没有产生"看得见、摸得着"的效果。五是关键时刻、大事面前缺乏"上下一盘棋、同向发力"的精神。

从外部环境来看，新一轮医改稳步推进，医院的生存环境随之而变，要适应新常态需要深入思考几个问题。作为中医医院，还面临着如何更好地发挥中医特色和优势的问题。唯有挖潜增效提升医院的核心竞争力，才能应对日益激烈的竞争。

综上所述，中医医院在未来的发展中既有机遇也有挑战。政策的支持和市场的增长为中医医院的发展提供了良好的外部环境，但同时也需要解决人才短缺、学科建设不足、中医特点逐渐掩盖、管理水平不高、信息化建设滞后、中医药特色优势发挥不明显、服务能力有待提升等问题。

三、县级中医医院功能定位及发展战略

县级中医医院的发展问题是我国中医药工作的重点，长期以来作为中医药工作基本载体的县级中医医院在保障居民健康、促进县域经济发展等方面发挥了积极作用。对县

级中医医院进行调整与改革、科学定位、加强服务功能，是促进县级中医医院运行机制步入良性循环的关键所在。

1. 县级中医医院功能定位

2003年11月国家卫生部、国家中医药管理局发布的《切实加强农村中医药工作的意见》提出，要按照区域卫生规划的要求加强县级中医医院建设，充分发挥县级中医医院在农村中医药工作中的龙头指导作用。2023年12月《关于全面推进紧密型县域医疗卫生共同体建设的指导意见》指出，"鼓励有条件的县级中医医院牵头组建县域医共体""县级中医医院要统筹县域中医药服务资源，发挥县域中医医疗、预防保健、特色康复、人才培养、适宜技术推广和中医药健康宣教龙头作用"。

在实施区域卫生规划时，要贯彻"中西医并重"的方针，重视县级中医医院在继承发扬中医药学、满足人民群众对中医药需求、指导农村中医药业务等方面的地位。不难看出，在省-市-县三级中医医疗卫生服务体系中，抓好县级中医医院建设，将直接带动乡、村两级中医药业务的开展，更能扩大中医药预防保健、医疗服务在基层群众中的普及，更好地促进中医药长期、健康、良性发展。

从县级中医医院在医疗和预防保健服务中的功能定位来看，县级中医医院在医疗和预防保健服务中的定位是以提供基本医疗服务为目标，积极开展中医"治未病"工作，充分发挥中医药在疾病预防控制和应对突发公共卫生事件方面的作用，在急危重症、疑难病症治疗上进行临床总结和研究，形成服务优势和特色，使之成为带动基层中医药事业发展的龙头。

在紧密型医共体建设中，如果一个县要组建一个医共体，县级中医医院则成为医共体的核心成员。中医医院既要主动融入医共体，也要突出中医特色，与医共体成员单位差异化错位发展。基于此，中医医院要将自身定位为县域中医药卫生事业的龙头，并构建紧密型医共体内的中医医联体，形成纵向省、市、县、乡、村中医药服务协同体系，横向县级医院之间的中医药服务协同体系，重构县域中医药发展新格局。

2. 县级中医医院的发展战略分析

目前，对县级中医医院发展的总体定位是"坚持'小综合、大专科'的发展思路，建成中医特色明显、综合服务功能较强的中医医院"。但具体到每个县级中医医院，确立自身发展战略需要从政策导向、社会经济发展概况、医疗服务需求、医疗资源状况等因素分析，科学合理确定自身发展道路。

从政策导向来看，无论是"小综合、大专科"，还是"大综合、小专科"，归根到底都是为了发展。从目前政策来看，应加大中医药投入，充分发挥中医药在疾病预防控制、应对突发公共卫生事件、医疗服务中的作用是未来中医药事业发展的重点领域。辩证唯物主义观点认为，外因通过内因起作用。县级中医医院能否在发展过程中抓住重点领域、发挥中医药传统优势作用、实现医共体内部资源整合和差异化发展是影响其发展战略的关键因素。当然，政策导向虽然可以加速县级中医医院的发展，但不是其发展的决定因素，县级中医医院的发展归根到底要依靠自身的努力。

当地社会经济发展概况，特别是本地区人口数量、经济发展水平、国民生产总值、人均收入和支出水平以及群众对中医药的认同度、中医医院谋求发展的主动性等，都将直接影响到县级中医医院的发展思路和对自身的功能定位。当本地区社会经济发展较好的时候，县级中医医院的发展空间相对较大；当县域经济发展相对困难的时候，县级中医医院的生存应该是第一位的。首先要定位于发展，专科的建设也要立足于发展，以发展解决生存问题。

科学的医疗服务需求测算和医疗资源分析是确立县级中医医院发展战略的决定因素。这包括年就诊人次、居民两周就诊率、居民住院率、年急诊就诊人次、年住院人次、年手术人次、住院患者住院总天数等医疗服务的需求；对年健康评估人次、健康咨询人次、健康干预及采用保健治疗人次等预防保健服务的需求；本地医疗卫生机构、医务人员、临床技术、医疗设备、卫生总费用等医疗资源分析状况。客观评价医疗保健服务供需状况、医疗事业发展和社会经济发展的影响，才能科学、合理地确定县级中医医院的发展战略。

从县级中医医院专科建设特点来看，实施"大综合、小专科"发展战略，由于中医医院与综合医院存在明显的差距，在与县级综合医院形成同质化竞争中，中医医院将面临挑战。因此，县级中医医院应从偏重数量、规模、速度的粗放型增长模式转向以内涵建设为主、注重质量和效益的集约型增长模式；但中医特色优势将逐步消失，中医医院解决"姓中"*的问题达到预期的时间较长、难度较大，而且预期效果有较高的不确定性。"小综合、大专科"发展战略的优点是发展方向明确，设置精简，理顺了综合发展与专科优势、中西医并重的关系，使得医疗保健服务与中医特色建设得到同步发展。从理论上看，这种发展思路有利于解决影响和制约中医药发展的突出矛盾和问题，可以更好地发展中医药事业。从政策上看，目前国家已出台了扶持和促进中医药事业发展以及实施区域卫生规划的政策和指导意见，这为顺利实施中医药发展战略提供了理论依据。从管理体制上看，综合医院和中医医院都属于卫生部门内部机构，接受卫生行政部门的直接领导，因此在管理体制上比较容易实施这种发展战略。从实践经验上看，全国各地的中医医院发展的实践经验已经证明，县级中医医院"小综合、大专科"战略是切实可行的。

当前，中医药发展关注度高、任务艰巨。各中医医院医院领导、专家要站在全省中医药发展的全局角度，多思考、多谋划，积极提出思路和建议，共同推进全省中医药事业快速发展。当然，在县级中医医院发展战略实施过程中，由于发展过程中涉及方方面面，会遇到发展阻力大、生存空间小、实施起来比较困难等各种各样的问题。因此各地应根据实际情况确定自身发展战略。对此，县级中医医院的管理者、医共体的决策者和县级卫生行政主管部门，都要高度重视对县域中医药发展，尤其是中医医院发展进行系

---

* "姓中"即在中医药理论指导下，应用中医药手段，发挥中医药在常见病、多发病等疾病防治上的优势。

统性的调查研究，并结合当地实际，制定科学的县域中医药和中医医院发展战略规划。

3. 重塑县级中医医院发展定位

首先，我们要形成一个共识，那就是无论是新建的中医医院，还是已经建成的中医医院，在县域中与县级综合医院不应该存在同质化的竞争，同时，应当基于紧密型医共体建设重新规划和重塑县域内的中医药发展格局。而资源整合、错位发展和中医特色的重点专科建设是实现中西医协同和提升中医特色诊疗服务能力的必由之路。

基于医共体资源整合和体系重塑，加强中医医院专科建设，强化专科专病管理，突出中医特色优势，是提高中医医院核心竞争力的必要手段。县级中医医院应坚持以"突出中医特色，发挥专科特长，提高综合实力"为方向，以名医带名科，以名科为龙头，走学科建设品牌建设之路，不断提升医院核心竞争力。

在重点中医专科建设规划方面，应按照"学科建设是龙头，人才培养是核心，科学研究是关键，经费投入是基础，政策措施是保障"的建设思路，以专科专病建设为突破口，整合资源、重点投入，建设一批省（市）级重点专科，以此带动全院整体医疗水平的提高，才能满足广大群众对中医药防病治病的需求，才能在竞争激烈的医疗市场中占有一席之地。

第二节　医共体中医医院发展策略

前面，我们分析了县级中医医院的机遇与挑战，可以看出，在县域医改的大背景下，县级中医医院机遇与挑战并存。当前，中医医院的建设和发展正处在一个关键时期。县级中医医院也面临着不进则退的局面。如何建设一所人民满意的中医医院，如何用好政策和医共体的力量推动县级中医医院发展，是摆在全体中医药工作者面前并亟需解决的一大课题。在"十五五"期间，县级公立中医医院高质量发展要从功能定位、发展目标、体系建设、服务能力、技术支持、配套政策等多方面发力，重构县域中医药发展新体系。

一、借势：主动融入区域卫生发展

当前，推动中医药发展的各项政策日益完善。县域医共体建设也从试点走向全面推进，县域卫生资源整合与体系重塑已成为中国医药卫生改革与发展的趋势。县级中医医院融入紧密型医共体建设，并承担起推动县域内中医药高质量发展的功能，也是时代赋予县级中医医院的责任。

在这一历史背景下，县级中医医院要从区域卫生发展规划、中医医院发展规划、中医医院专科建设规划等战略层面，从医院经营管理深层次思想认识层面，解决县级中医医院与县级综合医院的关系问题，即县级中医医院与县级综合医院应当在紧密型医共体内实现差异化定位和错位发展。换言之，医共体背景下的中医医院应该是具有明显中医特色的、"大专科、小综合"的新型中医医疗服务体系。要实现这一目标，就要从区域卫生总体战略规划层面，改变医共体资源，差异化定位中医发展，通过结构性调整实现中医特色明显、中西医协同、资源互补的县域中医药发展新格局。

在这一历史性的改革契机下，县级中医医院是选择与县级综合医院各自牵头组建医共体，还是主动融入以县级综合医院为龙头的医共体？这也应该成为县级中医医院全面自我审视的问题，并在改革中统一思想，精准定位。县级中医医院不应抱有"竞争""观望""躺平"等心态，应积极作为，主动用好、用活医改政策，并谋求县级中医医院高质量发展之路。

从县级中医医院所面临的机遇与挑战来看，我们更倾向于县域内组建一个紧密型医共体或医疗集团，通过精准定位战略规划，实现县域内各级医疗卫生机构差异化发展和回归功能本位。中医医院应主动融入区域卫生整体发展规划，并整合县级综合医院中医药有关资源，重构县级中医医院运营管理体系、临床专科和服务体系，打造县域内独具特色的中医诊疗专科中心和医共体内的中医药发展协同体。

二、借力：共享医共体资源中心

要实现这一布局，县级中医医院就必须要放下"门户之见"和"中西医之争"，从同质化竞争转变为合作和协同，从单打独斗转变为体系化协作共赢，而资源整合是实现这一布局的基础和关键环节。

以2018年《国家中医药管理局办公室关于印发县级中医医院医疗服务能力基本标准和推荐标准（试行）的通知》（下文简称《标准的通知》）为例，它要求临床科室设置内科、外科、针灸科、推拿科、康复科、骨伤科、妇（儿）科、急诊科、感染性疾病科、治未病科、麻醉科11个临床科室和医学检验科、医学影像科、药剂科、消毒供应室（或中心）、输血科（或血库）5个医技科室。《标准的通知》明确了县级中医医院临床科室和医技科室设置，其中在医疗水平临床科室设置中进一步细化了内科、外科亚专业设置和技术要求。2022年，国家卫生健康委印发了《三级医院评审标准（2022年版）》及其实施细则，根据2020年以来国家新颁布的政策要求，补充或更新了医疗技术临床应用管理、护理管理、检查检验结果互认、医院安全秩序管理、便利老人就医等相关条款，明确了医技科室资源整合、检验检查结果互认要求。

在紧密型医共体建设中，要求医共体牵头组建资源共享中心，中医医院可在保留基本的门急诊检验检查能力的条件下，结合当地实际，与医共体牵头医院一起组建医学检验、医学影像、药剂（临床药学）、消毒供应、输血、病理等医共体资源共享中心，实现有限的设备、人才、技术资源共享，以减少中医医院的资源重复投入。换言之，县级中医医院应当正视自身在检验检查等领域的人才和技术短板，重视自身投入有关设施设备和人力资源的成本和效益分析，通过与医共体资源共享中心合作和协同，减少硬件设施投入、盘活人力资源、增加检验检查项目、降低运营成本、增加医疗服务性经营收入。尤其是在病理、医学检验等短板项目和新项目、新技术开展方面，更应当"借力"

医共体资源共享中心，通过有偿服务、协作共赢的方式，提升服务能力。

以"低成本、高效率"方式，推动临床医疗水平提升，这不仅是一种资源整合理念，更是由县级中医医院发展基础决定的资源优化的有效手段。

三、错位：打造县域中医特色诊疗中心

据《2021年中国卫生健康统计年鉴》显示：2020年全国中医类医疗卫生机构72 355家，其中，中医类医院5482家，仅占7.58%；中医医院4426家，公立医院2332家（占中医医院的52.69%）。三级医院535家，占中医类医疗卫生机构的0.74%；三甲医院368家，占0.51%。二级医院1926家，占2.66%。一级医院1155家，占1.52%。中医类诊所、中医类门诊占92.36%。由此看出，大多数县级中医医院仍处于一级和二级医院水平。从中医医院病床位来看，2020年全国平均病床使用率为72.3%，最低为43.1%，最高83.6%，其中二级医院平均为70.7%；除青海、云南、四川、广西等省份外，其他省份均在80%以下，部分省份在50%以下。从分科设置来看，病床使用率排名前五位的是内科（33.2%）、创伤骨科（13.7%）、外科（12.3%）、妇产科（6%）、针灸科（5.3%），这说明各省中医医院病床使用率普遍不高，且地区不平衡性、科室不平衡性较为突出。导致县级中医医院整体能力不强、病床使用率较低、临床专科发展乏力的根本原因还是医院临床服务能力不足。在医共体建设背景下，破解这一问题的有效手段就是实现县级综合医院与县级中医医院差异化发展，在重点专科和特色专科设置及建设层面实现错位发展。

具体来说，三级医院要在重大疾病救治能力和水平、重症医学发展上下功夫，加快推进打造一批具有带动引领作用的重点学科或者专科区域医疗中心，在糖尿病、心血管疾病、肾病、肿瘤、肺病、脾胃病、脑病、创伤骨科，以及针灸、推拿、康复等方面，充分发挥好中医药预防保健、康复方面的作用，延长服务供给。二级医院重点在中医传统特色优势科室和急诊急救能力建设上下功夫，做强急诊科，增强医院收治急重患者的底气；做好针灸、推拿，以及创伤骨科、肛肠科、皮肤科、老年病科、妇科等传统优势专科。下面以眉山市中医院举例：

眉山市中医院三大科室入选国家中医优势专科项目

2024年4月29日，国家中医药管理局综合司公示"国家中医优势专科建设拟入选项目名单"。名单中，四川共有77个专科拟入选国家中医优势专科建设单位，眉山市中医医院骨伤科、脑病科、肺病科成功入选。

- 国家中医优势专科——骨伤科

眉山市中医院骨伤科是四川省非物质文化遗产项目"谢氏"正骨疗法流派传承基地，四川省中医重点专科。科室擅长中西医结合治疗各种关节病和各种创伤骨折病，其中中医正骨、创面修复、颈椎/腰椎疾病、关节炎、滑膜炎、骨坏死、骨质疏松、筋膜炎、风湿免疫疾病、烧烫伤治疗、创伤骨科、老年骨科、儿童骨科、足踝外科均为优势专科。

科室在"谢氏"正骨理论体系指导下开展各种骨断筋伤和风湿类骨病的传统中医内服外治、手法整复、夹板固定、针灸理疗等。其重视中西医结合内服药物治疗，拓展了中医药外治技术，传承了新伤散、陈伤散、舒筋散、四生散、接骨散、软坚酒、痛风膏、消炎膏、正骨丸等多种制剂处方及调配技术，改良了灸法、熨烫、熏药等多项中医适宜技术。

开展"谢氏"整脊手法、大面积艾灸等各种特色非手术治疗技术，关节镜下治疗、关节置换及翻修、关节融合、组织瓣移植修复、截骨矫形、韧带移植重建、软骨移植修复、微创四肢骨折切开复位、锁定钢板内固定、长管骨骨折带锁髓内针内固定、四肢损伤功能重建、复杂骨盆或髋臼骨折切开复位内固定术等现代手术，富血小板血浆治疗（PRP）、水筋针、等离子针刀、针刀镜、小针刀及刃针等微创技术。

- 国家中医优势专科——脑病科

眉山市中医院脑病科（神经中心）包含6个分中心：卒中中心、睡眠中心、认知中心、癫痫中心、神经慢病管理中心、神经电生理中心。希望建立及打造眉山地区优质的神经医学中心。科室是省级中医重点专科建设单位、眉山市首个通过中国卒中学会验收的"综合卒中中心"、全国脑血管病防治研究办公厅（全国脑防办）"综合防治卒中中心"、中国抗癫痫协会"一级癫痫中心"、国家中医药管理局"中医脑健康与认知障碍防治试点单位"、国家卫生健康委"记忆防治中心"等。科室坚持中医重症脑病发展主线，中西医并重，基于出血性卒中虚-瘀-毒的核心病机，提出辨证治疗疑难重症应重视核心病机与辨病论治结合。从传统的"标实为急"转变到"本虚为急"，确立了复元醒脑、破血逐瘀、通腑解毒的治疗法，并基于此法应用中风醒脑液等特色制剂，建立了"中西医结合、内外科结合"的急性脑出血创新诊疗模式。

同时通过整理全国老中医药专家何俊安主任诊治神经重症发热的经验，认识到痰、虚、积、瘀为发热主要病机，且发病前多无表证，六经辨证病位在里或半表半里。常以柴胡类方，结合耳尖放血等中医特色疗法，达到快速稳定退热的效果。

科室常规开展中医特色疗法：内服汤剂疗法，使用中药特色制剂；外用针刺疗法，中药熏蒸、穴位贴敷、中药塌渍、隔物灸法、针灸、穴位（耳穴）敷贴、中药熏洗、拔罐、中频脉冲电治疗等。

- 国家中医优势专科——肺病科

眉山市中医院肺病科（呼吸与危重症医学科）是全国呼吸与危重症医学科规范化建设项目合格单位、川西南地区首家获批认证的呼吸与危重症学科（PCCM）规范化建设项目单位。PCCM中包含呼吸与危重症医学科一、呼吸与危重症医学科二、呼吸与危重症医学科三和呼吸内镜中心。

科室拥有呼吸重症监护病房（RICU）、呼吸实验室、呼吸内镜室、中医治疗室、呼吸门诊综合诊疗室。开设了呼吸与危重症医学科专科专病门诊，主要包括慢性阻塞性肺疾病（慢阻肺）门诊、哮喘门诊、睡眠呼吸疾病门诊和戒烟门诊，其中呼吸与危重症医学科三病区开设肺结节及肺癌门诊。科室设备先进，技术精湛，可开展单孔、三微孔、常规三孔胸腔镜手术，并可开展软/硬质支气管镜下检查、各类冷/热消融技术及支架植入等高精尖呼吸内镜操作。

科室坚持中西医并重的发展主线，在不断提升西医诊疗水平的同时，坚持突显肺病诊疗的中医特色，传承应用中医特色的效方痰热宁合剂、益金散结合剂，并制作为临方制剂，同时积极开展穴位贴敷治疗、中药热奄包、中药塌渍、针灸、耳穴埋豆、中药熏洗、中频脉冲电治疗、穴位注射、耳尖放血、自体血疗法、艾柱灸、穴位埋针、烫熨治疗等中医技术。

此外，为避免中医医院与医共体龙头医院形成同质化竞争，弥补中医医院临床专科能力短板，应当结合当地实际，统筹考虑进行医共体内的临床专科资源整合，将医共体内有关资源向中医医院倾斜，重构建立医共体特色诊疗中心。如将县医院中医康复科、中医科、肛肠科、中医药药剂科与中医医院有关科室整合，组建医共体中医康复中心、中医肛肠诊疗中心、中医妇科诊疗中心、中医药煎煮与配送中心；将县医院心血管病科、内分泌科专家资源与中医医院治未病科、脾胃病科、中医内科整合组建中医特色慢病管理中心，实现医共体内人员柔性流动、多点执业，提升中医特色慢病管理能力；将县医院肿瘤内科与中医医院治未病科、中医内科、针灸科、康复科资源整合组建中医肿瘤诊疗中心。下面是安宁市资源整合助力中医医院的例子。

安宁市资源整合助力中医医院跨越式发展

云南省安宁市距昆明市中心32千米，是昆明通往滇西8个地州，并经畹町直接与缅甸相连的交通重镇。东南与昆明市晋宁区接壤，西与易门县、禄丰市毗邻，由昆明市代管。辖区内有9个街道办事处，64个村民委员会，34个社区居民委员会，户籍人口28.46万人，常住人口48.42万。医共体皮肤诊疗中心重构之前，原云南昆钢医院（三级乙等）、原安宁市人民医院（二级甲等）、安宁市中医医院（二级甲等）三家市属公立医院都设有皮肤科，年业务收入400余万。2020年医共体采取资源整合、差异化发展战略，将三家医院皮肤科整合成医共体皮肤诊疗中心。中心设在市中医医院，开设门诊和住院部。原云南昆钢医院院区、安宁市人民医院院区保留皮肤科门诊，撤销皮肤科住院区，由中心统一管理和运营，执行人力资源、设备/设施、绩效、信息、药品和耗材（药耗）、质控统一管理。整合前，三家医院皮肤科医务人员9人，研究生以上学历0人。2023年中心业务收入3500万元，医务人员32人，其中研究生以上学历12人。该中心成为医共体明星科室和中医医院特色诊疗科室，省内外多家医疗卫生机构先后到中心交流和进修。

为补齐中医医疗短板，安宁市医共体将云南省第一人民医院康复科与中医医院康复科整合组建康复医学中心，在中医医院设立康复医学分部（中医康复中心），着重开展中医传统康复服务；将部分眼科资源与中医医院五官科整合，在中医医院组建医共体青少年近视防治中心，重点对青少年群体的眼科疾病和全程视力进行管理；整合第一人民医院中医科资源，在中医医院设立中医药煎煮中心，统一中药采购、煎煮、配送、质控。通过4年多的运行，实现了"1+1>2"的整合效果，中医医院业务收入从2017年的4070万元增长为2023年的1.6亿元。

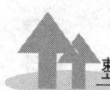

四、协同：注重临床服务五大中心延伸

2021年国家启动"千县工程"县医院综合能力提升工程建设，要求依托医共体和县医院专科，建设辐射县域的"二十大中心"平台；以"二十大中心"建设为抓手，全面提升县医院综合能力。随后，云南省、河南省等省份组织制定了实施方案和评审细则，开展了以临床服务五大中心为主的"千县工程"建设评审工作。

在"千县工程"建设和推进过程中，出现了5个方面的主要问题，其中3个与中医医院有关：一是将"中心建设"简单等同于"重点学科建设"，县医院"单打独斗"；二是认为"千县工程"是县医院的事，与中医医院、妇幼保健院、卫生院没有关系；三是认为平台化、区域化中心是"虚设的中心"，难以做实。

造成这一问题的原因主要有3个：一是政策没有明确提出中医、妇幼、疾控在"千县工程"建设中的具体功能和作用，但在其他政策文件中有要求，导致对国家"千县工程"建设政策理解不充分。二是对政策机遇把握不准确，缺乏主动改革、主动作为、主动发展的思考，没有主动站在时代大环境下深入思考自身发展的机遇与挑战。三是部分医疗卫生机构，尤其是"二十大中心"负责人只关注眼前，不关注长远；只关注本科室专科建设，不关注中心与县医院内有关临床科室、医技部门、职能部门与中医、妇幼、疾控和基层医疗卫生机构的关系；依旧习惯之前不协同的工作方式。四是医改初心出现偏差，没有真正将初心放在推动改革、促进发展上来，还存在被动执行政策的应付心理。

事实上，"千县工程"指出县医院综合能力提升工程不仅仅是县医院的事，是以县医院为龙头建设辐射县域的平台，是以县医院专科为基础、整合县域内资源建立的平台化、区域化、中心化的服务医共体各级医疗卫生机构和区域卫生的综合性服务平台。中医医院理应积极参与、主动融入，并结合医院实际，采取有力措施，协同"二十大中心"建设，推动自身专科能力、资源效率、运营管理水平、急诊急救能力全面提升。中医医院该如何融入，如何协同呢？我们来具体分析这一问题。

《方案的通知》要求，依托县医院构建肿瘤防治、慢病管理、微创介入、麻醉疼痛诊疗、重症监护临床服务五大中心。强调"依托肿瘤防治中心、慢病管理中心，形成与县域内其他医疗卫生机构的有效联动，开展肿瘤、慢性病的预防、治疗和康复工作，提高医疗服务连续性。""落实县医院在分级诊疗体系中的功能定位。牵头组建紧密型县域医共体、远程医疗协作网，统筹管理县域医共体内基层医疗卫生机构，提升县域医疗服务能力，逐步将县域内常见病、慢性病引导到基层就诊，为居民提供疾病预防、诊断、治疗、营养、康复、护理、健康管理等一体化、连续性医疗卫生服务，并与城市三级医院建立远程医疗服务关系和双向转诊通道。"

从政策要求和临床诊疗规范可以看出，肿瘤防治、慢病管理与"中医治未病"有直接关联，这些正是中医的特色和优势。也许有人会问这些技术和服务县医院也有，县医院能力更强，中医医院哪里来的发展空间？我们认为，中医医院应发挥中医特色优势做好中医特色肿瘤防治和慢病管理。县级中医医院要"吃透"政策，找准中医医院在临床服务五大中心中的定位。

从麻醉疼痛诊疗中心建设来看，疼痛是常见的症状，尤其是痛风、腰椎间盘突出症、风湿病、关节炎、腰肌劳损、睡眠障碍等疾病往往伴随着疼痛。中医药疗法对这一类疾病有显著效果，中医的不同手段的结合也具有很好的优势，可以构建中医特色的麻醉疼痛诊疗专病体系。

在微创介入中心建设中，中医医院可以依托中心资源下沉，补齐中医医院在肛肠科、骨伤科、妇科、五官科、普外科等专科领域人才和技术短板，构建中西协同特色的专科、专病微创介入分中心。

在重症监护中心建设中，由于很多县级中医医院能力相对较为薄弱，可以依托县医院急诊医学和重症 ICU 力量和资源协同，构建重症资源共享协同与转诊机制，解决中医医院重症能力不足的问题。例如，中医医院与县医院协同，设立重症患者救治和转诊机制；或者共享县域重症中心资源，建立中医医院重症监护室（中医医院分中心），重症人员、技术、信息共享，实行重症患者联合救治、联合查房。

因此，以县医院为龙头的临床服务五大中心向中医医院延伸，因地制宜建立中医医院临床服务五大中心分中心或协同机制，既可以实现资源下沉、错位发展，又可以补齐中医医院短板、推动中西医协同发展。这不仅符合分级诊疗的要求，也是县级中医医院阶段性发展的有益探索。当然，综合服务能力较强的中医医院另当别论。

五、拓展：创新中医药特色服务模式

中医药特色优势是中医药生存和发展的根本，是中医医院发展的核心竞争力。为满足公众对中医药诊疗服务不断增长的需求，中医医院应在积极引进新技术、新项目的同时，充分发挥中医药特色优势，努力做到"人无我有，人有我精，人精我特"，不断丰富和完善中医药服务体系，全面提升中医药服务能力和水平。

1. 发挥中医"治未病"管理优势

中医"治未病"思想最早见于《黄帝内经》。《黄帝内经·素问·四气调神大论》云："是故圣人不治已病治未病，不治已乱治未乱，此之谓也。夫病已成而后药之，乱已成而后治之，譬犹渴而穿井，斗而铸锥，不亦晚乎？"它不仅明确提出了治未病的概念，而且强调了其在医疗行为中的重要性。汉代医圣张仲景用中医整体观念和五行学说的生克制化理论，较全面地补充和发展、继承和发扬了《黄帝内经》"治未病"的思想，所著《金匮要略》一书提出"未病先防""有病早治""已病防传""病盛防危""新愈防复"5个概念。

当代中医"治未病"主要接诊范围包括：①中医体质偏颇人群，气虚质、阳虚质、阴虚质、痰湿质、湿热质、血瘀质、特禀质、气郁质等人群。②亚健康人群，机体或精神、心理上的不适，如失眠、疲劳、出汗、虚弱、易感冒、情绪改变、胃肠功能失调人群。③病前状态人群，有高血压、糖尿病等慢性病，有肥胖、血脂异常、高尿酸血症、经前期综合征、更年期综合征等的人群。④慢性病人群，高血压、糖尿病、卒中等慢性病稳定期，愿意接受中医健康管理，促进疾病治愈的人群。⑤特殊人群，孕前调理者，大病初愈需进一步调养康复者等。

推广中医"治未病"理念，将中医药服务融入公共卫生体系，开展中医体质辨识、健康评估与咨询指导、健康干预等服务，找出隐藏在个体和群体中可能引起疾病的危险因素，调动个人及集体的积极性，改善健康生活质量，并加以预防和干预，提高群众的健康素养和自我保健能力。

2. 做好中医慢病管理

非传染性慢性疾病简称慢性病或慢病，它不特指某种疾病，而是指一类起病隐匿、病程长且病情迁延不愈、缺乏确切的传染性生物病因证据、病因复杂，甚至有些尚未完全被确认的疾病。我国各类慢性病确诊人数有4亿，慢性病在疾病负担中占比68.6%。可以说，我国是一个慢性病大国。一般发病人群以老人多见。在整个慢性病群体中，心血管疾病占比最高，肿瘤第二，慢性阻塞性肺疾病第三，糖尿病第四，神经精神疾病第五，这五种疾病占慢性病总人数的80%～90%。据世界卫生组织（WHO）统计，2015年全球死于慢性病的人数约占总死亡人数的70%。2019年我国慢性病导致的死亡占总死亡的88.5%，其中心脑血管疾病、癌症、慢性呼吸系统疾病死亡占比为80.7%。

随着我国经济社会快速发展和人口老龄化加剧，慢病防控已经成为健康中国建设的重要任务；党和国家高度重视，在《"健康中国2030"规划纲要》中强调要实施慢病综合防控战略，同时要求充分发挥中医药在慢病防控中的独特作用，将中医药的优势与健康管理相结合，探索中医药相关健康保障模式；实践充分证明，充分发挥中医药的优势和作用，对于加强慢病管理、提高居民健康预期寿命、全方位全周期保障人民健康，具有十分重要的意义；慢病医疗服务中的医疗水平，一定要提升。我们即便将少数几种常见慢病防控工作做到位，对于整个国民健康和健康中国建设，也会起到极大的积极作用。在这方面，中医药具有极大的优势。

2024年，中华中医药学会团体标准《中医慢性非传染性疾病管理技术通则》（以下简称《通则》）发布，以及由中华中医药学会立项的《原发性高血压中医慢病管理指南》《2型糖尿病中医慢病管理指南》《慢性肾脏病中医慢病管理指南》制定工作同步启动，标志着大力发挥中医药和健康管理等多学科先进技术成果相结合优势的慢病管理工程，涉及各级各类医疗卫生机构广泛多发慢病临床水平提高的行业转型升级，即将进入新的重要发展阶段。

中医对于慢病管理的价值主要体现在"未病先防"和"既病防变"两方面。在糖尿病、高血压等慢病管理中，中医强调在疾病发生前进行预防，如在糖尿病前期或临界高血压时进行干预，这是中医的独特优势。此外，当患者已经患病时，中医治疗还有助于防止疾病进一步发展。针对患者出现的一些个性化的症状，在西医治疗的基础上，辅以中药调理，西医治病，中医治症，中西结合，往往能够取得令人满意的治疗效果。随着中医药在慢病管理方面的深入研究和实践经验的积累，中医药将会在此领域发挥越来越重要的作用。在慢病管理方面，推广中医药应用有以下几个关键点：

一是摸准中医药防治慢病的结合点。中药加名老中医永远是最佳战略合作伙伴，但如今中医的稀缺显而易见。为鼓励中医药的发展，各地纷纷出台了"关于对名中医和名老中医师带徒进行奖励的通知"，激励名老中医带徒，促进中医药事业发展。中医医院要注重引进和发掘名老中医并做好药材管理。

二是深度融合、推广慢病诊疗技术。实施中医药慢病管理，除了搭脉问诊，还要进行预防保健的知识科普，并引导患者合理膳食、加强体育锻炼、增强防病/控病意识等，促使患者做好日常健康管理。比如成立以"××中医专家服务团队"为主的心血管或糖尿病诊疗中心开展服务。对于不同疾病的患者，可以把服务项目应用到高血脂、痛风、慢性阻塞性肺疾病等病种，实行不同的中医调理处方和中药保健的医防深度融合。

三是综合运用中医管理慢病。在慢病管理中，中医不仅关注病症本身，更注重患者的整体状况，包括身体、心理和社会环境等方面。通过调整身体的阴阳平衡、气血运行和脏腑功能，中医可以帮助患者恢复身体的自我调节能力，提高免疫力，从而预防慢病和控制慢病的发展。中医医院要通过整体观念、个性化治疗、天然药物和疗法以及综合调理作用，帮助患者控制慢病的症状，提高生活质量，促进身心健康。

3. 发展中医特色医养结合

探索建立"有病治病、无病疗养"的"以医嵌养"、医养"零距离"无缝衔接的新型养老模式。形成疾病预防控制、老年健康教育、健康促进等服务网络，为老人提供医疗、康复、养老等一体化服务。

打破传统敬老院和医院分开建设的理念，将敬老院建立在医院住院部，由医院疗护中心、老年病科、心理科、内科、外科、中医科、康复中心、医技科室等作为医疗技术支持，将两院融为一体。配套环境温馨舒适，设立沐浴室、理发室、洗衣房、理疗室、关怀室等，配置沙发、茶几、电视、饮水机、空调、储物柜、独立卫生间和浴室等设施，为老人提供家一般的休养环境。配置新型多功能护理床、智能化呼叫系统、中心供氧、中心负压装置。让入住老人"生病治病、无病养老"，实现了医与养的高度融合。

医共体敬老养老服务将收住对象精准定位为：中、重度失能老人。"一人失能、全家失衡"，是大部分有失能者家庭的真实写照。随着老龄化社会的加速，失能老人的养老更成为亟需破解的难题。这个群体包括肺心病需长期吸氧的、糖尿病需注射胰岛素的、伤口造口需换药的、需长期监测血压的、带着鼻饲管需营养支持的、留置尿管的、癌痛晚期的老人等特殊服务群体。

配备中医医师负责日常中医查房，名老中医可义诊查房，使用望闻问切来辨识体质，辅以中药汤剂、针刺、艾灸、刮痧、火罐、中药熏洗、养生操、情志调理、中医食疗等，用中医的"治未病""治慢病"理念，让老人体质不断得到改善。

开展暖心文化，如每天早晨的集体轮椅拍手操，失能老人的床上康复操，失智老人的认知训练，活动锻炼手指精细动作的捡豌豆、捡花生，可以疗愈心情的音乐，志同道合的聊天。用"用进废退"的理念引导老人动起来，让老人"能坐不躺""能站不坐""能走不坐",把传统意义上的帮助老人转换成让老人在自我照护中获得快乐和成就感。

4. 注重中医特色安宁疗护

安宁疗护中心的患者定位为疾病终末期人群。让患者在临终前通过控制痛苦和不适症状,提供身体、心理、精神等方面的照料和人文关怀等服务,以提高生命质量,帮助患者舒适、安详、有尊严地离世。

针对特殊群体,应多学科配备医护人员,将疾病专科治疗、专科护理、生活护理、心理护理、人文关怀、康复护理等有机融合为一体,配备麻醉师、中医内科医生、肿瘤内科医生、疼痛治疗师、公共营养师、保健按摩师,开展多学科协作。与普通病房相比,安宁疗护中心的医护团队往往付出更多,在日常工作之外,还应承担起交心朋友和至亲的角色。

生命是一趟有限的旅程,当我们的医疗技术面临极限时,当死亡必须来临时,在和生命做最后的告别时,安宁疗护给予我们机会选择我们想要的方式来告别,让生命有尊严地谢幕。草木荣枯,去者善终、留者善别,让患者生有价值、死有尊严、泊于安宁,这正是安宁疗护的熠熠闪光之处。以下是天门市中医医院老年病科安宁疗护的例子。

天门市中医医院老年病科安宁疗护——让生命从容"谢幕"

天门市中医医院老年病科设在陆羽院区康复养老中心大楼14楼,是集老年病预防、治疗及保健于一体的综合科室,具有全科医学服务功能。开放床位48张,医护人员17人,其中副主任医师1人,主治医师5名,主管护师7名,护师4名,生活护理员4人。主要收治有常见病、多发病,如老年心脑血管疾病、内分泌及代谢疾病、老年消化性疾病、老年呼吸系统疾病及老年多系统功能障碍的老人。老年病科对老年病进行综合评价、共病处理及全程管理,指导临床合理用药等,是率先在全市开展"医疗+养老"模式的专业病房。

1. 服务范围

(1)开展高血压病、冠心病、慢性阻塞性肺疾病、糖尿病、卒中、老年综合征等慢性病的诊疗。

(2)提供各种失能和半失能老人医疗护理服务。

(3)开展中频治疗、刮痧、药包热敷、耳穴压豆、穴位贴敷、红外线治疗等中医适宜技术诊疗服务。

(4)开设安宁疗护服务。

2. 安宁疗护的服务人群

(1)晚期终末期恶性肿瘤患者,无治愈希望,病情不断恶化,预计生存期不超过6个月者。

(2)两个以上重要器官(如心、肝、肺、肾、脑)持续衰竭的患者。

（3）各种严重的疾病或其他疾病失代偿期的患者。

（4）疼痛比较剧烈，口服止痛药效果不明显的患者。

（5）以上疾病需由患者及家属愿意接受并同意安宁疗护，经医生、家属及患者确定不再接受手术、放化疗、靶向药物等治愈性治疗，与患者及家属签署知情同意书方可收治。

3. 安宁疗护的服务原则

（1）减轻患者痛苦，让患者舒心，让家属安心。

（2）关心患者，真心对待，取得患者和家属的信赖。

（3）倾听、陪伴、沟通。

（4）让患者和家属尽量过上正常生活。

4. 安宁疗护的服务特色

将专科治疗、专科护理、生活护理、心理护理、康复护理等有机地融于一体，改善患者的生活状态，只保留控制症状的治疗，提高生活质量，减轻家属的身体和精神负担。

5. 安宁疗护的护理措施

（1）选派素质好、能力强的护士及护工实行整体护理。

（2）做好翻身拍背、口腔和会阴护理、防压疮等基础护理。

（3）密切配合医生，及时准确地完成各种治疗和护理任务。

（4）认真书写护理病历及各种记录。

（5）定时注射止痛剂等各种药物，尽量减轻患者痛苦。

（6）根据患者病情做好饮食护理。

（7）像对待亲人一样重视和问候患者。

（8）病情的告知应取得医生和家属的同意，并统一口径。

（9）动员家属和社工多探视患者，使患者生活在温暖和有希望的氛围中。

（10）对患者的固执、焦躁和无理取闹要安抚包容。

6. 安宁疗护的服务理念为陪伴、关怀、尊重、守护。

5. 用好中药饮片优势

中医医院要坚持在中医药理论指导下，应用中医药手段，发挥中医药在常见病、多发病防治及一些疑难病和重大疾病治疗上的优势，满足群众的中医药服务需求。中医医院只有以中医立本，才能保持传统特色，发扬疗效优势，促进中医药发展。

以中医为特色的诊疗服务离不开中药，而严把中药质量关，是保证疗效的基础。为了打造中药饮片质量品牌，提高临床疗效，中医医院建立了一套"多环节、多层次、高水平"的质量创新管理机制。严格执行《药品经营质量管理规范》的中药饮片库房，形成了饮片准入、销售、储存、养护、出库复核、调剂发药等质控标准体系，确保中药饮片的优质率。此外，医院还应注重由临床中药学、中药鉴定学、中药炮制学等高级专业技术职称人员及鉴别经验丰富的老药工组成专业验收团队，对中药饮片进行性状质量验收；定期聘请省内知名中药饮片鉴别专家进行现场质控指导；开展实验室中药饮片水分、硫含量、加重粉、重金属、染色、显微结构有效成分含量等的检测鉴别。

近年来，由于中药材价格大幅上涨，医院在保证中药饮片质量的前提下，应当控制价格，使院内中药饮片的平均价格比周边药店低，实现中药饮片品种全、质量优、价格低的目标，确保患者用药安全有效的同时，解决了患者"看病贵"的实际问题，让群众得到"真实惠"。

6. 发展院内制剂满足群众多元化需求

创新发展是对中医药最好的传承。中医医院的院内制剂是中医药特色的体现，也是新药创制的基础。院内制剂的广泛使用，不但能够弥补市场上中成药的不足，而且极大满足了群众对中医药多元化服务的需求。近年来，医院以名老中医的经方、验方为基础，结合临床使用反馈，加快推进院内制剂的研发和质量优化升级。

若要让院内制剂安全有效、质量可控，就必须提升院内制剂的科技含量。医院制剂室将中药性味归经、中医理法方药及制剂优化配比技术融合，制定新型的院内制剂组方规范，建成了集中药制剂研发、中试、生产、成果转化于一体的综合平台，形成了现代化、规模化、产业化的符合国家标准的现代中药制剂研发生产体系。

山西省中医医院可配制生产胶囊、颗粒、合剂、丸、散、片、茶、膏、贴9个剂型，自主创新中药制剂162个品种。这些制剂均为医院五代中医人数十年临床研究及实践经验的结晶，见效快、有效率高，受到广大患者的好评。此外，所有制剂品种均被列入省、市医保范畴，其价格为同类中成药价格的35%左右，大大节省了医保资金支出。下面是安岳县中医医院的制剂经验案例。

从制剂大户到中西医并举：安岳县中医医院的"修内功"之路

安岳县拥有154万户籍人口，下辖32个镇、12个乡，2个街道办事处，这里是驰名中外的"中国柠檬之乡"。

安岳县中医医院坚持"中医特色突出，西医技术一流，中医特色和综合实力并重"的发展路线，力求做一方百姓健康的守护者。2019年安岳县中医医院成功创建国家三级甲等中医综合医院，成为四川省除成都市区外，省内首家三甲县级中医医院，并长期稳居四川省县级中医医院发展第一方阵。

医院拥有全省都可调剂使用的独家院内制剂。2021年8月，四川省中医药管理局和省药品监督管理局组织开展了四川省第一批医疗卫生机构中药制剂调剂品种遴选工作。在最终公布的198种中药制剂调剂品种目录中，安岳县中医医院的养血壮骨胶囊、荆防清热颗粒、健脾消积颗粒、麻桔宣肺止咳糖浆和四味参芪合剂成功进入名录，以特色、疗效确切、安全可靠获得专家认可，成为全省县域中医医院进入名录数量最多的三甲中医医院。院内制剂一直以来都是医院的骄傲，现在每年的总产值可以达到500万元。很多制剂、药方都是老一辈的名中医无私传承下来的，疗效都经过了岁月的考验，是真正受群众欢迎的、价廉物美的好药。作为医院数十年的底蕴和积淀成果，"安岳产"这个中药制剂的老字号，如今已走出安岳、走向全川。医院还承担起了四川省部分中医医院、中医诊所的制剂代加工工作。

历经3代老专家的改良，传统优势科室——中医骨伤科从以前单纯地运用手法复位、小夹板外固定治疗技术，发展到进行现在区域内遥遥领先的脊柱关节手术。同时科室发现在围术期辅以传统中药内服＋外敷，可以有效缓解患者的术中出血情况。除新技术外，安乐县中医医院在治疗上更凸显中医医院的特色——擅长使用独家制剂成果。在脑病科，针对缺血性卒中和出血性卒中瘫痪的患者，医院研制了两种口服院内制剂——丹七通腑泄热合剂和参川益气通络合剂。针灸科拥有一个省级科研课题转化为医院独家制剂的成果——芎桃二乌活血散寒止痛酊，主要用于膝骨关节炎患者。医院还拥有资阳市唯一以内分泌疾病独立成科的内分泌科，并应用协定处方黄连液让糖尿病患者的糖尿病足治疗取得了突破效果，该制剂在保证疗效的同时使医疗费用大幅下降。荆防清热颗粒、健脾消积颗粒，作为院内独特制剂，在预防儿童感冒、治疗儿童积食方面效果显著，很多在照顾孙辈的退休职工，每次回医院都会专程去囤货。

7. 应用"互联网＋医疗"提升服务能力

利用互联网技术实现基层中医药服务的互联网全覆盖，如开展远程会诊、预约诊疗、检查互认、电子支付等便民、惠民措施。推动医保移动支付上线，提高患者就医感受，实现数据多跑路、患者少跑腿的目标。

针对县级中医医院名医、名方缺乏问题，可以应用互联网、物联网、人工智能、大数据、云计算等前沿技术，建设中医人工智能辅助诊断临床决策支持系统（CDSS）、中医培训、AI系统、中医经典方知识库等，提高中医临床诊断能力。

六、共享：探索医共体共享中医药服务新模式

医共体共享中药房，通常是指以一个三甲中医医院或者县级中医医院为核心主体，服务区域内多家基层医疗卫生机构患者的中心药房。目前，浙江、山西、安徽等多省份的县（市）级中医医院都在试点建设，共享中药房依托信息化解决方案，统一处方流转、统一审方点评和统一药学咨询，建立了从处方接方到流程追溯到物流服务的标准，并对中药饮片采购、炮制、调配、煎煮和配送实行统一管理。

共享中药房近年来在中国多地迅速发展，各级医疗卫生机构开始设立共享中药房，在县域省去了居民煎煮中药的麻烦，进一步强化了医共体的服务功能。截至2024年初，安徽全省共有64个县启动了智慧共享中药房的建设项目，其中38个县已建成并投入运营，显著提升了当地中医药服务的便捷性和效率。其中政策层面的推动是共享中药房快速发展的关键因素之一。例如，山东省积极响应国家中医药综合改革的号召，建设了48个智慧共享中药房，为患者提供更加便捷的一站式中药服务，包括中药调剂和膏方配制等，有效优化了就医流程，提升了服务质量，缓解了群众看中医的困难。共享中药房的

出现逐步解决基层中医药服务能力不足、处方流转不畅且资源分散、中药饮片质量与安全不能保障，以及患者就医体验不佳等问题。

共享中药房随着各地推进县域医共体建设而逐渐兴起，其意义并不仅是一个附带配送功能的煎药中心。从国家层面来讲，建设中医医共体，是龙头医院对基层中医医疗卫生机构的帮扶工作，有助于提高基层中医药服务能力。而共享中药房作为中医医共体的重要一环，也是中医药服务的一种新型模式，有利于加强中药质量监管，下沉优质药事服务，减轻基层中医医疗卫生机构的运营成本。

例如，浙江省丽水市莲都区卫生健康局与丽水市中医院共同建设的莲都区中医医共体，中医智能辨证平台依托微医集团的大数据解决方案，集合了电子病历、经典处方、配伍检测、知识库等模块。该系统通过体质辨识分析，会自动推荐处方、相似医案，区域内基层中医师可按需自主选择、临证加减。通过中医辅助诊疗系统，帮助基层医生开处方时做辅助判断，提高基层医生的诊疗能力。

从消费者体验的端口来看，共享中药房破解了传统中医药服务"候药难""煎药难"等问题，使代煎服务规范、煎药流程透明。以重庆市沙坪坝区的区级共享智慧中药房为例，区域内进入共享智慧中药房平台医院的医生所开具的处方，患者缴费后可直接交到咨询服务台，由专业药师审核，合格后传入共享智慧中药房进入代配、代煎、代送等流程。患者填写好必要信息后即可回家等候，药品煎好后主城九区可免费配送到家或者就近自取。此外，通过扫码关注共享智慧中药房，在移动终端上也能够随时查阅药品操作过程，通过电子显示屏实时观察药品调配、复核、浸泡、煎煮、包装、配送等过程，极大地节约患者的时间、经济成本。

解决"品质保障难"的问题。基层中医医疗药师在饮片采购、特征鉴别、中药养护、用药审查等方面能力不均。部分基层中医门诊就诊量较小，中药饮片采购数量及采购品种也相应较少，继而导致谈判话语权较低、采购成本较高、饮片质量无保障以及饮片信息无追溯等问题。

早在2019年，国家中医药管理局和国家卫生健康委就曾联合印发《关于在医疗联合体建设中切实加强中医药工作的通知》，鼓励有条件的地区在县级中医医院建立中药饮片供应中心和共享中药房，统一中药饮片采购、调配、炮制、煎煮和配送服务。上海市中医药管理局、山东省药品监督管理局等单位也都发布过相关支持政策。

得益于政策的推进，共享中药房模式下煎药服务的规范化、标准化正在实现。就浙江海盐县的共享中药房而言，最初设立的目的就是县委为解决"百姓在基层配药难，中药饮片质量不一"等问题而创建的，现已成为全县唯一饮片供应后台，该平台提供中药审核、调配、配送服务为一体的线上线下闭环服务，解决了医保离卡支付、医患线上交流、处方统一审核等问题。

山东省临沂市兰山区全区基层医疗卫生单位均与市中医医院协议共建共享中药房，已经落实中药饮片的共招共管、共煎配送，实现中药饮片同质化管理。乡镇卫生院中药处方通过网络平台传至智慧共享中药房，由市中医医院专家审方、调配，专门人员煎药、包装。所有环节都有全面监控，通过实行全程条码识别管理、记录煎药环节，实现了药物煎煮全程透明化、可追溯，确保了药品的品质与安全。

共享中药房要提升一个区域的中医药服务能力，需要中医医院、互联网医院、第三方信息技术平台、智能配药煎药设备厂家、物流企业等多方参与。要注重处方的归集、审方的管理、用药目录的更新统一、药品库存的实时同步、物流配送的追溯和把控等关键环节。

为加强县级中医医院对县域内医疗卫生机构中医药服务能力，可因地制宜探索紧密型医共体下的中医医联体机制，同时注重采用多种灵活有效的运营管理方式，推动县域中医药管理和服务再上新台阶。

第九章

医共体妇幼保健体系发展

妇女儿童健康是全民健康的基石,是衡量社会文明进步的标尺,是人类可持续发展的基础和前提。

《中国妇幼健康事业发展报告(2019)》指出,新中国成立70年来,我国妇幼健康事业有了显著改善。特别是2018年全国孕产妇死亡率下降到18.3/10万,婴儿死亡率下降到6.1‰,人均预期寿命达到77.0岁,优于中高收入国家平均水平。回首70年,中国妇幼健康事业走过了不平凡的历程,在不同的发展阶段均取得了积极进展与成效。

在紧密型医共体背景下,如何构建以妇幼保健机构为核心、以基层医疗卫生机构为基础、以医共体龙头医院和中医医院为支撑的保健与临床相结合、具有中国特色的妇幼健康服务网络;如何构建新型妇幼保健体系,加强孕产保健、儿童保健、妇女保健、生殖保健和出生缺陷综合防治工作,为妇女儿童提供系统、连续的妇幼健康服务,不断提升服务质量,增强服务公平性可及性,缩小妇幼健康主要服务指标和结果指标在城乡间、地区间差距是医共体建设中需要回答的问题。

第一节　我国妇幼保健体系发展概述

我国是人口大国，有8.8亿妇女儿童。妇幼健康事业是中国特色社会主义事业的重要组成部分，在全民保健和医疗服务中发挥着重要的作用。

一、我国妇幼保健发展历程

新中国成立以前，妇幼健康工作处于探索阶段，主要同妇女解放运动结合，并成为共产党密切联系群众的重要措施。早在1922年中共二大就提出要保护女工和童工，并审议通过了《关于妇女运动的决议案》。

在抗战时期，各方面环境较为艰难，中国共产党仍然创造条件保障妇幼健康。在陕甘宁边区设立了保育院、托儿所，医院普遍设立妇产科，中央总卫生处和边区妇联推广新法接生以提高婴儿生存率，华中军区卫生部第一届全国卫生工作会议将改造旧产婆、降低婴儿死亡率作为群众卫生工作中心之一。

新中国成立后，妇幼健康事业实现了跨越式发展。1949年9月，具有临时宪法性质的《中国人民政治协商会议共同纲领》提出"注意保护母亲、婴儿和儿童的健康"。同年10月底，卫生部成立，内设妇幼卫生局，地方各级卫生部门内设妇幼卫生处（科），建立了中国共产党领导的自上而下完整的妇幼健康行政管理体系。1950年，中国开始探索设立妇幼保健专业机构，逐步构筑起保障妇女儿童健康的专业服务阵地。针对新生儿破伤风、产妇产褥感染问题，1950年，第一届全国妇幼工作座谈会将推广新法接生、改造旧产婆、培训新法接生员确定为基本任务，到1980年，全国有60多万家庭接生员。针对人口迅速增长、不安全人工流产问题，1964年，中国建立了计划生育经费专款制度，1970年起免费供应避孕药具，20世纪80年代建立起了贯穿国家级、省级、地（市）级、县级的避孕药具管理网络。针对女性子宫脱垂和尿道萎缩问题，20世纪60年代和70年代在全国范围内开展了普查普治工作，为700多万子宫脱垂和尿道萎缩妇女解除了病痛。

改革开放以来，随着经济实力和综合国力提升，中国对妇幼健康领域投入力度不断加大。1980年9月邓小平会见联合国人口基金执行主任拉斐尔·萨拉斯（Rapheal Salas）一行，并亲自推动中国与联合国人口基金的合作。此后，中国同世界卫生组织、联合国儿童基金会等国际组织及有关国家和地区不断加强合作，妇女儿童健康水平持续改善。自1990年起，中国连续实施《九十年代中国儿童发展规划纲要》和《中国妇女发展纲要（1995—2000年）》。1994年《中华人民共和国母婴保健法》颁布，2001年公布《中华人民共和国母婴保健法实施办法》，形成了"以保健为中心，以保障生殖健康为目的，实行保健和临床相结合，面向群体、面向基层和预防为主"的工作方针，妇幼健康工作制度更加成熟定型。

党的十八大以来，以习近平同志为核心的党中央将人民对美好生活的向往作为奋斗目标,实施"健康中国"战略,推动妇幼健康实现飞跃发展。2012年年底,WHO宣布中国消除新生儿破伤风,中国妇幼健康事业实现由"保生存"向"促发展"转变。2013年党中央开始调整完善生育政策,先后实施"单独二孩""全面二孩"和"全面三孩"政策,妇幼健康以保障母婴安全为重点,调整优化资源布局,加强出生缺陷防治和关注儿童早期发展,有效保障了生育政策平稳有序落实。2016年8月,习近平总书记在全国卫生与健康大会上强调"要重视重点人群健康,保障妇幼健康";同年10月,中共中央、国务院印发《"健康中国2030"规划纲要》,提出"实现从胎儿到生命终点的全程健康服务和健康保障";2019年6月,《国务院关于实施健康中国行动的意见》针对妇女、儿童群体实施妇幼健康促进行动;2021年9月,国务院印发《中国妇女发展纲要(2021—2030年)》和《中国儿童发展纲要(2021—2030年)》(简称"两纲"),确定了2021年之后的10年我国妇女、儿童发展主要目标和策略措施,为妇幼健康事业发展指明了战略方向。党的十九届五中全会将提高优生优育服务水平作为积极应对人口老龄化国家战略的重要内容,进一步强化妇幼健康在国家人口发展战略中的基础性作用。

二、我国妇幼保健工作取得的主要成就

新中国成立70多年来,中国妇幼健康事业走过了不平凡的路,在不同的发展阶段均取得了积极进展。新中国成立前,妇幼健康服务能力较弱,广大农村和边远地区缺医少药,孕产妇死亡率高达1500/10万,婴儿死亡率高达200‰,人均预期寿命仅有35岁。新中国成立后,妇幼健康事业面貌焕然一新,妇女、儿童健康水平不断提高,全国孕产妇死亡率、婴儿死亡率、人均预期寿命,优于中高收入国家平均水平,我国妇幼健康事业取得积极进展。

1. 妇幼健康顶层设计得到全面加强

《中华人民共和国基本医疗卫生与健康促进法》《中华人民共和国妇女权益保障法》均明确国家发展妇幼保健事业,建立健全妇幼健康服务体系,为妇女、儿童提供保健及常见病防治服务,保障妇女儿童健康。县级以上地方人民政府应当设立妇幼保健机构,为妇女提供保健以及常见病防治服务。2019年7月,"健康中国行动"的"妇幼健康促进行动"正式发布,其中专门提出了面向个人和家庭的五大健康倡议:一是积极准备,孕育健康新生命;二是定期检查,保障母婴安全;三是科学养育,促进儿童健康成长;四是加强保健,预防儿童疾病;五是关爱女性,促进生殖健康。"妇幼健康促进行动"规划的目标是,到2022年和2030年,婴儿死亡率分别控制在7.5‰及以下和5‰及以下;5岁以下儿童死亡率分别控制在9.5‰及以下和6‰及以下;孕产妇死亡率分别下降到18/10万及以下和12/10万及以下等。同时,持续建立和完善母婴安全五项制度。我们始终秉持儿童优先、母亲安全的理念,坚持保健与临床相结合、坚持个体与群体相结合、坚持中医与西医相结合,让中国特色妇幼健康发展道路得到巩固。

2. 妇幼健康服务能力得到持续提升

通过连续实施妇幼健康保障工程，有力地支持了妇幼健康服务体系建设。国家卫生健康委协调发改委、财政部不断加大妇幼健康服务体系建设支持力度，安排中央资金支持了 1563 家妇幼保健机构建设，支持了 1178 家县级妇幼保健机构加强基本设备配备和内涵建设，积极推进妇幼保健机构标准化建设与规范化管理，支持实施了"云上妇幼"等妇幼健康促进行动。中国特色的妇幼健康服务体系进一步得到完善，改善了妇产科、儿科资源。到目前为止全国共有妇幼保健机构 3032 家，妇幼保健机构专业人员 54.2 万人，床位 26 万张；妇产医院 793 家，儿童医院 151 家，妇产科医师人数达到 37.3 万人，儿科医师人数增长到 20.6 万人。全国已建起 3364 个危重孕产妇救治中心，3070 个危重儿童和新生儿救治中心。

3. 妇幼健康服务内涵不断深化

我国妇幼健康服务着眼"生命全周期"，努力打造涵盖生命孕育起点、儿童期、青春期、育龄期、更年期的全生命周期健康服务链。立足"服务全过程"，以妇女儿童人群为中心，妇幼健康服务防治深度融合，服务链条全程整合，为妇女儿童提供整合型医疗保健服务。聚焦"健康全方位"，着力推进包括预防保健、临床医疗、生理、心理、人文关怀和社会适应，促进妇女儿童全面发展，同步推进"云上妇幼"和"智慧妇幼"建设。

妇幼健康均等化水平持续提升。针对妇女儿童的普遍健康需求，国家启动实施了基本公共卫生服务项目，孕产妇保健工作不断得到改善，满足了广大孕产妇和儿童的基本公共卫生服务需求。特别加强了孕产妇和儿童的健康管理，孕产妇系统管理率、儿童健康检查率逐年提高，2021 年全国孕产妇系统管理率达到 93%，产后访视率达到 96%；2021 年，全国 3 岁以下儿童系统管理率、全国 7 岁以下儿童保健管理率、全国新生儿访视率均超过 90%。

针对妇女儿童健康的重点问题，启动实施了儿童营养改善等一系列妇幼重大公共卫生服务项目，用实实在在的行动和数据展示妇幼健康事业发展的进展和成效。其中，农村孕产妇住院分娩补助项目显著提高了全国住院分娩率，农村地区增长更为明显。宫颈癌和乳腺癌检查项目自 2009 年启动以来，到目前为止已经覆盖全国 2600 多个县（区、市），县（区）级的覆盖率超过了 90%；已累计开展宫颈癌免费筛查 1.8 亿人次，乳腺癌的免费筛查近 1 亿人次。通过早筛查、早诊断、早治疗，使更多宫颈癌和乳腺癌患病妇女得到了及时有效的救治。实施增补叶酸预防神经管缺陷（NTDs）项目，2009 年以来共有 1 亿多名农村育龄妇女免费获得叶酸补充，我国 NTDs 的发生率大大降低，农村地区尤其明显，2020 年我国 NTDs 发病率已低于 2/10 000。预防艾滋病、梅毒、乙肝母婴传播（又称整合预防母婴传播，iPMTCT）项目取得显著成效，全国孕产妇艾滋病、梅毒、乙肝的检测率均保持在 99% 以上。艾滋病母婴传播率也由未干预时的 34.8% 下降到目前的 3%，大幅度减少了儿童的新发感染。通过对孕产妇进行梅毒筛查和规范化的治疗，我国先天性梅毒报告病例数明显下降。2012 年起持续开展贫困地区儿童营养改善项目，10 年来受益儿童 1365 万，6~24 月龄婴幼儿生长迟缓率下降了 70.3%。

4. 妇女儿童健康水平得到显著提升

孕产妇、婴幼儿和5岁以下儿童死亡率持续下降，和全球平均水平以及全球中高收入国家相比，我国的孕产妇死亡率、婴儿死亡率和5岁以下儿童死亡率均远低于全球和中高收入国家平均水平，被WHO评为全球高绩效的妇幼健康国家。2015年联合国发表声明称，中国实现了联合国千年发展目标的4和5，2012年WHO宣布中国消除孕产妇和新生儿破伤风。*Lencet*主编理查德·霍顿（Richard Horton）评价，中国做出了了不起的成绩，有望见证人类历史上首次消除可预防的孕产妇和儿童死亡。2023年5月12日中国代表团在瑞士日内瓦就中国执行《消除对妇女一切形式歧视公约》（*The Convention of the Elimination of all Forms of Discrimination against Women*，CEDAW）第九次定期报告情况接受联合国消除对妇女歧视委员会审议，联合国消除对妇女歧视委员会对中国在维护妇女健康权益方面取得的进展给予了积极的评价。

5. 基础设施得到大幅改善

《2021年中国卫生健康统计年鉴》显示，2020年全国妇幼保健院（所/站）3052家，较1950年增长616.43%，其中妇幼保健院2165家，城市744家、农村1421家，公立的2156家。卫生事业发展"十二五"规划实施以来，通过中央专项资金支持，启动妇幼保健机构建设，卫生技术人员、固定资产、万元以上设备、业务收入逐年增加，县妇幼保健机构基础设施条件得到了大幅改善。

三、妇幼保健事业发展的挑战

在县域医改不断深化，医疗市场竞争日益凸显，群众健康保健需求不断提高，老龄化形势日益严峻的今天，我国妇幼保健事业也面临着诸多挑战。

1. 妇女健康管理水平有待提升

女性身体与男性身体的差别很大，这是众所周知的。许多疾病对女性和男性都有影响，但有些疾病在女性中的发生率更高。据国家癌症中心2022年发布的数据显示，2020年中国女性癌症新发病例数前十位的癌症分别是乳腺癌、肺癌、结直肠癌、甲状腺癌、胃癌、宫颈癌、肝癌、食管癌、子宫内膜癌、卵巢癌，这十种癌症占女性癌症新发病例数的81%。乳腺癌位居女性恶性肿瘤第一位，每年新发病例约21万。此外，我国每年约有15万新发宫颈癌病例，约8万妇女死于宫颈癌。乳腺癌和宫颈癌的发病率更呈现年轻化趋势，成了女性健康的"两大杀手"，2020年中国女性癌症死亡病例数前十位的排名见图9-1。

2. 儿童近视率逐年提高

据世界卫生组织研究报告称，目前中国近视患者人数多达6亿，几乎是中国总人口数量的一半。我国高中生和大学生的近视率均已超过70%，并逐年增加，青少年近视率高居世界第一。小学生的近视率也接近40%，相比之下，美国中小学生近视率仅为10%。以云南省为例,2022年全省小学、初中、高中学生近视率分别为34.07%、67.24%、79.78%,比2021年分别升高1.95、2.91、1.88个百分点,初中生、高中生近视率均呈逐年上升趋势,形势不容乐观,我国各年龄段近视发病率如图9-2所示。

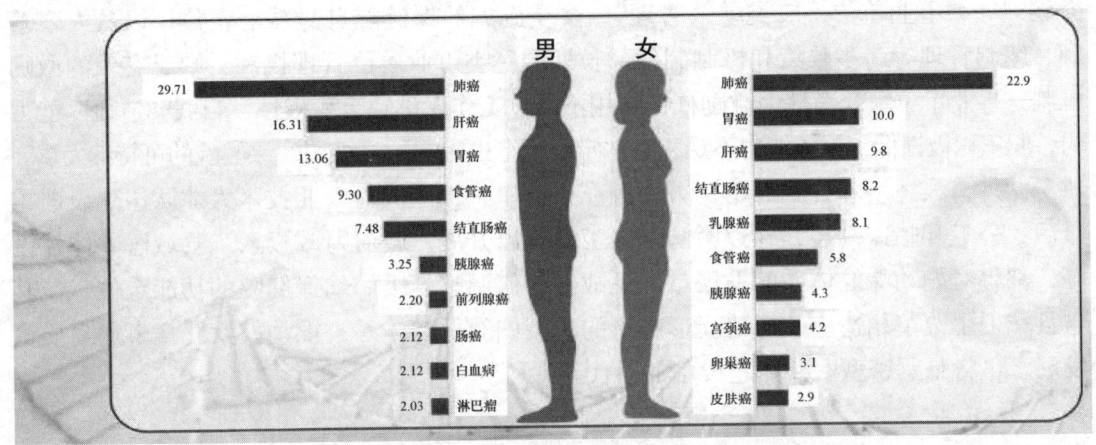

图9-1 中国死亡前10位恶性肿瘤(%)

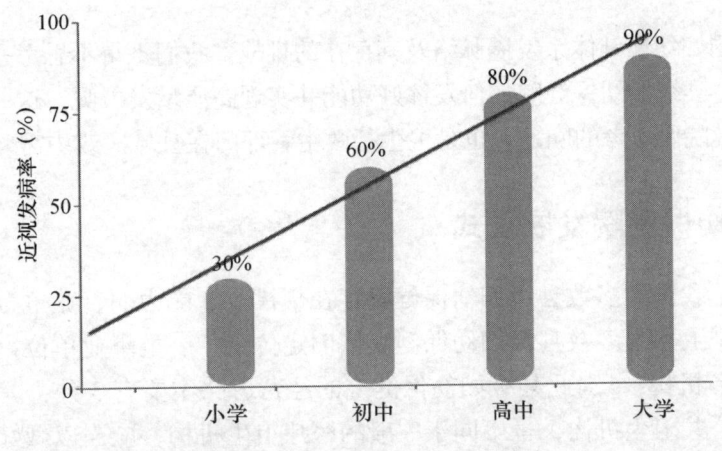

图9-2 我国各年龄段近视发病率

3. 人口老龄化和出生率下降挑战

国家统计局的数据显示,最近10年,全国正常的人口死亡率都在7‰以上,2021年的全国人口自然增长率仅为0.34‰,而前一年还保持在1.45‰,更早之前的2012年则高达7.43‰。2021年,我国60岁及以上人口为26 736万人,占全国人口的18.9%,其中65岁及以上人口20 056万人,首次突破2亿大关,占全国人口的14.2%。最近10年,全国65岁及以上人口数量每年都在增加,从2012年的12 777万人,增加到2021年的20 056万人,增幅约57%,每年增速在3.53%～7.3%。其中,2020年的增幅最大,1年间增加了近1300万,增幅为7.3%。人口老龄化和出生率下降,将对妇幼保健系统带来极大的挑战,也必将逼迫妇幼保健体系变革。

4. 体制机制制约妇幼保健院发展

全国2156家公立妇幼保健院中，大多数县级妇幼保健院一直延续一类事业单位、公共卫生服务机构性质，长期依赖政府财政投入，导致妇幼保健院市场竞争力弱化。而突破"一类事业单位，二类绩效管理"，又受到妇幼保健院自身功能定位，以及人事薪酬、编制管理等诸多政策和机制制约。长期的一类事业单位管理机制，缺乏有效的激励机制，事业单位绩效考核中激励杠杆作用不强，工作人员缺乏积极性，自我"造血"能力弱，职工积极性低，服务能力不足，在一定程度上也影响了县级妇幼保健院的可持续发展。

此外，人才培养方式简单，人才补充渠道单一，造成对专业技术人才队伍建设严重滞后；公卫和临床割裂，导致医防融合工作难以开展；政府财政投入、县域医共体建设等，都将对妇幼保健体系的发展带来挑战。如何调整县级妇幼保健院的功能定位，使其与县域卫生改革相适应，构建新形势下的新型妇幼保健体系，推动妇女儿童事业高质量发展，也将是紧密型医共体建设中的时代新课题。

第二节 县级妇幼保健院发展策略

梳理了我国妇幼保健体系发展脉络及其存在的挑战，我们不得不思考一个问题：在新的医改形势下，县级妇幼保健院如何发挥好功能并实现高质量发展呢？这一问题不仅是众多县级妇幼保健院要思考的问题，也是卫生行政主管部门在县域医改中需要关注的话题。

一、县级妇幼保健院发展模式

总体来看，我国大多数县级妇幼保健院存在规模小、能力弱、竞争力不强等突出问题。在功能定位上，大多数县级妇幼保健院依旧定位于"一类事业单位，全额财政保障的公共卫生服务机构"，因此县级妇幼保健院的经营思路主要有3种：一是认为县级妇幼保健院属于公共卫生机构，也不同于一般的医疗卫生机构，应当以做好公共卫生为主要任务。二是认为县级妇幼保健院发展难的原因之一就是临床服务能力不足，应当在做好公卫服务的同时，强化临床服务能力，尤其是要开展好保健服务和妇科、儿科等相关临床服务能力。三是认为县级妇幼保健院应当牵头组建医共体，按照模式创新、资源下沉、服务提升思路，提升妇幼保健机构在医共体建设中的地位和作用。

在这种背景下，县级妇幼保健院发展出现了3种主要模式。

1. 重公共轻临床服务模式

这种认识主导县级妇幼保健院是一类事业、公共卫生服务机构，认为只要做好公卫服务就可以了，其职能主要是做好县域内妇幼保健工作的业务指导、公共卫生服务项目监督和考核，出现了严重的"重公卫，轻临床"的问题，导致了部分县级妇幼保健院工作长期与临床医疗工作严重脱节。

2. 公卫与临床结合模式

由于县级妇幼保健院发展的地区不平衡性和地方政策差异，部分地区县级妇幼保健院打破了"一类事业单位，全额财政供养"机制，积极开展公卫与临床结合推动妇幼发展，这类妇幼保健院总体发展态势良好，干部职工积极性较高。

山东省聊城市东昌府区妇幼保健院是一家集保健、临床、康复、科研、教学为一体的三级乙等妇幼保健院，"一院三区一中心"的总布局，服务半径辐射冀鲁豫3省，医院门急诊人次52.41万，出院人次2.32万，住院手术13 068台。分娩新生儿10 676例，占全市分娩总数的32.19%。在2023年妇幼保健机构绩效考核中位列全国第123名，在全国、全省县（区）级妇幼机构分别位列前30位和前3位。妇科、儿科为全国县级十佳临床专科，产科为全省医药卫生重点学科，拥有婚前保健、孕产期保健、更年期保健3个省级特色专科、2个市级医药卫生重点学科（康复医疗与理疗学、围产医学科）、11个市级临床重点专科、3个市级特色保健专科、1个市级医药卫生重点实验室、2个泰山学者工作站、5个博士工作室。医院为国家级分娩镇痛试点医院、全国宫腔镜专科医联体医院、全国结构畸形救助定点医院、全国助产士临床培训基地、全国儿童哮喘标准化门诊示范中心；它还设有司法鉴定中心，填补了聊城市法医物证鉴定专业领域的空白。

湖南省长沙县妇幼保健院，建站于1960年，1992年由站改所，2001年由所改院，2017年6月整体迁入新址，是一所集预防、保健、医疗、康复、科研和教学为一体的三级甲等妇幼保健院，作为长沙县妇幼保健和计划生育技术服务中心，肩负着全县妇幼卫生和计划生育工作的业务管理与指导工作。医院总占地面积111亩（1亩≈666.67平方米），编制床位499张，开放床位470张，在职职工人数957人，2023年门诊诊疗人次125.46万人次（不含核酸检测人次），出院人次（含婴儿）41 222人次，分娩人次（活产数）8811人次。医院始终坚持"以保健为中心，以保障生殖健康为目的，保健与临床相结合，面向群体、面向基层，预防为主"的妇幼卫生工作方针，按大部制建设要求设有孕产保健部、儿童保健部、妇女保健部、计划生育服务部、医疗保障部，同时设置了健康体检科，承担着全县儿童健康管理、孕产妇健康管理、"两癌"筛查管理、孕产妇住院分娩补助等基本和重大公共卫生服务项目，还承担了免费婚检工作、免费孕前优生健康检查、免费产前筛查、出生缺陷防控等民生实事项目，切实履行了妇幼公共卫生职能。住院部设有妇一科、妇外科（妇二科、外科）、产一科、产二科、产三科、普儿科、新生儿科、内科（五官科）8个病区，开展盆底功能障碍性疾病、不孕不育、微创手术妇科肿瘤等诊治。产科作为全县产科急救中心，能熟练处理各种休克、产后大出血、妊娠高血压、各种妊娠并发症等急危重症。新生儿科在新生儿复苏，窒息后多脏器损伤，新生儿呼吸窘迫综合征，感染防治，早产儿、低体重儿的管理，新生儿高胆红素血症等疾病方面具有诊疗经验。盆底功能障碍防治中心作为妇产学科的延伸学科，利用现代科学技术对妇女产后身体进行全面恢复。儿童保健科主要针对问题儿童进行优育、优教，通过早期干预进行综合性康复治疗。

3. 牵头组建医共体模式

陕西省大荔县妇幼保健院按照"模式创新、资源下沉、服务提升"思路，与基层7家卫生院、1家卫生服务中心建立医共体。按照"因地制宜、因需帮扶"原则，帮扶分院建立数字化接种门诊8个，建设公建化村卫生室46个。为分院配备了手术床、无影灯、空气消毒机、B超机、胎心监护仪、电脑等仪器设备，中级以上职称医务人员组成8个帮扶团队对分院实行包联帮扶制；通过下派专家，开展坐诊、查房、帮扶带教，举办知识讲座，免费培训镇村医务人员，提升成员单位服务能力。

河南省郸城县2019年从顶层设计入手，综合考虑服务能力、医疗卫生机构特色、布局等因素，把全县23个乡镇卫生院和社区卫生服务中心分片组合，组建以4家县级医疗卫生机构为龙头的紧密型医疗健康服务集团；将县妇幼保健院联合2家乡镇卫生院和1个社区卫生服务中心，组建第四医疗健康服务集团。县妇幼保健院全年下派28名专家到基层卫生院坐诊带教，使群众在家门口就能享受到县级专家的医疗服务，常见病的诊治留在了基层，妇幼健康服务水平明显提升；对全县乡村两级妇幼健康服务人员进行了全员培训，对妇幼健康服务进行了规范管理，妇幼健康服务能力明显增强。

二、县级妇幼保健院的功能定位

在紧密型医共体与城市医疗集团从试点走向全面推进的当下，县级妇幼保健院应当如何定位呢？针对这一问题，我们先从有关政策导向方面寻找依据。

2013年《国务院关于促进健康服务业发展的若干意见》指出，未来国家将继续坚持把基本医疗卫生制度作为公共产品向全民提供，多措并举发展健康服务业。《中国妇女儿童发展纲要（2011—2020）》明确提出，妇幼保健机构和二级以上综合医院设置妇产科和儿科。妇幼保健机构坚持保健与临床相结合的特色，提供预防、上门服务的理念与模式，开展服务。卫生部2006年发布的《妇幼保健机构管理办法》明确保健院完成公共卫生服务的同时，提供包括妇女儿童常见疾病诊治、计划生育技术服务、产前筛查、新生儿疾病筛查、助产技术服务等，根据需要和条件开展产前诊断、产科并发症处理、新生儿危重症抢救和治疗等基本医疗服务。

2015年国家卫生计生委办公厅《关于妇幼健康服务机构标准化建设与规范化管理的指导意见》（国卫办妇幼发〔2015〕54号）指出，各级妇幼服务机构应当坚持"以健康为中心、以保障生殖健康为目的，保健与临床相结合，面向群体、面向基层和预防为主"。在功能定位上，指出"各级妇幼健康服务机构是具有公共卫生性质、不以营利为目的的公益性事业单位""妇幼健康服务机构按照全生命周期和三级预防的理念，以一级和二级预防为重点，为妇幼儿童提供从出生到老年、内容涵盖生理和心理的主动的、连续的服务与管理"。

《国家卫生计生委办公厅关于印发各级妇幼健康服务机构业务部门设置指南的通知》（国卫办妇幼发〔2015〕59号）指出，"省级妇幼服务机构是全省（区、市）妇幼保健和计划生育服务业务指导中心""市级妇幼健康服务机构是全市妇幼保健业务指导中心，在省级和县级妇幼保健服务机构之间发挥着承上启下的重要作用""县级妇幼保健服务机构是三级妇幼健康服务机构的基础,业务部门的设置应充分体现以保健为中心、保健与临床有机结合的特色,规模适宜、布局合理。"

2023年国家卫生健康委等10个部门发布的《关于全面推进紧密型县域医疗卫生共同体建设的指导意见》(国卫基层发〔2023〕41号)要求,"创新医防融合服务。完善县域医共体公共卫生责任清单,围绕慢性病患者、老人、儿童、孕产妇、重大传染病患者等重点人群,开展疾病预防、筛查、诊治、护理、康复等一体化服务。强化临床医生医防融合服务意识,把预防融入临床诊治全过程。统筹医保基金和公共卫生服务资金使用,实现公共卫生服务和医疗服务的有效衔接。"

党的二十届三中全会审议通过的《中共中央关于进一步全面深化改革、推进中国式现代化的决定》,对深化医药卫生体制改革提出新要求、做出新部署。要求"进一步全面深化改革""施健康优先发展战略,健全公共卫生体系,促进社会共治、医防协同、医防融合",以基层为重点加快建设分级诊疗体系,进一步推动优质医疗资源扩容下沉和区域均衡布局,推进城市医疗卫生资源持续支持县域卫生服务,健全人口发展支持和服务体系,推出一批生育支持政策,多渠道扩充普惠育幼服务供给,提高妇幼和老年健康服务水平,积极构建生育友好型社会。

可以看出,县级妇幼保健院(所)在过去的几十年里,随着时代的变迁和医疗技术的发展,其功能逐渐从单纯的公共卫生服务机构向以保健为中心、保健与临床有机结合的具有显著特色的,以妇幼母婴为主要服务对象的,公共卫生服务与特色专科临床诊疗相融合的新型服务保健机构发展。其中,如珠海市妇幼保健院等一批先行先试的市、县级妇幼保健院也加挂了"妇女儿童医院"的牌子,将专业公共卫生服务与妇女儿童专科医院相结合。毫无疑问,县级妇幼保健院必须坚持公益性特点,以需求为导向,在坚持妇幼公卫职能的同时,积极发展专科能力,资源整合,因地制宜不断拓展妇幼母婴以及儿童健康管理、保健、临床医疗服务,走"大专科、小综合",临床与公卫相融合的发展模式。

三、县级新型妇幼保健院发展策略

当前,新时代给妇幼健康事业发展提出了新的要求。习近平总书记高度重视少年儿童健康,指出:"少年强则国强。当代中国少年儿童既是实现第一个百年奋斗目标的经历者、见证者,更是实现第二个百年奋斗目标、建设社会主义现代化强国的生力军。"新形势下,妇幼保健进入了新的征程,也将担负起新的历史使命。

1. 转变经营发展理念,明确发展新任务

妇幼健康是全民健康的基石,是推进健康中国建设的重要基础工程。新时期县级妇幼健康工作应当贯彻新的发展理念,推进高质量发展,全力推动由"保生存"向"促发展"转变,由"关注疾病"向"关注健康"转变,由"项目管理"向"全过程健康管理"转变。应当把握好优化人口发展战略和县域卫生体系改革为妇幼健康事业发展带来的新机遇，坚持"以保健为中心、以保障生殖健康为目的，保健与临床相结合，面向群体、面向基层和预防为主"的工作方针，主动融入医共体发展大局，严谨调研目前区域市场，清晰把握自身的优势与劣势，规划未来发展目标。要坚持保健与临床相结合的发展方向，加强服务体系布局的同时，更加重视丰富服务内涵。要注重以群体保健工作为基础，面向基层、预防为主，依法为妇女儿童提供健康教育、预防保健、计划生育技术服务、妇女儿童常见病筛查、妇幼卫生信息管理等公共卫生服务，适当开展与妇女儿童健康密切相关的基本医疗服务，同时要规划未来妇女儿童非基本医疗服务的需求，提高出生人口素质可积极应对人口老龄化，推进妇幼健康事业高质量发展。

2. 注重以保健为中心，保健与临床相结合

新形势下县级妇幼健康事业应当围绕妇女儿童对健康的需求，以保健为中心，保健与临床相结合，全方面促进妇女儿童健康，在新形势下创新妇幼健康服务与管理。发展模式要"以健康为中心""预防保健与临床医疗有机融合"，弥合预防保健和临床医疗之间的裂痕。要按照全生命周期和三级预防的理念，以一级和二级预防为重点，为妇女儿童提供从出生到老年，内容涵盖生理和心理的主动、连续的服务与管理。要以妇女儿童不同特殊时期的健康需求为中心，以临床诊疗技术为支撑提高妇幼健康服务，补齐临床短板。要针对重点人群、重点环节，确定重点任务，包括全生命周期健康服务、生殖健康全周期管理、生育全程基本医疗保健服务和母婴安全等五项制度；针对已婚育龄夫妇、未婚人群、青少年、流动人口等不同群体开展服务，为其提供全过程服务；针对预防保健、临床医疗、心理生理、人文关怀、社会适应等不同需求开展服务，提供全方位服务；针对青春期、新婚期、孕产期和育儿期、育龄期、更年期等不同时期开展服务，提供全周期服务。

3. 加强妇幼保健学科体系建设，打造妇幼特色专科

要围绕围产医学、儿童医学、妇女医学，构建妇幼保健院与医共体龙头医院妇科、产科、儿科和中医医院中医科、治未病科协作机制，逐步形成一级、二级特色专科（医共体中心），通过人力资源整合组建一支既精通临床业务，又熟悉保健服务的一专多能复合型人才队伍。将群体保健技术人员与个体保健技术人员有机融合，整合医共体资源，按照差异化错位发展思路，组建孕产保健部——以孕产妇为中心，服务孕前家庭、孕产妇、新生儿等；儿童保健部——以儿童为中心，服务于健康和患病儿童；妇女保健部——以非孕期妇女为中心，提供系列生命周期的服务；计划生育技术服务部——计生与妇幼保健资源整合；建立婚前保健、孕产期保健、更年期保健、儿童保健特色专科。注重发挥中医药服务在妇女儿童健康中作用，积极发展中医妇幼适宜技术。

4. 注重资源整合协同，打造"妇幼保健院摇篮价值链"

要充分认识"妇幼保健院摇篮价值链"，"用好"县域内医共体成员单位医技/医辅、临床专科和运营管理资源，"用活"基层医疗卫生机构协同力量，构建从婚前到更

老年期、从孕产健康到儿童健康和妇女健康全生命周期、全人群价值医疗服务体系（图9-3）。注重突出群体筛查、高危管理、危重管理、康复管理、缺陷控制，开展母婴安全行动提升计划、健康儿童行动提升计划和出生缺陷防治能力提升计划。聚焦影响妇女儿童健康的重大疾病问题，坚持预防为主、防治结合，加速实现中国消除艾滋病、梅毒、乙肝母婴传播行动和加速消除宫颈癌行动。抓好母乳喂养促进行动和生殖健康促进行动。做好中西医与预防保健结合适宜技术应用、女性肿瘤防治、产前/产中/产后综合服务、青少年近视防治、青少年口腔保健、青少年心理健康、青少年内分泌疾病诊治与生长发育管理等，为妇保院进一步开发服务群体、拓展业务范围。

5. 注重改革政策配套，激发妇幼机构发展活力

将妇幼保健院纳入紧密型医共体管理，构建妇幼保健院与医共体龙头医院、中医医院、基层卫生院联动协同和差异化发展机制，避免同质化业务竞争。推行妇幼保健"一类事业单位，二类绩效管理"，落实紧密型医共体建设"两个允许"，建立绩效激励机制，激发干部职工干事创业的积极性、主动性。积极探索公卫资金打包支付，提升公卫资金使用效能。医保、发改、财政、卫健、编制、人社等部门应给予妇幼保健改革和发展相配套的政策支持，推动妇幼保健转型和可持续发展。

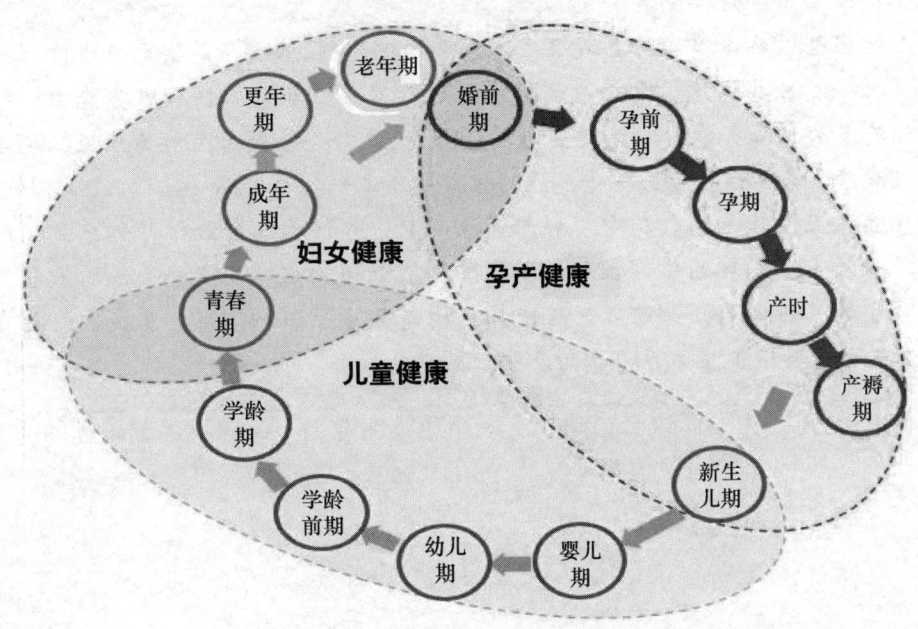

图 9-3　妇幼保健院摇篮价值链

第十章

医共体基层卫生发展

　　卫生院、社区卫生服务中心是农村三级医疗网点的重要环节，担负着医疗、防疫、保健的重要任务，是直接解决群众看病难看病贵的重要一关。

　　在医共体建设中经常会遇到这样的疑问：卫生院为什么要加入医共体？加入医共体会不会被龙头医院"虹吸"？龙头医院会不会形成垄断，导致基层卫生服务能力弱化？将卫生院纳入医共体会不会加大龙头医院和医共体负担？卫生院自身的负债怎么办？龙头医院该如何帮扶并推动基层卫生机构高质量发展？如何实现龙头医院与基层卫生机构共赢？资源下沉、人员流动、编制和经费如何保障？基层卫生积极性如何调动？

　　在紧密型医共体建设与县域卫生体系重构中，"强基层"是实现分级诊疗的关键环节之一。医共体建设既不能弱化基层医疗卫生机构基本医疗服务能力，也不能弱化基本公卫服务能力。如何实现"双提升"，补齐基层卫生能力短板，构建新型分级诊疗服务体系，是医共体建设的核心内容之一。

　　在县域卫生改革的大局中，如何资源下沉，如何构建分级诊疗体系，如何破解制约基层卫生发展的体制性和机制性障碍，如何构建"一院一策"的基层卫生高质量发展的新格局，如何管理好慢病、构建医防融合新体系，是我们需要直面的问题，也是县域卫生体系重构的"初心"。

第一节　乡镇卫生院发展历程与挑战

基层医疗卫生机构干部职工关心的一些问题要从中国乡镇卫生院的发展历程及其发展趋势中去寻找客观的答案。

一、我国乡镇卫生院发展历程

在当代，很少有人真正去系统性地了解基层。曾经的县-乡-村一体化的三级预防保健网、赤脚医生、合作医疗，曾被世界卫生组织誉为中国农村卫生工作的三大"法宝"。中国乡镇卫生院发展历程是一个逐步完善和提高的过程，从最初的简陋条件到现在的现代化设施，乡镇卫生院随着新医改的深入实施和发展将迎来更多机遇和挑战。2022年，全国医疗卫生机构103.3万个，其中基层医疗卫生机构98.0万个，占比高达94.86%。乡镇卫生院是中国卫生体系的基石，在我国卫生健康事业中拥有重要的地位，也发挥着重要的作用。

1. 初创阶段（1949—1957年）

在新中国成立初期，中国的乡镇卫生院数量几乎为零。1949年，全国有2100多个县，仅有1300个卫生院，病床13 000张。广大农村地区除了在集镇上有少数开业的中医诊所和中药铺外，几乎没有其他医疗卫生设施。为了解决这个问题，国家提出了"县设卫生院，区设卫生所，乡设卫生委员，村设卫生员"的要求，建立健全农村基层卫生组织，乡镇卫生院应运而生。

2. 调整阶段（1958—1965年）

在这一阶段，农村基层卫生组织基本是按照人民公社的体制设置的。公社卫生组织一般分为3级：公社设卫生院，生产大队设卫生所（室），生产队设卫生员和接生员。这一阶段又可以分为"大跃进"时期和国民经济调整时期。在"大跃进"时期，卫生政策有两个突出特点：一是推行供给制和公有化；二是摊子过大，指标过高。而在国民经济调整时期，主要是纠正"大跃进"时期卫生政策所出现的失误。这一时期乡镇卫生院大部分属于集体所有，偏远地区的则为国家建立。20世纪70年代，国家投入大量资金支持乡镇卫生院，在社区防疫、妇幼保健、计划生育和技术指导工作中发挥了极其重要的作用。

3. 改革开放后的发展阶段

改革开放后，在特殊的历史背景下，乡镇卫生院逐渐走向市场，开始自负盈亏。这一时期，非营利性乡镇卫生院经历了各种改制，与村卫生室形成了竞争关系，对村级、社区卫生服务站的监督管理和培训更是无从谈起。乡镇卫生院面临着新的挑战和问题，如乡镇卫生院的便利性不如村级诊所，就医技术和医疗质量不如县级医院，加之国家资金投入不足，基层医疗卫生服务人才大量流失，乡镇卫生院出现"生存难"和"发展难"问题。

在1999—2004年前后一段时期，乡镇卫生院发展经历"改制"的艰难岁月。1992年卫生部发布《关于试行乡镇卫生院、卫生防疫站和妇幼保健院、所三个标准建设的通知》规定，"乡镇卫生院服务人口，一般卫生院按本乡（镇）常住人口计算"，"按乡建院"模式在政策上正式确立。2000年《关于城镇医药卫生体制改革的指导意见》提出"鼓励各类医疗卫生机构合作、合并、共建医疗服务集团"，乡镇卫生院又迎来一轮急速变革。江苏省宿迁市出台"欢迎各类社会资本投资办医"的政策后3年时间，124个乡镇卫生院、10个县级以上公立医院全部改为民营。2003年新型农村合作医疗试点铺开，随着农村合作医疗参保率逐年上升，政策和财政向基层倾斜，乡镇卫生院才迎来新的一轮发展机遇。

4. 新医改阶段（2009年至今）

2009年，国家颁布《中共中央 国务院关于深化医药卫生体制改革的意见》，陆续开展了乡医一体化管理，使乡医重回乡镇卫生院的监管之下。2009—2011年各级财政按照《乡镇卫生院建设标准》的要求，重建、扩建了乡镇卫生院。2012年基本医疗保障制度已全面覆盖城乡居民。农村居民的医疗保障大大提高，各地被卖的乡镇卫生院开始由政府收回。公立医院的改革也影响着基层医疗卫生机构，2012年新医改也为乡镇卫生院的健康快速发展提供了机遇。数据显示，仅2000—2011年期间，中央投入基层医疗卫生机构基础建设和设备更新上的资金便已超过1000亿元，乡镇卫生院业务用房面积比改革前增加1/3。但这一时期，"收支两条线""基药制度"让乡镇卫生院陷入困境，它们的主要功能是基本公卫服务，卫生院也基本不愿做基本医疗工作，导致基层医疗卫生机构服务能力萎缩。

2015年国务院办公厅发布的《关于全面推开县级公立医院综合改革的实施意见》中指出"县级公立医院是农村三级医疗卫生服务网络的龙头和城乡医疗卫生服务体系的纽带，推进县级公立医院综合改革是深化医药卫生体制改革、切实缓解群众'看病难、看病贵'问题的关键环节。2012年县级公立医院综合改革试点启动以来，各试点县（市）积极探索，改革取得了明显进展。但县级公立医院综合改革仍是一项长期艰巨的任务，破除以药补医成果尚需巩固，管理体制和人事薪酬制度改革有待深化，医疗服务能力有待提高，改革的综合性和联动性有待增强，需要以问题为导向，进一步细化完善政策措施，持续拓展深化改革"。之后，2015年为继续深化解决"看病难、看病贵"问题，国家卫生健康委推行分级诊疗机制，乡镇卫生院为首诊医疗一级定点医疗机构。

2019年国家卫生健康委等发布的《关于开展紧密型县域医疗卫生共同体建设试点的指导方案》明确要求"切实维护和保障公立医疗卫生机构的公益性。坚持基层医疗卫生机构防治结合的功能定位，医共体内成员单位的职责任务原则上保持不变。整合区域医疗卫生资源，推进县域医疗卫生资源共享，促进优质医疗卫生资源下沉到基层。改革完善县域医疗卫生服务体系,推进县乡一体、乡村一体管理,提高县域医疗卫生服务体系整体绩效和基层医疗卫生服务能力。"乡镇卫生院逐步进入医共体模式下的基层卫生发展新时代。

二、乡镇卫生院发展的主要挑战

在新医改持续深化的当下,尤其是在优质资源下沉、巡回医疗、医疗帮扶等强基层政策驱动下,乡镇卫生院迎来了有利的政策机遇和发展机会,这无疑是乡镇卫生院发展的又一个"春天"。但由于历史和现实等种种原因,乡镇卫生院在新医改中也面临着巨大的挑战。

1. 改革加速,遵循固有思想制约改革步伐

从众多乡镇卫生院发展实践来看,尽管新医改和紧密型医共体建设、优质服务基层行等工作已开展多年,但很多卫生院对新医改和医共体建设政策要求、发展趋势在认知方面仍然存在局限。一部分管理者仍然固守"独立法人"权力,担心加入医共体后"权力"被削弱,尤其是药品、耗材、设备集中采购和人事、财务、药械统一管理;一部分管理者担心医共体建设后县级医院"虹吸"基层,会进一步加剧基层卫生能力弱化。这一担忧,主要是由两方面原因造成的。

一是对新医改和医共体建设政策要求认知不系统、不准确。新医改中药品、耗材集中管理、带量采购的初衷是要"以量换价",尤其是药品零加成后药品从"利润"转变为"成本";控制"耗占比"和次均费用,使耗材也成为成本;医共体设备和耗材集采降低采购成本,禁止"灰色收入";伤害的是极少部分传统的管理思维下的管理者权力。医共体建设强调"统一管理",实行"同质化"县乡一体化管理,同时,实现"强龙头""强基层"和医疗资源下沉的结构性调整,在一定程度上会对部分管理者的"管理权"形成影响,但降低了管理风险;落实"两个允许"也会提高绩效。乡镇卫生院要客观、正确认识医共体建设政策及其对乡镇卫生院发展与管理提升带来的价值。

二是医共体建设在战略规划和长效机制建设方面的不协同。从国家政策层面看,医共体建设目的是要形成"有序的分级诊疗"格局,解决"群众在家门口能看好病",乡镇卫生院充分发挥常见病、多发病诊疗健康"守门人"作用。换言之,杜绝"虹吸",实现省-市-县-乡-村五级医疗服务体系协同发展是改革的初衷,医共体要通过建立和完善运行机制解决"虹吸"基层医疗和推动县-乡-村三级医疗服务体系同质化,整体服务能力提升。这既是对医共体建设的考验,也是县域医改成败的关键。但要实现这一目标,需要在改革中不断实践和完善。

作为分级诊疗的重要抓手,我们不能因为存在这种风险就"因噎废食"地否定医共体建设的价值和作用。

2. 基础薄弱,基本医疗能力有待全面提升

乡镇卫生院是农村卫生的枢纽。北京大学王红漫教授的《大国卫生之论:农村卫生枢纽与农民的选择》指出，群众不愿意去卫生院看病的原因之一，在于解决大病问题乡镇卫生院能力不足，不能让群众信赖。解决小病问题，乡镇卫生院与民营诊所、村卫生室没有太大的技术和服务差异。这本质上是乡镇卫生院医疗服务能力不足、竞争力不强造成的。

2017年杨威、郭睿等在《卫生经济研究》发表的"某省乡镇卫生院医疗服务能力调查"指出，在我国华东地区首批深化医改综合试点以及最早开展县级公立医院综合改革的省份之一，超过85%的乡镇卫生院可收治呼吸、循环和消化系统疾病，而收治肿瘤、妊娠、损伤和内分泌系统疾病的卫生院占比不足40%，服务能力差异明显。

2023年王思远、杭茸枫等在《中国农村卫生事业管理》发表的"西部少数民族地区乡镇卫生院医疗服务供给状况调查"显示，从西部少数民族地区乡镇卫生院医疗服务供给状况调查来看，乡镇卫生院门诊排名前10位的病种为上呼吸道感染、高血压、咽炎、支气管炎、外伤、扁桃体炎、糖尿病、关节炎、皮炎和胃肠炎，住院病种主要为呼吸道疾病（支气管炎、肺炎、肺部感染等）和肌肉骨骼系统疾病（腰椎间盘突出症、混合型颈椎病、关节炎、腰椎骨质增生和腰痛等），达91.93%。与国家建议相比，乡镇卫生院能够识别和初步诊断病种均低于50%，开展医疗技术服务项目为36.26%，不同乡镇卫生院开展的医疗技术项目不一样。总体上医疗服务供给水平较差、能力较低，难以满足分级诊疗的基本要求，其建设与提升仍需要进一步加强。

2024年8月11日云南网报道：县级医院水平提升方面，云南有50所县级公立综合医院通过第二阶段提质达标验收，全省县级医院中有27个眼科、23个精神科、20个老年病科、30个临床营养科薄弱专科建设也基本完成，达到了阶段性的目标。在基层医疗服务能力方面，全省乡镇卫生院（社区卫生服务中心）服务能力达到国家标准的比例保持在90%以上，中心乡镇卫生院服务能力达到国家推荐标准的比例达49%，基层心脑血管救治站覆盖率提升至59%，标准化慢性病诊疗专科和康复科（室）建设覆盖72%的中心乡镇卫生院。

从上述案例和研究数据可以看出，乡镇卫生院（社区卫生服务中心）作为居民健康"守门人"在基本医疗服务能力上，与群众的需求和"小病不出乡"的愿望还有很大差距。在新形势下，乡镇卫生院（社区卫生服务中心）要着力找准差距、弥补短板、提高综合服务能力。

3. 医防割裂，基本公卫服务面临新的挑战

我国医防协同的实践由来已久，医防协同已成为我国新时期健康中国建设中全方位、全周期保障人民健康的重要途径。尽管我国的医防协同工作已经取得进展，但其相对割裂的现状并未发生根本性扭转。一方面，医疗卫生服务供给所依赖的主要模式仍然是生物医学模式，重点仍是碎片化的微观治疗，较少从整体观角度进行健康管理，无法充分发挥资源投入和服务供给对健康改进的作用。另一方面，居民对公共卫生机构提供的服务需求量少，导致居民对公共卫生机构认知度和依从性低，这也进一步降低了基层公共卫生机构服务供给的效率。在医防相对割裂的背景下，医疗专业机构与公共卫生专业机构的联动不足，基本公卫服务依然面临着服务效率、公平性、可及性的挑战。

2021年赛柏蓝-基层医师公社撰文指出，基本公共卫生服务难开展，公卫结构体系还有诸多亟待完善之处，如人才队伍不稳定、发展乏力，信息化整体滞后，法治建设不完善、行政赋权缺失等问题依然存在。总体来看，主要存在一味追求建档率、管理率，信息化体系不通畅、不完整，绩效考核繁琐、执行力不够，宣教工作思路不够宽，"两慢病"（高血压、糖尿病）没有给予足够重视五大问题。

从乡镇卫生院（社区卫生服务中心）运行实践来看，主要存在3种情形：一是重公卫、轻医疗。将开展基本公卫服务工作作为医疗卫生机构的主要职能和工作，忽视基本医疗服务与基本公卫服务的协作和配合。二是重医疗、轻公卫。注重发展基本医疗，追求通过医疗服务能力留住患者、提高医疗卫生机构的收入，对基本公卫服务以"应付心态"对待，基本医疗和基本公共卫生割裂。三是基本医疗和基本公卫同步开展，但追求基本公卫服务的建档率、随访、用药、宣教、诊疗等临床服务工作或因能力不足或因距离过远流于形式；在基本医疗方面，注重门急诊服务和住院服务提升医疗卫生机构收入，与基本公卫服务协作较少，与上级医院专科也鲜有协作，导致公卫服务难以做实、医疗服务难以提升。破解医防融合难题，解决基本公卫服务痛点，也是医共体下县域卫生资源协同和高质量发展需要攻克的难题。

4. 发展不平衡，医共体建设需要因地制宜

千镇千院发展研究团队发布的《2022年度中国乡镇卫生院500强》，通过对国家卫生健康委通报表扬的7321家获得"优质服务基层行"推荐名单进行深入数据还原后，从人口、经济、人力资源、基础设施、设备设施、学科能力、业务效益、健康管理、信息化建设等方面表现强势的一些基层医疗卫生机构的评价来看，我国乡镇卫生院（社区卫生服务中心）较20年前发生了很大的变化，存在发展的不平衡性。

排名第一的湖南省浏阳市集里卫生院是浏阳乡镇医院中单体最大的医院。神经内科和眼科是其闻名的两个特色专科。神经内科共设有9个病室，是湖南省最大的神经内科。2019年，集里卫生院门诊量49.8万人次，住院量5.69万人次，总收入3.68亿元。该医院规模和技术水平超过许多县级医院。

与此同时，在西部和中东部边远地区的人口少、经济基础薄弱的县区，也依旧存在着徘徊于生存边缘，人力资源、基础设施、设备设施、学科能力、业务效益、健康管理、信息化建设等依旧制约其发展的乡镇卫生院（社区卫生服务中心）。这种不平衡性，不仅存在于地域上，也存在于医院发展模式和路径上。在"千县万乡"的中国大地，如何因地制宜推动和发展好乡镇卫生院（社区卫生服务中心），也是医共体建设中需要思考的话题。

5. 人口流失，呼唤基层卫生院转型升级

2010—2020年，全国农村总流出人口中，省内乡—城流出人口由7876万人增加到1.9亿人，增长1.12亿人。其中，县域内流出人口增长3916万人，省内县外流出人口增长7229万人，呈快速增长态势。基于2010年第六次和2020年第七次全国人口普查数据，对10年间农村流出人口的空间模式进行研究估算发现，2020年全国农村总流出人口达到2.86亿人，占全部流动人口（3.76亿人）的76.3%，相较2010年总流出人口（1.46亿人）增长1.4亿人，增幅近1倍。剔除跨省乡—乡流出人口，2020年乡—城流出人口为2.72亿人，相较2010年的1.34亿人，增长了1.38亿人，增幅超过1倍。

2.72亿农村流出人口都去了哪里？分为跨省、县外省内、县内3种流动类型。数据显示，2010—2020年，省外乡—城流出人口由5563万人增长至8220万人，增加2657万人；省内乡—城流出人口由7876万人增加到1.9亿人，增加近1.12亿人。也就是说，在这10年间，我国跨省乡—城流动人口增幅减缓，而省内乡—城流动人口增幅快速增加。

从占比来看，10年间人口流动结构变化非常显著——省内县外这一类型从2010年的26.6%快速上升至2020年的39.7%，跨省流动则从41%下降至30%。表现出农村人口倾向于省内但非本地（县）的就近城镇化发展模式。人口减少导致患者数减少，这一趋势也为乡镇卫生院（社区卫生服务中心）发展带来了新的挑战。

第二节　回归本位，做好基层健康"守门人"

在新医改的今天，基层卫生再度被重视，但摆在面前的新问题出现，医共体下如何避免"骑马圈地"？如何让医共体更紧密？处于生存挣扎边缘的卫生院应该被精简，还是应该想办法盘活进而差异化发展？到底什么才是基层医疗卫生机构"安身立命"的根本？对基层医疗卫生机构的投入，人与物到底应该哪个先行？任期式帮扶制为何陷入"无用论"？这些问题都给各方留下思考题，而各地基层医疗卫生机构，都在做一道道选择题与必答题。

乡镇卫生院作为农村地区重要的医疗服务机构，承担着为农民和乡镇居民提供全面的医疗保健和基本卫生服务的任务。主要功能为常规医疗服务、基本公卫服务、慢病管理服务、连接城乡医疗服务，是一个综合性医疗卫生服务机构。

1. 常规医疗服务

主要提供常见疾病的基本治疗和急诊救治。包括对常见病、多发病的诊治，为当地居民提供及时、有效的医疗服务，配备相应的急救设备和药品，承担辖区内急诊患者的初步救治和转运工作。此外，针对需要康复治疗的患者，卫生院应提供康复评估、康复训练和指导等服务。

2. 基本公卫服务

包括为居民提供健康咨询和宣传教育，促进健康生活方式；提供妇女产前保健和计划生育咨询服务；负责辖区内传染病的监测、报告和防控工作，协助上级医疗卫生机构开展流行病学调查和应急处置；提供围产期保健和儿童保健服务。

3. 慢病管理服务

作为离居民最近的医疗卫生机构，乡镇卫生院在慢病防治中要承担起承上启下的作用，除高血压、糖尿病等基本公卫服务项目外，要注重提升脑卒中、慢性阻塞性肺疾病、慢性肾病、癫痫、痛风、骨质疏松症等常见和多发慢病的诊疗和管理，注重加强慢病门诊和住院、康复的管理和服务，与县级医院相关专科协同做好居民慢病综合防治和管理。

4. 连接城乡医疗服务

作为基层医疗卫生机构，乡镇卫生院要上联县（市）级医疗卫生机构，下接村卫生室和乡村医生，在城乡医疗服务体系中发挥好桥梁和纽带作用，引导优质医疗资源下沉到基层，缓解农民"看病难，看病贵"的问题。

基本医疗和基本服务是乡镇卫生院的生存之本，也是乡镇卫生院的患者之源。乡镇卫生院应努力做好上述 4 项基本工作，尤其是要做实基本公卫服务，让群众体验到优质、高效的服务，获得群众的信任和满意。如在高血压管理上，不仅要处理好患者血压变化，还要切实做好随访、用药管理以及与上级医院专科协同为患者提供更加优质、连续、可及的服务。同时，注重将服务延伸到居家、特殊人群的特色化服务，让群众的健康需求得到满足。在急诊、急救以及转诊、转运服务等方面，要主动作为，与上级医疗卫生机构及其专科建立绿色通道，为患者提供可信赖的优质服务，做好居民健康"守门人""健康贴心人"。

第三节　主动融入医共体，构建发展新格局

在医共体建设背景下，部分地区乡镇卫生院面临着"缺患者""缺技术""缺人才""缺资金"等难题，基本医疗的缺失和基本公卫服务难以做实，使得乡镇卫生院面临群众不信任、医院难生存的窘境。部分地区乡镇卫生院发展得较好，却又担心被医共体"虹吸"。如何破解这一难题呢？

首先，我们要回答"谁是竞争对手"这一基本问题。从大的竞争环境来讲，乡镇卫生院面临与县级医院、市级医院和民营医院，乃至卫生院之间以及与村卫生室、社区诊所的竞争。而竞争的本质就是"弱肉强食"，自身能力才是竞争取胜的关键。从这个意义上讲，乡镇卫生院是否具备竞争力、是否能够不被"虹吸"，关键因素是自身的临床医疗能力、群众服务能力。本质上讲，乡镇卫生院的生存与发展，关键在自身，在内部；外部因素只是加速竞争的因素。

其次，要评估融入医共体的利弊。前面我们讲过，医共体建设的初衷和目的就是构建"小病不出村，常见病不出乡，大病不出县市"的分级诊疗格局，也是重构县域卫生服务体系，解决群众"看病难，看病贵"问题。在应对外部竞争和解决生存与发展问题，也是从"抱团取暖"到"抱团取胜"的发展过程，当然要以不牺牲群众利益

为前提。只有融入医共体才可能改变竞争格局。之所以讲可能，是因为还需要政策机制的配套。事实上，近年来医共体监测评价与考核体系不断完善，优质服务基层行不断推进，中心卫生院建设标准颁布，资源下沉，巡回医疗等政策出台。乡镇卫生院融入医共体是"利"大于"弊"，这一点也在全国各地的医共体建设标杆单位实践中得到证明。

最后，要回答"如何融入医共体"这一问题。在全国各地的实践中，有的乡镇卫生院是被动融入且抱有抵触心理，有的是主动融入并用好医共体资源推动自身发展，有的"拭目以待"观望等待。在县域医改的大势中，作为在"夹缝中求生存"的乡镇卫生院与其被动纳入医共体管理不如主动寻求与县村医疗卫生机构的合作共赢。尤其是在县医院补短板、提质达标和"千县工程"县医院综合能力提升工程等改革大趋势下，主动融入县域医改，合理利用医共体资源和力量，提升自身"造血"功能，应当成为乡镇卫生院走向高质量发展的重要途径。

第四节 错位发展，打造特色专科/专病

由于在同一个县域各个乡镇（街道）地理、交通、经济、常住人口年龄和性别分布以及疾病谱分布存在差异，且各个乡镇（街道）内外医疗资源分布和竞争环境等既有共性，又有差异。乡镇卫生院在临床专科、专病发展重点方向上应当突出特色、因地制宜。

首先，要在定位上有突破。一是要按照紧密型医共体建设总体规划，确立卫生院的定位是成为县域内区域医疗卫生服务中心，还是达到乡镇卫生院基本标准，或是在将来有可能被撤并。二是要搞清楚卫生院的短板、弱项在哪里，需要提升什么能力，建设什么专科，形成什么样的竞争力。

其次，在共性临床诊疗和服务能力方面，应当突出急诊、全科医学、中医、康复、健康管理、慢病等领域的临床服务能力。

再次，在差异化发展方面，应当结合本乡镇（街道）与周边医疗中心（县级医院、市级医院）和民营专科医疗卫生机构的竞争因素，结合本地常见病、多发病和主要常住群体人口与疾病发病特点，定位临床专科/专病发展方向。例如，距离医疗中心较远、交通不便、以农村人口为主、居民主要职业为农业生产的乡镇（街道），应当注重急诊医学和呼吸系统疾病、消化系统疾病、常见妇科疾病、腰椎间盘突出症等的特色诊疗技术。在距离医疗中心较近、交通便利、常住人口以老人为主、居民职业以职工为主的乡镇（街道），应当注重急诊医学、老年慢病、中医、康复等专科医疗，以及养老、健康管理、居家服务等特色服务。

最后，要特别注重根据乡镇（街道）卫生院的发展定位规划和建设人才团队，引进适宜技术。在紧缺人才和技术短板方面，要注重与医共体和上级医院协同，通过"请进来"的方法成立基层专家工作站，开展坐诊、带教、查房；通过"送出去"的方法，如委托培养、进修、定向培养，以及远程医疗手段，弥补短板，提升能力。如果地方过于

偏远或者没有相关激励机制,则需要医共体或卫生行政部门高位统筹逐步解决。下面是湖南省浏阳市的基层医疗卫生机构的例子。

"超级"乡镇卫生院"变形"记

2023年,《健康报》一篇"超级"乡镇卫生院的新闻报道,让湖南省浏阳市的基层医疗卫生机构站在了聚光灯下。

浏阳市社港镇卫生院又称浏阳市骨伤科医院,全院核定床位570张。在5万人的山区小镇,它一年有32万人次的门诊量,超过2.3万人次的住院量。院长李冬敏说,"来自浏阳市的本地患者只有不到10%,长沙的、娄底的、(江西)萍乡的、(湖北)咸宁的,都是冲着社港医院的骨科招牌来的。"作为一家二级甲等骨伤专科医院,除了正骨科、康复科、急诊科、ICU之外,该院还设有以髋臼、股骨骨折治疗为主的骨关节一科,以髋膝关节置换为主的骨关节二科,以胸椎、腰椎创伤、退变治疗为主的脊柱科,以膝、踝关节创伤治疗为主的创伤骨一科,以胫腓骨、上臂骨折治疗为主的创伤骨二科,以手足外科为主的创伤骨三科。李冬敏表示,人工关节置换、断肢再植、椎间孔镜、关节镜等高难度诊疗技术,都是该院开展多年的常规诊疗项目。

位于浏阳市区的集里医院(集里街道社区卫生服务中心)的眼科、神经内科是长沙市重点学(专)科,另外还设有20多个临床、医技科室,开设床位1150张。集里医院院长陈小玲介绍,该院已经通过国家卫生健康委脑卒中防治工程委员会示范卒中防治中心、中国基层胸痛中心的认证,同时还是湖南省防盲治盲定点医院、中南大学湘雅医院双向转诊和定点指导医院。2012年,集里医院引入脑血管造影和介入治疗技术,截至目前已完成脑血管造影检查1900多例,为300多名颅内血管病变患者完成了介入治疗,全脑血管造影、颅内动脉支架、动静脉畸形栓塞等技术均能独立完成。2014年,集里医院组建团队开展静脉溶栓治疗,到2018年,在中国卒中中心联盟的280家成员医院中,该院溶栓治疗例数已位居第18名。

北盛镇中心卫生院实际开放床位280多张,设置了十几个临床科室,外科诊疗科目涉及普外、手外、骨外、泌尿外等专业。2019年,卫生院门诊量、住院量分别达15.7万人次和1.77万人次,业务收入超过7000万元。

根据浏阳市卫生健康局的统计,全市35家乡镇卫生院,2019年业务收入超亿元的有两家,超5000万元的有10家,1000万元以下的仅有7家。主动发展,引进人才,因势利导,给予灵活的政策支持;"两个牌子、一套人马",基层业务执行基层政策,专科医疗不受基层用药限制;因地制宜,不简单地一刀切;做大专科,同时注重医防融合,都是"超级卫生院"蜕变的秘诀。

从浏阳乡镇卫生院的"变形"中,可以看到以下几点经验:一是各家乡镇卫生院都有较为清晰的规划定位,有明确的专科发展定位。二是乡镇卫生院的功能定位及其职能没有改变,即依旧是基层医疗卫生机构,在提升基本医疗服务能力的同时,也在不断深化基

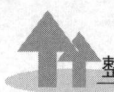

本公卫服务。三是年收入 5000 万元以上的卫生院各自都有自己的特色专科/专病竞争力。四是体制机制松绑。也正是这样的内生动力和外部助力，推动了卫生院的高质量发展。

此外，乡镇卫生院在能力建设和重点专科建设上，要注重结合 2024 年 7 月 22 日由国家卫生健康委办公厅、国家中医药局综合司、国家疾控局综合司印发的《重点中心乡镇卫生院建设参考标准》要求，因地制宜做好重点中心乡镇卫生院建设规划和专科布局。

第五节　"用好"医共体资源共享中心

在医共体下的乡镇卫生院发展，绕不开的一个话题是资源如何整合共享。在医共体建设中要求组建医学影像、医学检验、病理、心电诊断、消毒供应五大资源共享中心。乡镇卫生院面临两种选择：一是自建检验/检查和医技/医辅体系，二是与医共体协同共建资源共享中心。前者的难点在于投入大，质控体系建设面临挑战；优势在于灵活自主。后者优势在于可以盘活大型设备资产效能，借助上级医院资源和技术，节约投资，提升能力；难点在于需要建立一套可持续的利益共享机制保障。

乡镇卫生院在资源共享中心及有关科室建设中，一方面，要注重与医共体资源中心的协同，实现检验/检查结果互认，让群众在家门口就能享受到与上级医院同质化的诊疗服务，这是乡镇卫生院能力的体现。另一方面，由于乡镇卫生院在资源要素上相对较缺的是人才，尤其是高年资的检验诊断、影像诊断、心电诊断、病理诊断医生，医共体上级医院的人力资源又恰好可以弥补这一缺陷。此外，乡镇卫生院在运营层面最为关切的是成本和服务效率，相对于第三方服务，医共体资源共享中心也具有较好的专科支撑优势。因此，乡镇卫生院"用好"这一资源和能力，对提升乡镇卫生院的服务能力具有重要的意义。

1. 资源下沉是硬任务

2015 年 9 月印发的《国务院办公厅关于推进分级诊疗制度建设的指导意见》在大力提高基层医疗卫生服务能力方面，明确将通过组建医疗联合体、对口支援、医生多点执业等方式，鼓励城市二级以上医院医生到基层医疗卫生机构多点执业，或者定期出诊、巡诊，来提高基层服务能力。2017 年 4 月《国务院办公厅关于推进医疗联合体建设和发展的指导意见》（国办发〔2017〕32 号）鼓励医联体内二级以上医疗卫生机构向基层医疗卫生机构派出专业技术和管理人才。2023 年 2 月中共中央办公厅、国务院办公厅印发的《关于进一步深化改革促进乡村医疗卫生体系健康发展的意见》也要求加强医共体绩效考核，引导资源和患者向乡村两级医疗卫生机构下沉。2023 年 12 月《关于全面推进紧密型县域医疗卫生共同体建设的指导意见》（国卫基层发〔2023〕41 号）提出建立健全"以县带乡""以乡带村"帮扶机制，推动优质医疗资源下沉。明确县域医共体年度任务目标和绩效考核指标，引导资源向乡村下沉。县域医共体实行按需设岗、竞聘上岗、以岗定薪，促进人员合理流动，优先保障基层医疗卫生机构用人需要，确保每个乡镇卫生院（社区卫生服务中心）至少有1名牵头医院主治医生以上职称人员常年服务。

2. 目前资源下沉存在很多问题

最突出的问题是县级医院不知道该派什么样的人，派下去的人不知道干什么，干得好不好没有一个明确具体的考评措施。有的地方下去的人仅仅起到一个上传下达的联络员角色，有的人过于专科发展不适应基层"全科医疗"，有的人到基层由于缺乏必要的检验/检查结果而无法开展诊疗工作，有的人沟通能力较弱很长时间都无法被患者认可。这些因素直接影响下沉效果，实际上也是一种资源浪费。

乡镇卫生院"用活"医共体资源要做到以下几点：

- 要搞清楚卫生院的弱项在哪里，需要牵头医院帮什么，急需派什么样的人，通过下沉医疗资源实现什么样的远期目标和年度计划。
- 要主动接收上级优质资源。把医共体牵头医院资源共享中心建设、技术帮扶、人才培养等作为卫生院转型与发展的契机，把卫生院影像、检验科室作为医共体影像中心、检验中心的延伸，构建医共体县-乡-村"心电一张网"，拓展检查项目；应用互联网技术和大型设备资源共享，以及移动CT等，把患者跑变为"专家跑""设备跑""信息跑"，让群众在家门口就能看到上级医院专家服务。
- 要提升信息能力水平。充分发挥信息系统的支撑作用，推进电子健康档案和电子病历的连续记录和信息共享，提升卫生院的信息管理能力。同时在卫生院设立网点，进行远程会诊，让卫生院与总医院互联互通。
- 要加强自身专科建设。发挥病理、影像、心电、检验和特殊检查等专科联盟作用，助力乡镇卫生院强化特色专科，提升解决疑难重症能力。建立双向转诊就医平台，构建急危重症救治绿色通道。
- 要建立有偿服务利益机制。在检验检测、影像检查、病理检测方面，应考虑扣除试剂、耗材、设备运维成本后按照一定比例分享收益。在心电网络方面，上级医院应考虑免费为卫生院出具诊断报告，支持卫生院开展胸痛救治和冠心病筛查，开通上级医院心内科和胸痛救治绿色通道和双向转诊，引导患者有序就诊。

第六节 "用活"下沉专家，激发临床活力

专家下沉帮扶让卫生院能力提升，是构建利益医共体、发展共同体的重要手段，也是医共体牵头医院与卫生院构建分级诊疗体系，实现合作共赢的重要抓手。但在专家资源下沉中也存在一些问题，如下沉专家不是卫生院需要的，人员下沉了却发挥不了应有的作用；或者下沉帮扶流于形式。对此，要从牵头医院和卫生院两个方面统筹考虑，让下沉专家真正发挥好作用：

一要选择下沉什么人。卫生院作为居民健康"守门人"，在临床业务构成中急诊、

急救能力是基础，尤其是边远地区的卫生院。因此，首要考虑的是选派急诊医生下沉基层，如云南省安宁市在医共体建设之初选派了8名急诊科副主任医师担任卫生院院长，2023年卫生院门急诊较2018年增长20余万人次。在专科能力建设层面，应当以群众最急迫需要的服务和卫生院的短板技术相结合为导向确认专科人才下沉方向，如疼痛、内分泌、心内、妇科、儿科、影像、药学等专业。

二要打造服务患者就医的便民利民平台。将基层名医工作站建设作为改善医疗服务、方便群众看病就医的重要方式，通过名医定期坐诊、参与查房加入家庭医生签约团队等多种方式，让名医成为基层群众看病的"知心人"、转诊的"守门人"，使更多患者在家门口就能享受上级医院的优质、便捷服务，不断提升社区和乡镇医疗服务可及性。同时，医共体要做实对下沉专家和基层专家工作站的考核，避免专家下基层的服务流于形式。

三要破解制约基层可持续发展瓶颈问题。要深入调研分析各基层医疗卫生机构临床专科建设发展的制约因素与薄弱环节，以提升基层常见病、多发病诊疗能力为重点，名医在基层机构不仅要提供诊疗服务，还要开展培训加强队伍建设，逐步提升基层医疗卫生机构自主发展能力。鼓励名医所在机构以工作站为纽带，健全合作共赢机制，与基层单位开展科站共建，实施精准帮扶，促进医疗资源共享与下沉。

四要探索建立分级诊疗制度的实现路径。名医工作站会同家庭医生签约服务团队，充分承担起签约患者健康管理职责，引导患者在基层首诊，避免患者盲目就医。依托卫生健康信息化手段，畅通患者双向转诊渠道，积极协调上级医院对上转患者提供优先接诊、优先检查、优先住院等服务；要特别畅通下转渠道，推进更多康复期、恢复期患者向基层转诊，为患者提供一体化、连续性服务，着力构建有序就医秩序，助力分级诊疗制度建设。

第七节　守正创新，打造群众喜爱的中医服务

近年来，关于推动乡镇卫生院中医发展的政策不断丰富和完善。早在2016年《国务院关于中医药发展战略规划纲要（2016—2030年）的通知》中就提到要"切实提高中医医疗服务能力。完善覆盖城乡的中医医疗服务网络。全面建成以中医类医院为主体、综合医院等其他类别医院中医药科室为骨干、基层医疗卫生机构为基础、中医门诊部和诊所为补充、覆盖城乡的中医医疗服务网络。县级以上地方人民政府要在区域卫生规划中合理配置中医医疗资源……在乡镇卫生院和社区卫生服务中心建立中医馆、国医堂等中医综合服务区，加强中医药设备配置和中医药人员配备。"

在2019年10月20日发布的《中共中央、国务院关于促进中医药传承创新发展的意见》规定，"加强中医药服务机构建设。发挥中医药整体医学和健康医学优势，建成以国家中医医学中心、区域中医医疗中心为龙头，各级各类中医医疗卫生机构和其他医疗卫生机构中医科室为骨干，基层医疗卫生机构为基础，融预防保健、疾病治疗和康复于一体的中医药服务体系，提供覆盖全民和全生命周期的中医药服务。到2022年，

基本实现县办中医医疗卫生机构全覆盖，力争实现全部社区卫生服务中心和乡镇卫生院设置中医馆、配备中医医师。""强化中医药在疾病预防中的作用。结合实施健康中国行动，促进'中医治未病'健康工程升级。在国家基本公共卫生服务项目中丰富'中医治未病'内容，鼓励家庭医生提供'中医治未病'签约服务，到2022年在重点人群和慢性病患者中推广20个'中医治未病'干预方案。大力普及中医养生保健知识和太极拳、健身气功（如八段锦）等养生保健方法，推广体现中医治未病理念的健康工作和生活方式。"

国家卫生健康委发布的《社区卫生服务中心服务能力评价指南（2023版）》要求，要加强基层医疗卫生机构服务能力建设，提高常见病、多发病和慢性病的诊治、康复服务能力，特别要进一步拓展中心乡镇卫生院的功能。国家卫生健康委、国家中医药管理局、国家体育总局、国家医疗保障局、中国残疾人联合会等联合印发《关于印发中医药康复服务能力提升工程实施方案（2021—2025年）的通知》，指出"加强基层医疗卫生机构康复服务供给，夯实中医药康复服务基础。在提供基本康复服务中，大力推广中医药技术，发展适用于基层、社区的小型化、专业化的中医康复设备和康复适宜技术，扩大康复教育、辅具指导、居家康复训练指导的覆盖面。鼓励社区卫生服务中心和乡镇卫生院在中医综合治疗区（中医馆）提供中医药康复服务。"

近年来，在有关政策的支持下，乡镇卫生院中医药服务蓬勃发展，一大批标准化卫生院中医馆、村卫生室中医阁如雨后春笋般兴起。彝医彝药、傣医傣药、藏医藏药等民族中医药也迎来了历史性发展机遇。但由于长期以来的各种原因，乡镇卫生院中医药人才与技术仍然存在巨大短板，而非公立的家族传承或师承民族的中医医生又受制于体制机制因素难以在公立医疗卫生机构发挥作用，如何因地制宜推动乡镇卫生院中医事业发展，也是乡镇卫生院面临的一大实践性难题。能不能开展中医项目、发展好中医业务，关键还是在于各机构的发展意识及发展理念，能否将被动接受转变为主动出击。

中医药有临床疗效确切、预防保健作用独特、治疗方式灵活多样、费用较为低廉等特点，深受广大群众欢迎。社区卫生服务中心、妇幼保健院等基层医疗卫生机构贴近群众，是服务群众的"最后一公里"，是中医药发展的根基，也是深化医药体制改革的最终落脚点。综合相关建设标准及要求、乡镇卫生院实际发展情况、当地居民具体需求等因素，可采取以下几点措施：

1. 抓住当地常见病、多发病病种发挥中医药特色优势

疼痛是继血压、呼吸、脉搏、体温之后的"第五大生命体征"，随着老龄化社会加速到来，以及工作生活方式的改变，尤其是长期电脑操作、伏案工作、玩手机、开车、重体力劳作等，颈肩腰腿痛发病率进一步提高，并有向低龄化发展的趋势。高血压、糖尿病、呼吸系统疾病、消化系统疾病等常见疾病以及老年慢性病等都是基层常见病、多发病病种。乡镇卫生院要立足本地地理、气候、人口结构等梳理分析出本地适宜中医疗法的疾病病种，并以此为基础开展相关中医特色疗法和适宜技术。

2. 培育中医优势病种和中医特色专科

坚持中医药诊疗方法的综合运用，大力推广使用中医药适宜技术，提高基层常见病、多发病的中医临床作用，比如开展针灸、艾灸、药蒸、刮痧、推拿、按摩、理疗等中医适宜技术，推广应用红外光灸疗机、冲击波、蒸汽熏蒸机、极超短波治疗机、牵引器、穴位贴敷、电子针灸仪等中医治疗设备。这些中医技术在"治未病"和"治已病"中发挥了"简""便""廉""效"的作用，可增强基层机构中医康复服务内涵，带动基层中医适宜服务技术的推广及应用。

3. 注重人才培养打造基层精品中医馆、中医阁

组建具有中医特色的综合治疗区（室）。通过高位嫁接中医专科医院或高校资源，为各基层中医科室创建特色科室，提升服务能力。推动有条件的县级中医医院与基层卫生院组建中医医联体和中医帮扶机制，开展"传帮带"，下沉中医专家工作站，开展名中医基层定期巡诊、拓展基层适宜技术，提升基层中医药临床服务能力。加强卫生院和村卫生室中医适宜技术人才培养，夯实基层中医发展基础。注重中医药临床药事管理和服务，在医共体内推广院内制剂、协定方、颗粒剂、中医药饮片等，同质化提升基层卫生院中医药保障和服务能力。下面是江苏县级中医医院解决基层中医药人才的例子。

解决基层中医药人才"老大难"

江苏县级中医医院牵头建设的县域医共体覆盖乡镇卫生院278家，占比达到38.7%，县级中医医院常态化安排中医专家到基层带徒授业，建成了中医流派名中医"基层工作站"592个，推进了中医临床智能辅助诊疗系统、中医远程带教系统和区域智慧共享中药房等的运用，实现了"好医+好药"赋能基层，形成一体化的服务和同质化管理。

浙江省嘉兴市南湖区，由于建制较晚，中医药工作底子薄弱。嘉兴市启动全国基层中医药工作先进单位创建工作后，南湖区以创建工作为抓手，迎难而上，不断加大对硬件的投入，并将中医药工作纳入区域经济、卫生事业发展规划，将中医药服务项目、中药品种纳入基本医保报销范围，逐年提高中医药事业发展经费。如今，南湖区不仅实现乡镇卫生院、社区卫生服务中心中医药服务全覆盖，还有了凤桥中医皮肤科、大桥中医骨伤科、新兴中医妇科等特色招牌，成为基层中医药工作的"模范生"。

4. 注重基层中医品牌建设打造"家门口的名中医"

群众的信任是基层中医药发展的基础，人才和疗效是让群众信任的关键。乡镇卫生院要有意识地确定中医药适宜技术的主要发展方向和重点项目，有步骤地发展符合群众需求的技术，打造群众信任的"好医生"。以下是中医药惠民行动的例子。

让中医药惠民落在实处

在浙江，长兴县中医院医务人员坚持为92岁老人徐奶奶两天一次上门换药，治愈老人褥疮和烫伤溃疡的故事在当地传为美谈。

在山东，潍坊市峡山区太保庄街道艾烟升腾，村民们都会使用艾灸保健。这里是远近闻名的"热敏灸小镇"，小小的艾条，为村民们的健康保驾护航。

在北京，丰台区蒲黄榆社区卫生服务中心中医馆成为融文化、生活、体验和诊疗为一体的居民健康生活厅，辖区居民在这里学习包括拔罐、刮痧等常见中医技术的基本理论和实践操作，争当自家的"中医家庭保健员"。

在四川，宜宾市兴文县的百姓们能明显感到，中医药服务变得更加便捷、优质、实惠。兴文县全部乡镇卫生院、90%的村卫生室都能够提供中医服务，群众在家门口就能够享受到便捷的中医服务。兴文县大力实施"中医药＋健康"的活动，按"一医生、一护士、一公卫"结构组建了162个服务团队，为不同的人群定制健康管理服务包，实施中医体质辨识、中医药"治未病"等服务。兴文县将中医药医保起付线降低，把137项中医药诊疗技术纳入医保范围。符合基本医保的患者，中医药费用报销比例提高了5%。运用针灸、刮痧、拔罐等60种中医适宜技术，有效减轻了患者的病痛。

第八节 注重慢病管理，做好医防深度融合

关于慢病管理，有些乡镇卫生院是存在抵触情绪的。他们认为管理慢病"出力不讨好"。首先我们要理解乡镇卫生院为什么要管理慢病。

一、乡镇卫生院的功能定位

从乡镇卫生院的功能定位来看，乡镇卫生院是离群众最近的医疗卫生机构之一，是县级医疗和村级医疗的纽带，是家庭医生签约服务的主体，也是做好慢病管理、医防融合的关键力量。

1. 业务发展方面

开展手术和发展高难度技术不应该成为大多数乡镇卫生院的主业，而随着人口老龄化的不断加剧，我国的流行病学模式已经完成了从传染病向非传染性慢性疾病的转变。《2017年中国卫生和计划生育统计年鉴》数据显示，2003—2013年的10年间，我国慢性病患病率增长近2倍，2012年全国居民慢性病死亡率为533/10万，占总死亡人数的86.6%。其中心脑血管疾病、癌症和慢性呼吸系统疾病是主要死因，占总死亡原因的79.4%。慢性病已经成为我国居民健康的头号杀手。"管慢病""防未病""治已病"，应当成为乡镇卫生院的主要业务。离开慢病管理的支撑，乡镇卫生院可能会面临县村挤压、"两头踩空"的窘境。

2. 政策要求方面

《关于全面推进紧密型县域医疗卫生共同体建设的指导意见》要求县级综合医院要设立全科医学科，组织医生依托基层医疗卫生机构开展家庭医生签约服务，扩大、做实

一般人群和重点人群签约服务,稳步提升覆盖率。建立、健全家庭医生对居民首诊制度,跟踪转诊患者治疗过程,做好接续服务。县域医共体内上级医院在专家号源、住院床位和预约检查等方面预留20%以上的资源优先保障家庭医生转诊的患者。要求完善县域医共体公共卫生责任清单,强化临床医生医防融合服务意识,把预防融入临床诊治全过程。统筹医保基金和公共卫生服务资金使用,实现公共卫生服务和医疗服务的有效衔接。乡镇卫生院要主动衔接、主动服务,以管好慢病作为基本医疗的主要内容,借助医共体牵头医院专科资源,建设标准化慢病分中心,实现医防深度融合,提升乡镇卫生院服务的可及性和有效性。因此,做实家庭医生签约服务,管好慢病,也是新形势下乡镇卫生院的发展契机以及落实好国家政策和医共体资源下沉的重要任务。

3. 做好医防融合的成效方面

慢病管理是乡镇卫生院提升医疗服务能力、引流患者的有效方式,慢病管理得好、做得实,乡镇卫生院的发展才有"活水源"。以下是乡镇卫生院慢病管理益处的例子。

慢病管理的"甜头"在凸显

山东省临沭县乡镇卫生院每天慢性病患者的诊疗人数在50人左右,近3个月收治严重慢性病患者1728例,比往年提高了60%,县域内患者就诊率同比上升12.6%,患者留住率每年增长10.0%以上,医保资金留住率每年增长8.0%以上。

云南省安宁市医共体县街中心卫生院历来注重慢性病患者门诊服务,门诊医疗收入60%以上、住院医疗收入80%以上来自慢性病患者,尤其是老年慢病管理。该卫生院40张病床的住院使用率达85%以上。

厦门市通过慢病管理改变了居民就医习惯。2020年1月调查显示,签约基层医疗卫生机构的首诊意愿达88.32%,特别是慢性病患者到基层就医更方便、更实惠;签约居民对签约机构的综合满意度达95.94%。医院诊疗结构改变,2016—2019年慢性病患者在基层就诊比例逐步提高,在全市公立基层普通门诊量占比超过50%。

二、在紧密型医共体建设中管理慢病

在新形势下,管理慢病、管理好慢病,不仅是利国利民的大事,也是解决乡镇卫生院生存与发展问题的重要举措。乡镇卫生院应该抓住机遇,提升临床诊疗能力、提高服务水平,切实因地制宜、多措并举管理好慢病。那么,在紧密型医共体建设中该如何管理慢病呢?

1. 依托医共体建立整合型慢病管理体系

依托医共体智慧信息管理平台信息共享、互联互通优势,和医共体牵头医院"千县工程"慢病管理中心及其临床专科资源,成立乡镇卫生院慢病管理分中心。将牵头医院心血管内科、内分泌科专家,专科护士、质控科人员和网络信息员引入乡镇卫生院慢病管理和医防融合体系,全面负责完善慢病管理相关制度及工作流程,开展日常工作督导、健康教育和健康促进及慢病管理数据分析，指导乡镇卫生院工作人员向辖区内居民提供一体化、连续性、同质化、全方位的慢病管理服务。明确各级的医疗卫生机构为相应阶段慢性疾病提供的医疗服务，并按病情变化情况进行及时、便捷的转诊，慢病治疗逐步实现从传统乡镇全科诊疗转变为专业化治疗。

2. 整合三级资源打造慢病精准管理模式

医共体慢病管理中心应整合县-镇-村三级医疗资源，牵头医院心血管、内分泌专科专家团队，乡镇卫生院全科医生、公卫医生团队和乡村医生分工协作，实施分级、分标、团队网格化分片管理的慢病管理模式。将高血压、糖尿病、慢性阻塞性肺疾病、脑卒中、慢性肾病等人群分为高危组、中危组、低危组3个等级，参照高血压、糖尿病对应红标、黄标、绿标进行分标管理。严格落实红标患者由县级医院重点管理与治疗，黄标患者由乡镇卫生院管理与治疗，绿标患者由村卫生站协同随访管理。同时为保证县、镇、村上下联动管理，针对性地对高危类别慢性病患者提供更专业化、更适合的管理和治疗。对慢性病患者实施按病种转诊，变更色标为红色的患者上转到县级医院管理治疗，变更色标为黄色的患者则下转到乡镇卫生院、村卫生站继续跟踪追访，实现三级精准共管。

3. 建立机制推进慢病管理工作落实落细

一是建立慢病筛查机制。辖区内健康体检居民、重点人群和35岁及以上常住居民在镇卫生院、村卫生站首诊、健康体检和日常诊疗过程中，医生为其测量血压，并指导其进行血糖监测。发现确诊患者时，医生将立即对其进行临床评估，及时实施分级咨询和治疗管理。同时，明确要求高血压高危人群每年至少测量1次血压，2型糖尿病高危人群每年至少测量1次空腹血糖和1次餐后2小时血糖。其他慢性病患者按照诊疗规范开展规范化诊疗和随访服务。每年对各类慢性病患者最少开展2次有针对性的健康教育和生活方式指导。

4. 建立"5＋"联合诊疗服务团队机制

充分利用医共体内有限人力资源，建立"5＋"（县级专科医生＋疾控专家＋乡镇全科医生＋公卫医生＋村医＋村卫生员）联合诊疗服务团队，对医防融合、慢病、公卫、家庭医生签约服务等进行共同管理。将疾病预防控制中心纳入了医共体建设协同单位，牵头医院专科专家联同疾控中心专家定期下沉指导基层团队，并选派对口专业县级专家，直接参与基层成员单位行政管理、技术指导、业务开展的工作。开展长期驻点或定期坐（巡）诊，重点参与红标患者管理。建立和完善机制提高了双向转诊患者管理的连续性，推进优质资源下沉，将患者留在基层。

5. 建立慢病资源共享机制

充分利用医共体系统优势，建立医学影像中心、医学检验中心、病理中心及心电诊断中心，让患者在基层就能进行大部分上级医疗卫生机构的检验、检查项目。医共体内成员单位间执行统一电子病历、检验和检查结果互通互认，居民健康信息实现互联互通、高度共享，基层医疗卫生机构可以调阅上级医疗卫生机构病历、检验和检查结果，了解患者出院处方，保障患者治疗的连续性，促使慢性病患者留在基层医疗卫生机构配药和定期随访，有效减轻牵头医院接诊压力，合理调整医疗资源配置。同时，医共体内统一遴选药品总目录，实行药品统一采购、配送、支付及管理，各成员单位在总目录内按国家基本药物制度选取各自医院的基本药品使用目录清单，有效解决转诊患者缺药少药问题，降低药品支出成本的同时，保障基层患者用药。

6. 建立"两病"免费药物治疗机制

在乡镇卫生院实施"两病"患者免费药物治疗试点，遴选出常用高血压及2型糖尿病药物目录，在医共体普通门诊统筹基金结余中列支，由医共体牵头医院落实统一采购，对在辖区内建立健康档案、自愿接受规范管理的原发性高血压、2型糖尿病确诊患者实施免费用药治疗。患者每月可领取1次免费药物，慢病管理团队按照慢病管理要求每月对享受免费服药的高血压、糖尿病患者进行规范管理，有效提升高血压、2型糖尿病患者规范管理率、规范服药率，降低患者医疗费用，提升基层群众就医满意度。

7. 在家庭医生签约服务上有突破

在传统的家庭医生签约服务中主要开展12项基本公卫服务和部分特色服务包。将冠心病、慢性阻塞性肺疾病（慢阻肺）、慢性肾病、癫痫、脑卒中以及心理和睡眠障碍等慢病管理疾病患者纳入随访范围。注重中医特色"治未病"和康复理疗等适宜技术的推广和应用。探索基本公卫服务项目，在医保打包支付改革中设立慢病预防和诊疗基金，推动慢病在基层"早发现，早诊疗"。注重针对筛查出来的慢性病患者进行分类，对高收入群体、老人、独居者、残疾人、孕妇等特殊群体，采取针对性服务，探索特色服务包、居家服务、中医药服务、互联网＋服务等，拓展慢病服务方式和内容。打造"多快好省"的品牌服务："多"是指基层医疗卫生机构常用药必须和大医院一致，慢病签约对象可开4～8周的长处方药；"快"是指签约对象可提前3天优先预约大医院专家门诊；"好"是指签约对象可以享受团队个性化健康管理和慢病精细化管理；"省"是指通过免除签约居民门诊起付线、免除二次以上住院起付线，为群众实实在在地节省医疗费用。

8. 拓展慢病服务项目

除高血压和糖尿病，县级医疗卫生机构应建立专病防治中心，如脑卒中防治中心、慢阻肺防治中心、慢性肾病防治中心、慢性胃炎防治中心等，以持续带动常见病、多发病、稳定的慢病在基层诊疗。以慢阻肺为例，建立基于物联网医学的肺功能筛查和肺结节、肺癌诊治平台；搭建基层医疗卫生机构与三级医院、呼吸健康研究院专家库远程诊疗的三级联动机制；实时通过物联网医学平台预约呼吸专家在线视频，以进行联合诊疗。

第九节　注重政策落实，夯实高质量发展基础

乡"活"村"稳"的基础是突破体制机制障碍，激发乡镇卫生院的活力，关键在于破解制约发展的制度障碍，落实好有关政策。

2023年中共中央办公厅、国务院办公厅印发了《关于进一步深化改革促进乡村医疗卫生体系健康发展的意见》，要求"落实新时代党的卫生与健康工作方针，把乡村医疗卫生工作摆在乡村振兴的重要位置，以基层为重点，以体制机制改革为驱动，加快县域优质医疗卫生资源扩容和均衡布局，推动重心下移、资源下沉，健全适应乡村特点、优质高效的乡村医疗卫生体系，让广大农民群众能够就近获得更加公平可及、系统连续的医疗卫生服务，为维护人民健康提供有力保障。""进一步深化体制机制改革。推进医疗、医保、医药、医教改革协同联动，创新完善乡村医疗卫生管理体制和运行机制，切实落实乡村医生多渠道补偿政策，统筹解决好乡村医生收入和待遇保障问题，健全多劳多得、优绩优酬的激励制度，防止给农民增加不应有的负担，保持医保基金平稳运行，激发改革内生动力。"以下是部分政策要求节选。

关于进一步深化改革促进乡村医疗卫生体系健康发展的意见（节选）

1. 改革完善乡村医疗卫生人才培养机制

要求切实增加全科、儿科、儿童保健科、口腔科以及中医、护理、公共卫生、预防保健、心理健康、精神卫生、康复、职业健康等专业的紧缺人才供给。逐步扩大农村定向免费医学生培养规模，完善协议服务政策，地方可根据实际需求面向农村规范培养拟从事全科医疗的高等职业教育层次医学生。落实艰苦边远地区县乡医疗卫生机构公开招聘倾斜政策。医学专业高等学校毕业生到乡村两级医疗卫生机构工作，按规定享受基层就业学费补偿国家助学贷款代偿政策。落实医学专业高等学校毕业生免试申请乡村医生执业注册政策，免试注册的大学生乡村医生应限期考取执业（助理）医师资格。积极组织执业（助理）医师参加全科医生转岗培训。引导符合条件的乡村医生参加执业（助理）医师资格考试，依法取得执业（助理）医师资格。到2025年，乡村医生中具备执业（助理）医师资格的人员比例提高到45%左右，逐步形成以执业（助理）医师为主体、全科专业为特色的乡村医疗卫生服务队伍。

2. 创新人才使用机制激发乡村医生活力

加强县域医疗卫生人才一体化配置和管理，有条件的地方可对招聘引进的医疗卫生人才实行"县管乡用""乡聘村用"，建立健全人才双向流动机制。适当提高乡镇卫生院的中高级专业技术岗位比例。对在乡镇卫生院连续工作满15年或累计工作满25年且仍在乡镇卫生院工作的专业技术人员，在满足聘用条件下，可通过"定向评价、定向使用"聘用至相应岗位，不受岗位结构比例限制。逐步将实现乡村一体化管理的村卫生室执业（助理）医师纳入乡镇卫生院职称评聘。统筹县域内医疗卫生人才资源，建立健全

定期向乡村派驻医务人员工作机制。鼓励县级医疗卫生机构与县域内乡村医疗卫生机构共同开展家庭医生签约服务，稳步扩大服务覆盖面。健全公共卫生医师制度，探索在乡村医疗卫生机构赋予公共卫生医师处方权。建立公共卫生专业技术人员和医疗卫生机构临床医生交叉培训制度，鼓励人员双向流动。

3. 完善收入和待遇保障机制

落实"允许医疗卫生机构突破现行事业单位工资调控水平，允许医疗服务收入扣除成本并按规定提取各项基金后主要用于人员奖励"要求，统筹平衡乡镇卫生院与当地县级公立医院绩效工资水平的关系，合理核定绩效工资总量和水平。提升乡村医疗卫生机构全科医生工资水平，使其与当地县级公立医院同等条件临床医师工资水平相衔接。有条件的地方可以在乡村医疗卫生机构绩效工资内部分配时设立全科医生津贴项目并在绩效工资中单列。完善并落实基本公共卫生服务经费、医保基金和农村居民个人共同负担家庭医生签约服务费政策，拓宽筹资渠道，探索统筹使用，完善分配机制。严格落实乡村医生基本公共卫生服务补助、基本药物制度补助、一般诊疗费政策，动态调整补助标准，逐步提高乡村医生收入。对在艰苦边远地区和国家乡村振兴重点帮扶县服务的乡村医生，地方要适当增加补助。盘活现有资源，妥善安排乡镇卫生院特别是中西部偏远地区乡镇卫生院职工周转住房。对属于农村集体经济组织成员的乡村医生，要切实维护其合法权益。

4. 推进人事薪酬制度改革

推进紧密型县域医共体建设，在编制使用、人员招聘、人事安排、绩效考核、收入分配、职称评聘等方面赋予其更多自主权，推动实行人财物统一集中管理。对紧密型县域医共体实行医保基金总额付费，加强监督考核，建立结余留用、合理超支分担机制，落实医共体牵头医疗卫生机构对医共体内各成员医疗卫生机构规范合理使用医保基金的内部监督管理责任，强化激励约束。鼓励对医共体内各医疗卫生机构负责人实行年薪制。加强医共体绩效考核，引导资源和患者向乡村两级医疗卫生机构下沉。推动乡镇卫生院与县级医院用药目录衔接统一、处方自由流动。

5. 盘活用好县域编制资源

以县为单位每5年动态调整乡镇卫生院人员编制总量，盘活用好存量编制。乡镇卫生院用于专业技术人员的编制不得低于编制总额的90%。拓宽乡村医生发展空间，同等条件下乡镇卫生院优先聘用获得执业（助理）医师资格的乡村医生，进一步吸引执业（助理）医师、医学院校毕业生到村卫生室工作。

6. 健全乡村医疗卫生体系投入机制

落实市县两级党委和政府乡村医疗卫生体系建设主体责任，政府办乡村医疗卫生机构的基本建设和设备购置等发展建设支出由地方政府根据基层医疗卫生机构发展、建设规划足额安排；人员经费和业务经费等运行成本通过服务收费和政府补助补偿，政府补助按照"核定任务、核定收支、绩效考核补助"的办法核定。有条件的地方可以对村卫生室给予运行补助。省级加大统筹力度，确保乡村医疗卫生体系均衡健康发展。中央财政通过基本公共卫生服务、基本药物制度补助资金对乡村医疗卫生机构予以支持，并对提升困难地区乡村基层医疗服务能力按规定给予补助。中央预算内投资加大对县域医疗服务体系龙头医疗卫生机构的投入，重点支持脱贫地区、原中央苏区、易地扶贫搬迁安置地区县级医院建设。地方政府新增财力向乡村医疗卫生领域倾斜。

7. 用好城市支援健康乡村建设机制

要求完善城乡协同、以城带乡帮扶机制，深化医疗卫生对口帮扶，有计划开展医疗人才组团式帮扶，鼓励国家和省级区域医疗中心开展对欠发达地区、革命老区、边境地区医疗卫生机构的对口帮扶，将指导基层、下沉服务作为县级以上公立医院的基本职责。建立健全城市三级医院包县、二级医院包乡、乡镇卫生院包村工作机制。深化东西部协作，将支持乡村医疗卫生体系建设作为重要帮扶内容。乡镇卫生院要用好这一政策机遇和专家资源。

8. 用好医保基金支持政策

积极通过乡村一体化管理实现村卫生室医保结算，在有条件的地方支持将符合条件的村卫生室纳入医保定点管理。支持分级诊疗模式和家庭医生签约服务制度建设，依托乡村医疗卫生机构推行门诊统筹按人头付费。有条件的地方可以调整乡镇卫生院、村卫生室一般诊疗费。各地实施动态调整医疗服务价格时，要统筹支持乡村医疗卫生机构发展，促进分级诊疗。合理提高医保基金对乡村医疗卫生机构的总额控制指标，年度新增医保基金重点向乡村医疗卫生机构倾斜，逐步提高县域内医保基金用于乡村医疗卫生机构的比例。医保报销目录中增设农村地区适宜的卫生服务项目，逐步提高乡村医疗卫生机构服务性收入占比。加强农村地区医保经办管理服务和监督管理能力建设，探索将村级医保服务纳入农村网格化服务管理。加强基层医保基金监管能力建设，把医保基金监管纳入乡镇政府综合监管体系，持续加大对骗保、套保等违法违规行为的打击力度。

9. 构建协同配合乡村振兴力量

各地要结合实际细化、实化工作重点和政策措施。建立卫生健康、党委农村工作部门牵头，机构编制、发展改革、教育、财政、人力资源和社会保障、自然资源、农业农村、乡村振兴、医保、疾控、中医药等部门和单位参与的工作推进机制，形成支持乡村医疗卫生体系建设的工作合力。加快村民委员会公共卫生委员会建设。注重发挥各级人大、政协监督作用。支持群团组织、社会组织等积极参与乡村医疗卫生事业发展。

从政策层面看，中央有关政策要求已经非常明确，并且给予了乡镇卫生院极大支持。这无疑是乡镇卫生院破解生存困难、实现高质量发展的"强心剂"。在省级医改层面也出台了相关政策。然而在基层实践层面，市、县有关部门在落实政策层面受到各种因素影响，各地差异较大，这也在一定程度上制约了乡镇卫生院的发展。因此，落实好上级政策，打通市、县有关政府部门之间的政策协同，应当成为医共体建设和乡镇卫生院下一个阶段改革的重点。

第十一章

医共体医防融合与慢病管理

> 目前,国际和国内对医防融合的概念和内涵界定尚不统一。总体上看,医防融合是指将医疗服务和预防保健紧密结合,通过整合优化资源配置,提高医疗卫生服务整体效能的一种卫生服务模式。目的在于推动医疗卫生服务模式从"以治病为中心"向"以健康为中心"转变,实现预防、治疗、康复和健康促进的一体化服务。
>
> 在紧密型医共体建设中,医防融合和慢病管理是做实居民健康"守门人"的基础和关键。在人口老龄化不断加重的当代中国,做实基本公卫服务、做好医防融合和慢病管理具有重要的意义。
>
> 本章从医防融合的国内外经验、内涵及价值、医共体医防融合与慢病管理策略等方面,探讨医防融合与慢病管理在医共体下的价值与未来。

第一节　国内外医防融合经验

医防融合是指医疗和公共卫生防控的有机结合，通过将医疗服务和疾病预防、健康促进等公共卫生服务融合起来，提高卫生服务的整体效率和效果。医疗与公共卫生的有效融合，旨在提供覆盖全生命周期的健康服务，高效使用各项健康服务资源，被认为是提高卫生系统绩效的重要策略。医防融合强调不仅要治疗疾病，还要注重预防和控制疾病，推动医疗卫生机构与公共卫生机构的合作，建立更加完善的健康服务体系。

最早提出医防融合概念的具体人物和时间在文献中不完全统一，但普遍认为这一概念在 21 世纪初得到较多关注，特别是在 2003 年严重急性呼吸综合征（SARS）疫情和 2009 年 H1N1 流感疫情之后，各国更加重视医疗和公共卫生防控的结合。随着全球卫生需求的不断增加和疾病谱的变化，传统以治疗为主的医疗模式已不能满足现代社会的需求。医防融合的提出，为解决这一问题提供了新的思路。中国在 COVID-19 疫情防控中的举措也进一步推动了医防融合的实践。

中国政府高度重视医防融合的发展。近年来，中国出台了一系列政策和措施，例如《"健康中国 2030" 规划纲要》中明确提出要推进医防融合，强调疾病预防和健康管理的重要性。国家卫生健康委也多次发文，要求各地加强医防融合工作，提升公共卫生服务能力。国内各地也积极响应国家号召，采取了多种措施推动医防融合的发展。国内有学者提出医防融合的机制，即"五个融合机制"：

- 工作队伍融合：奠定医防融合工作基础。组建由临床医生、护士、公卫人员、乡村医生等组成的家庭医生服务团队，建立由同一领导分管医疗和公卫工作的机制，加强协调联动管理。
- 工作方式融合：确保医防融合服务到位。采取服务地点融合的方式，将公卫项目和临床多学科融合，建立"家庭医生工作室"，实现了全周期全过程的连续健康管理。
- 信息共享融合：提供医防融合技术保障。临床与公卫信息系统互联互通，临床医生在诊疗过程中就能通过信息系统为居民建立健康档案、录入随访信息等。
- 考核方式融合：强化医防融合过程管控。建立医防融合工作考核机制，以"家庭医生签约服务团队"为单位，考核指标体系由基本公共卫生服务项目、基本医疗和家庭医生服务情况等组成，将考核结果与团队绩效直接挂钩，确保做实、做细服务项目。
- 分配机制融合：保证医防融合服务质量。将基本公卫生服务、家庭医生签约服务、基本医疗等考核指标纳入绩效考核分配方案，以家庭医生服务团队为基本单位实现科学分配，考核结果直接与团队绩效、团队成员绩效挂钩。也有很多地区在积极实践符合当地医疗卫生需求的医防融合模式，如浙江省建立了全科医生团队，负责社区居民的健康管理和疾病预防工作。上海市通过信息化手段,将医疗卫生机构与公共卫生机构的数据进行整合,实现信息共享,提高了服务效率。尽管中国在医防融合方面取得了一定的成效,但仍面临很多问题。例如医防融合的理念尚未完全普及,部分医疗卫生机构和医务人员对这一理念的认识不足。医防融合的实施缺乏统一的标准和规范,各地的发展水平差异很大。公共卫生服务和医疗服务的资源配置不均衡,严重影响了医防融合的效果。

发达国家已经对医防融合进行了诸多探索。美国是较早提出医防融合这一概念的国家之一,其公共卫生体系较为完善。美国政府通过《平价医疗法案》(*Affordable Care Act*)推动医防融合的发展,强调疾病预防和健康促进的重要性。例如,美国疾病控制与预防中心(CDC)通过与地方卫生部门的合作,实施了一系列健康管理项目,扩展了公共卫生服务的覆盖面。英国的国民健康服务(NHS)体系在医防融合方面也具有较高的水平。NHS通过建立综合性的健康服务中心,将初级保健、专科医疗和公共卫生服务有机结合,提供全面的健康服务。此外,英国政府还通过政策引导,鼓励各地卫生部门加强医防融合的合作,提高服务效率。日本的医防融合发展较为成熟,其主要特点是通过社区医疗和健康管理相结合,实现疾病预防和治疗的有机结合。日本政府通过建立社区健康中心,提供全面的健康服务,包括疾病筛查、健康教育和慢病管理等。这种模式不仅扩大了公共卫生服务的覆盖面,还有效降低了医疗成本。澳大利亚通过建立全国性健康信息系统,实现了医疗和公共卫生数据的共享,提高了服务效率。新加坡则通过政府主导,推动医疗卫生机构与社区卫生服务的合作,提升了医防融合的水平。

各国在推进医防融合过程中,都强调了政府的政策支持作用。制定和实施相关政策,能够为医防融合的发展提供有力保障。例如,美国和英国通过立法,明确了医防融合的实施路径和目标,对其他国家有借鉴作用。信息化建设是实现医防融合的重要手段。各国通过建立健康信息系统,实现医疗卫生机构和公共卫生机构的数据共享,提高了服务效率。例如,澳大利亚的全国性健康信息系统和中国上海的医疗信息平台,都为医防融合提供了有力支持。社区参与是推动医防融合的重要因素。通过社区医疗和健康管理相结合,能够提高公共卫生服务效果。例如,日本和新加坡的社区健康中心和社区卫生服务模式,为其他国家提供了有用的经验。

医防融合的建设,正在成为各国政府制定医疗政策时需要重点考量的问题,通过制定和实施相关政策,明确医防融合的目标和实施路径,为其发展提供有力保障。随着全球信息化建设和各国逐渐加大对健康信息系统的投入,实现医防融合的条件日趋成熟。推动医疗卫生机构和公共卫生机构的数据共享,提高服务效率已经备受重视。同时,社区参与是推动医防融合的重要因素。各国应加强对社区医疗和健康管理的支持,推动社区健康中心的建设,充分发挥基层医疗卫生机构和家庭医生在医防融合工作中的核心作用。医防融合是一个全球性问题,各国应该加强国际合作,分享经验和方法,共同推进医防融合的发展,为提高全球公共卫生服务的整体水平而不懈努力。

总之,医防融合是提高卫生服务整体效率和效果的重要手段。通过分析国内外医防融合的现状,我们可以发现各国在政策支持、信息化建设和社区参与方面的成功经验。未来,各国应继续加强政策支持,推进信息化建设,提高社区参与度,并加强国际合作,共同推进医防融合的发展,提高全球公共卫生服务的整体水平。

第二节　医防融合价值与难点

一、医防融合的价值

医防融合的提出,是为了弥补全球卫生需求的不断增加和疾病谱的变化所导致的传统以治疗为主的医疗模式的不足,通过整合医疗和公共卫生资源,能够有效提高卫生服务的整体效率和效果,优化医疗资源的分配,促进全民健康水平的提升。在传统的医疗服务体系中,医疗资源和公共卫生资源往往是各自独立的,造成了资源的浪费。

1. 医防融合可以整合医疗和公共卫生资源,避免资源的重复投入,提高资源的使用效率

例如,通过建立综合性的健康服务中心,将初级保健、专科医疗和公共卫生服务有机结合,提供全面的健康服务,从而提高整体服务效率。

2. 医防融合可以改善服务流程,提高健康服务的整体效率

传统的医疗服务流程中,患者往往需要在不同的医疗卫生机构之间来回奔波,造成时间和资源的浪费。医防融合可以简化服务流程,提高服务的连续性和协调性。例如,通过建立统一的健康信息系统,实现医疗卫生机构和公共卫生部门的信息共享,简化患者的就诊流程,提高服务效率。

3. 医防融合可以提高疾病预防的效果

在传统的医疗服务体系中,疾病预防和治疗也都是各自独立的,导致疾病预防的效果不佳。通过医防融合,可以将疾病预防和治疗有机结合,提高疾病预防的效果。例如,通过与公共卫生部门合作,开展疾病筛查、疫苗接种和健康教育等工作;同时,医院在接诊管控疾病后,疾控中心第一时间就可以掌握患者的信息,可以有效预防疾病的发生和传播。

4. 医防融合可以提高疾病控制的效果

传统的医疗服务体系中,疾病控制往往依赖于医疗卫生机构的单独行动,缺乏与公共卫生部门的协作,导致疾病控制的效果不佳。医防融合可以加强医疗卫生机构与公共卫生部门的合作,提高疾病控制的效果。例如,通过建立疾病监测系统,及时发现和报告传染病病例,迅速采取防控措施,有效控制疾病的传播;同时依托信息共享,只要目标疾病的患者就医,疾控中心就能够以最快的速度掌握目标疾病患者的信息,便于管控

和分配防控资源

5. 医防融合可以提高人群整体的健康管理水平

通过医防融合，将健康管理纳入医疗服务体系，提高健康管理的效果。同时加强医疗卫生机构与公共卫生部门的合作，提高人群健康管理的效果。例如，通过发动基层医生开展社区健康管理服务，来提供全面的健康管理，包括疾病预防、健康教育和慢病管理等，可以提高患者整体的健康管理水平。

6. 医防融合可以降低疾病治疗成本

"上医治未病"，通常防病的成本都比治病的成本要低，将疾病预防和治疗有机结合，减少疾病的发生和传播，从而降低疾病治疗成本。例如，通过与公共卫生部门合作，开展疾病预防和健康管理工作，可以减少因疾病治疗而产生的医疗费用。

7. 医防融合可以降低医疗资源的浪费

医疗设施和公共卫生设施的重复建设和未充分利用是传统医疗模式的常态，导致有限的医疗资源被浪费。医防融合将医疗和公共卫生资源统筹分配，提高资源的使用效率，减少资源的浪费。例如，慢性病的档案建设与医院就诊病历的融合，既有利于全面、真实地了解患者疾病的全过程；也不会重复将精力投入割裂的公卫档案与医院病案，造成人力、物力资源的浪费。建立统一的健康信息系统，实现医疗卫生机构和公共卫生部门的信息共享，提高医疗资源的利用率。

8. 医防融合可以促进医疗资源的均衡分布

我国现行医疗资源和公共卫生资源的分布不均，导致其公平性和可及性存在地区差异。通过医防融合，可以将优质的医疗资源下沉基层，并结合公共卫生资源的影响力和覆盖面，促进权威指导基层，基层帮助民众。这既能提高基层医生的业务水平，也增加居民对基层医生的信任，同时有利于医疗资源和公共卫生资源的均衡分布。医疗卫生机构通过与公共卫生部门合作，开展社区健康服务，可以将优质的医疗资源向社区延伸，促进资源的均衡分布。

总之，医防融合是提高卫生服务整体效率和效果的重要手段。通过分析医防融合的价值，可以发现其在提高健康服务的整体效率、促进疾病预防与控制、提升健康管理水平、降低医疗成本和促进医疗资源的合理配置等方面具有显著的作用。未来，全球各国若能继续加强政策支持，推进信息化建设，提高医务人员的素质，推动医防融合的发展，则肯定能提高全人类公共卫生服务的整体水平。

二、医防融合的难点

虽然构建医防融合体系有上述的诸多优点和显著价值，但其在实际实施过程中却也面临着诸多的挑战。本节从政策支持、资源整合、信息共享、观念转变和绩效评估5个方面分析了医防融合的难点,并提出了一些应对策略,以期根据各方所需共同努力解决这些难点。

1. 难以获得有效的政策支持和地方对政策的执行力低下

目前世界许多国家和地区的医疗和公共卫生政策尚不完善,导致医防融合的推进更加受到制约。例如,缺乏明确的医防融合政策和法规,医疗卫生机构和公共卫生部门在合作过程中缺乏统一的指导和规范,使得医防融合地区差异很大。即使某些地区统一了政策,但在政策的执行过程中由于执行力低下,也可能导致政策执行存在差异。政策的实施需要各级政府和相关部门的协调与配合,但在实际操作中,往往存在政策落实不到位、执行不力的问题。例如,基层医疗卫生机构和公共卫生部门,由于人员、资金和资源的限制,难以全面落实医防融合政策。

2. 医疗资源和公共卫生资源配置本身不均衡,整合医疗和公共卫生资源的难度大

中国各地经济发展水平、文化差异很大,这就导致医疗资源和公共卫生资源的配置本身就存在不均衡性,如果强行融合,可能导致优质资源更集中。例如,在一些地区,优质医疗资源相对集中于城区,而公共卫生资源又主要覆盖基层,导致资源整合难。医疗卫生机构和公共卫生部门在拥有的资源上长期存在重复的情况,融合后精简人员、优化配置,很有可能原有的各部分的工作人员发生巨大的变动。例如,医疗卫生机构和公共卫生部门在设备、人员和资金的使用方向上过去长期存在重叠,融合后人力资源和物资设备再分配很难平衡各方利益。

3. 医疗和公共卫生信息系统不兼容

不同的医疗卫生机构和公共卫生部门往往使用不同的信息系统,导致数据的交换和共享困难。例如,电子健康记录(EHR)系统和公共卫生信息系统(PHIS)之间缺乏标准化的接口,导致信息难以共享。在之前的模式中,无论是医疗还是公卫体系都已经投入了大量的人力物力用于信息化建设,并且形成了一套较为成熟的工作模式,但融合后可能导致所有的信息化重组、模式变革,必然对两方原有已经稳定的运营状态造成冲击。另外融合后信息共享时存在的数据隐私和安全问题更加大了融合的难度。医疗信息和公共卫生信息涉及大量个人隐私数据,如何在共享过程中保护这些数据的安全,是一个亟待解决的问题。例如,信息共享过程中,可能存在数据泄露、非法访问等安全风险,需要建立完善的数据保护机制和权责分工。

4. 传统的医疗观念限制了这一进程的实施

医防融合必须将疾病预防和健康管理纳入医疗服务体系,然而,许多医务人员和公众仍然习惯于以疾病治疗为主的医疗模式,忽视了疾病预防和健康管理的重要性。例如,在一些医疗卫生机构中,医务人员往往更加关注疾病的治疗,而忽视了疾病的预防和健康管理,而公共卫生从业人员则正好相反。医防融合的实施还需要提高公众的健康素养，但当前公众的健康素养普遍不足。许多人缺乏健康管理和疾病预防的基本知识，导致其在健康行为上存在许多误区。例如，许多人对疾病预防的重要性认识不足，忽视了定期体检和健康管理，增加了疾病发生的风险。甚至公众中充斥着大量"没有不适就不需要就医""医生开检查就是为了赚钱"等思想，也增加了让公众接受医防融合的难度。

5. 建立科学的绩效评估非常困难

当前医疗和公卫的评价指标往往不明确，各地差异也很大。如何科学评估医防融合的效果，仍是一个亟待解决的问题。例如，如何量化疾病预防和健康管理的效果，如何评估公共卫生服务的绩效，都需要明确的评估指标。这些评估指标既要有科学性，又要能发挥医疗和公共卫生从业人员的主观能动性。传统的医疗服务评估方法往往局限于疾病治疗的效果，而忽视了疾病预防和健康管理的成果。例如，将疾病预防和健康管理的长期效果纳入评估范围，以减少疾病的发病为导向开展疾病防控工作，如何评估效果是需要解决的重要问题。

虽然现阶段探索医防融合仍然存在着各种各样的困难，但政府对医防融合的政策支持、目标制定、实施路径、效果评估方面投入得越来越多、研究得也越来越深，医防融合必将为健康事业的发展提供有力保障。例如，可以通过制定医防融合的相关政策，鼓励医疗卫生机构和公共卫生部门加强合作，共同推动医防融合的发展。近年来医疗领域对健康信息系统的不断投入，推动了医疗卫生机构和公共卫生部门的信息系统互联互通，实现信息共享。目前国内很多先进地区已经可以通过全国统一的健康信息平台，实现医疗和公共卫生信息的共享和互通，提高了工作效率。

医学教育在国内属于热门专业，近年来医疗系统工作人员的素质不断提高。医防融合由受教育程度更高的人群来实施，有利于加强其可行性。政府和医疗卫生机构也应加强对医务人员的培训，提升其专业素质和服务能力。例如，开展疾病预防和健康管理的毕业后培训、教育，可以增强医务人员的疾病预防和健康管理的综合能力，并增加患者对基层医生的信任，有利于提高患者的依从性。

政府和医疗卫生机构应建立科学的绩效评估体系，评估医防融合的效果。例如，可以通过制定科学的绩效评估指标，评估疾病预防和健康管理的效果，并探索量化公共卫生服务绩效的方法，提高医防融合的效果。

总之，医防融合是提高卫生服务整体效率和效果的重要手段。通过分析医防融合的难点，可以发现其在政策支持、资源整合、信息共享、观念转变和绩效评估等方面的挑战。未来，各国应继续加强政策支持，推进信息化建设，提高医务人员的素质，建立科学的绩效评估体系，共同推动医防融合的发展和全球命运共同体的构建，不断提高解除患者病痛的能力和应对全球公共卫生问题的整体水平，才有可能在医防融合模式的构建上取得突破。

第三节　紧密型医共体医防融合策略

紧密型医共体是指由多个医疗卫生机构和公共卫生机构组成的医疗服务联合体，通过资源共享、信息互通和服务协同，提供连续、综合的医疗和公共卫生服务。目前我国的医共体建设主要是由政府指导，以县级医院为龙头，整合县、乡、村三级医疗卫生资源，形成一个医疗体系，最大化发挥资源优势和技术优势，从而提升县域医疗卫生服务质量。推进基层首诊、双向转诊、急慢分治、上下联动的新型医疗形式，着力增强群众健康获得感、幸福感和安全感。

医防融合是紧密型医共体运行的核心理念，通过整合医疗和公共卫生资源，实现疾病预防和健康管理的有机结合，提高卫生服务的整体效率和效果。建设紧密型医共体，有利于进行资源整合、信息共享和系统互通、服务协同和流程优化，而这些益处刚好都有利于构建医防融合体系。本节主要通过对上述3个方面的介绍，结合案例对紧密型医共体医防融合的策略进行阐述；但无论是紧密型医共体的建设还是医防融合体系的建设，目前都没有统一的标准，还是要根据所在地区的实际情况因地制宜地构建，同时兼顾成本和效率。

一、资源整合策略

资源整合是紧密型医共体医防融合的重要策略。通过整合医疗卫生机构和公共卫生机构的资源，实现资源的优化配置，提高服务的整体效率。资源整合包括：组织资源整合、人力资源整合、设备和设施整合。

1. 组织资源整合

将疾控中心基本公卫、慢病管理、传染病防治等职能与技术力量和医共体医疗卫生机构疾病诊疗职能协同，建立新型疾病预防控制体系；将妇幼保健院纳入紧密型医共体，将妇幼母婴保健与医共体医疗卫生机构医疗服务融合，建立新型妇幼保健服务体系，构建全生命周期、全人群疾病防治、慢病管理和医疗服务体系。

2. 人力资源整合

紧密型医共体通过整合各类医务人员，包括医生、护士、公共卫生人员等，组建综合性的健康服务团队。这些团队不仅提供疾病治疗服务，还负责疾病预防、健康教育和健康管理等工作。例如，在中国医共体建设的先行者浙江省，医共体通过组建全科医生团队，负责社区居民的全面健康管理，包括疾病预防、健康教育和慢病管理等工作，提高了社区居民的健康水平；而云南省安宁市医共体也通过对人力资源的整合将管理层扁平化、基层医生工作范围和覆盖面扩大化，促进家庭医生签约入户，根据患者不同的需求构建不同的健康管理套餐，"打包"送到患者家中。同时利用入户时和患者的近距离交流，科普慢病防病、治疗的知识。它既拉近了家庭医生和患者、患者家属的关系，也加深了患者对家庭医生的信任。

3. 设备和设施整合

通过整合医疗设备和设施，避免资源的浪费，提高资源的利用效率。例如，上海市通过建立综合性的健康服务中心，将初级保健、专科医疗和公共卫生服务有机结合，建立综合健康服务中心，提供全面的健康服务，减少了患者就诊的时间和成本。云南省安宁市医共体通过三级医院差异化发展，中西医优势化配置，使得龙头医院的两个院区资源整合，设备不重复购置，有效节约了医疗成本、优化了医疗资源配置。专科化发展带来了科室医疗技术的快速提高，也节约了投入于医防融合的资金和场所，加强了全生命周期健康管理的能力。

二、信息共享和系统互通策略

信息共享和系统互通是紧密型医共体医防融合的另一重要策略。通过建立统一的健康信息平台，实现医疗卫生机构和公共卫生机构的信息共享和系统互通，提高服务的连续性和协调性，避免了大量的重复的工作。建立 EHR 系统实现了信息共享。通过建立统一的 EHR 系统，实现患者信息的全面记录和共享，提高医疗服务的效率和质量。公共卫生信息系统与 EHR 系统对接后，公共卫生信息将和医疗信息共享和互通，提高疾病预防和控制的效果。

例如，中国某些发达地区的健康信息平台建设，通过 EHR 系统和 PHIS 的互通，提高了公共卫生服务效率，也扩宽了其覆盖面。凯撒医疗（Kaiser Permanente）集团是美国最大的非营利性综合医疗组织之一，通过构建综合健康服务体系和搭建 EHR 系统，实现了初级保健、专科医疗和公共卫生服务的深度融合。凯撒医疗提供全面的健康服务，实现了医疗信息的实时共享和使用。

凯撒医疗的做法提高了医疗服务的质量和效率，并通过疾病预防和健康管理的方式，减少了疾病的发生和传播，降低了医疗成本，使其医防融合的实践取得了显著成效。而安宁市医共体通过慢病管理系统（手机 App 端和电脑端）、360°健康管理系统，将患者在医共体内的就诊信息和健康管理中心连接，实现了医共体范围内所有就诊信息和体检信息的整合，三级医疗卫生机构之间转诊和接诊信息全程闭环。这显著提高了医疗系统发现、监控、应对重点疾病的能力，并促进预防、诊治、随访全过程的良好衔接。下一步医防融合办公室的成立，还将推进公共卫生档案和医院就诊档案、健康体检档案等信息的融合，真正为医防融合体系的构建搭建信息化平台。

三、服务协同和流程优化策略

服务协同和流程优化是紧密型医共体医防融合的核心策略。通过优化服务流程，实现医疗和公共卫生服务的无缝衔接，提高服务的整体效率和效果；简化患者就诊流程，提高服务的连续性和协调性。通过建立综合健康服务团队，提供一站式的健康服务，包括疾病预防、健康教育、疾病治疗和康复等服务，提高服务的整体效果。

例如，英国的NHS也是医防融合的典范，其通过综合健康服务中心建设，将保健、专科医疗和公共卫生服务融合为一站式健康服务；通过建立统一的健康信息平台，实现医疗卫生机构和公共卫生机构的信息共享和系统互通，将医疗和公共卫生服务的有机结合，并简化初级保健和专科医疗的转诊流程，提高服务的连续性和协调性，提高了医疗服务的整体效率和效果，提升了公共卫生服务的覆盖面和质量。

日本的社区健康中心也是通过综合健康服务团队，由医生、护士和公共卫生人员组成区域健康管理小组，实施一系列健康管理项目，包括疾病筛查、健康教育和慢病管理等工作，并将过程中产生的信息统一汇总到同一平台上共享和互通，提高了社区居民的健康水平，降低了慢性病的发病率，提高医疗资源的利用效率，减少了资源的浪费。

在安宁市医共体，患者从三级医院出院返回户籍归属地后，通过信息系统资源共享，患者的就诊信息同步到当地社区卫生服务中心或乡村卫生院。从慢性病档案建立、高危人群确定到重点疾病科普都可以根据患者的就诊记录来进行设定，实现了治病、随访、防病体系的无缝衔接。同时慢性病患者通过与慢病管理中心下设机构的复诊绿色通道预约和手机慢病管理端口提前信息转诊，让他们能有序复诊，缩短了就诊等待的时间，提高了分诊效率。在复诊时还可以不断对患者进行慢病教育，既给他们科普了慢性病知识，又进行了患者教育，促进了科学、连续的复诊，更有利于观察疾病的进展和转归。

总之，紧密型医共体作为现代医疗改革的重要形式，通过医防融合提高了医疗服务的整体效率和效果。通过资源整合、信息共享和服务协同，紧密型医共体实现了医疗和公共卫生服务的有机结合，提高了疾病预防和健康管理的效果。通过分析国内外的真实案例，可以发现医防融合在提高服务效率、优化资源配置和提升健康水平等方面具有显著的优势。

未来，在政策支持、信息化建设、医务人员素质不断提高的情况下，建立科学的绩效评估体系、推动医防融合的发展、提高全球公共卫生服务的整体水平必然成为满足人民健康需求的重要保障。

第四节　医防融合在慢病管理中的应用与延伸

随着社会的发展和医疗技术的进步，慢性病已经成为全球范围内的重要公共卫生问题。慢性病通常病程较长，需要长期的管理和治疗。传统的医疗模式侧重于疾病的治疗，而忽视了疾病的预防和健康管理。为了应对慢性病带来的挑战，医防融合的慢病管理模式应运而生。医防融合是指将预防医学与临床医学相结合，以患者为中心，以健康为导向，通过整合医疗资源，实现疾病预防、早期干预、治疗、康复和护理的全方位管理。

在慢病管理中，医防融合不仅要更优质高效地治病，还有适度分配资源帮助患者科学合理地防病，它的应用可以体现在以下几个方面：

1. 慢病风险评估和早期干预

资源整合是医防融合的基础。整合医疗和公共卫生资源，可以优质高效地收集患者的健康数据，进行风险评估，预测患病的可能性，并采取相应的预防措施。例如，对糖尿病高危人群进行生活方式干预，是推迟或预防糖尿病发生的重要手段，但在发现需要启动生活方式干预的人群方面，公共卫生机构可能比医疗卫生机构更为精准；而专科医生为糖尿病高危人群制定的生活方式和治疗决策可能又比公共卫生机构的医务人员更为专业和有说服力。这时便需要信息整合后共享资源，人员整合后取长补短，这对慢病的风险评估和早期干预可能更有利。

2. 个性化治疗方案的制定

根据患者的病情和需求，制定个性化的治疗方案，包括药物治疗、营养指导和运动建议等。例如，英国的 NHS 推出了个性化糖尿病管理计划，根据患者的具体情况提供个性化的治疗建议。这种建议是整合了各个专科的综合管理意见制定的。基层医疗卫生机构的专科建设本就薄弱，此计划很难实现。慢病管理追求的是做到规范合理的多病共管、综合达标。在医共体中有来自各个层级的医生，也有各种专科及亚专业组的医生，汇集整合意见后制定治疗方案。这样既可以满足不同健康需求的群体，也有利于多病共管的个体化治疗方案的制定，最重要的是让来自基层的患者获得优质、专业的治疗方案的可及性变得更强。

3. 连续性健康管理

通过建立持续的健康管理体系，对患者的健康状况进行长期跟踪和管理。对于慢病的不同阶段，防控和治疗面对的问题常常是不同的，并且慢病可能贯穿一个个体的不同年龄状态，都需要全程管理和持续干预。这仅仅依靠医疗系统是难以实现的，只有将"医"用于紧急情况，"防"用于日常状态，才能更好地实现对慢病连续的全程管理。例如，美国的凯撒医疗集团采用了一种名为"CARE"的慢病管理系统，该系统通过持续的健康评估和连续的管理计划，有效控制了患者的病情，并提高了患者的生活质量。

4. 社区参与和教育

通过社区活动和健康教育，提高公众对慢性病的认识和理解，鼓励健康的生活方式。国内目前很多社区医院都在履行着基本公卫的职责，实际上这也是一种医防融合，但是这样的融合往往效率不高，无论是治疗疾病还是预防疾病，都很难达到预期的要求。只有对慢性病有丰富经验的医生参与，再利用公卫系统选择适合参与的人群，才能提高社区的慢性病管理效能。例如，印度的 Apollo Hospitals 集团开展了一系列社区健康项目，通过教育和激励社区成员积极参与健康管理，有效降低了慢性病的发病率。

5. 利用科技创新

利用最新科技，如人工智能、大数据和移动健康等，提高慢病管理的效率和效果。慢病管理千头万绪，需要消耗大量的人力物力，但无论是医疗资源还是公共卫生资源都是非常有限的。随着人工智能等技术的兴起，如果运用得当，显著缩短收集数据、整理数据和分析数据的时间变得可行。这更能使很多重复、单调、枯燥的工作变得简单。例如，浙江省杭州市上城区采用了基于大数据的慢病管理系统，通过智能的健康数据的分析，为患者提供个性化的健康管理方案。

6. 医疗卫生机构和医生的角色转变

在医防融合的慢病管理模式中，医疗卫生机构和医生需要从单纯的治疗者转变为健康管理的提供者。但无论是培养一个具备医疗能力的健康管理者，还是培养一个具备健康管理能力的医务人员都需要很长时间，所以通过医防融合促进两方面人才的交融和合作，就能更好地实现互补。同样在操作系统、管理体系、资源设备等方面也存在这样的问题，例如，美国顶级的医疗中心，Mayo Clinic 也开展了一系列健康管理服务，包括慢病管理、健康风险评估和健康教育等，这都同公共卫生的工作交织与融合。

7. 政策和支付体系的支持

促进医防融合的慢病管理模式的实施，需要政策和支付体系的支持。在中国的政策和支持体系中，治疗疾病和预防疾病在行政管理、政策支持和经费开支方面都有非常大的差异，两个在健康领域至少同样重要的版块很难形成工作模式和工作成绩融合的共同体。但随着大健康概念的提出，各种健康产业界限越来越模糊，政策和支付体系也将随着医防融合形成更有效能和更加公平的支付体系，这样才能满足公众越来越高的健康需求。例如，美国的 Medicare Advantage 计划提供了一系列预防和健康管理服务，鼓励医疗卫生机构和医生积极参与慢病管理，同时共享收益。

综上所述，医防融合的慢病管理模式是一种全方位、多层次的健康管理方法，它不仅关注患者的疾病治疗，更注重疾病的预防和健康管理。通过整合医疗资源、发挥医疗卫生机构和医生的作用、利用科技创新及政策和支付体系的支持，可以有效地提高慢病管理的效果，降低医疗成本，提高患者的生活质量。

第五节　新基本公共卫生模式探讨

公共卫生体系是指在一定的权限范围内提供必要的公共卫生服务的各种公共、民营和志愿组织的总体。基本公卫是国家卫生体系的重要组成部分，旨在预防疾病、促进健康和提高生活质量。我国的基本公卫事业发展历史悠久。新中国成立后，公共卫生的发展史更是一部中国人民探索健康规划的奋斗史，历经了公共卫生的建立期、调整期、发展期和改革期。

现行的基本公卫模式，目前认为始建于1949年，当时新中国刚刚成立，全国仅有9个妇幼保健院与11个专科防治所。次年卫生部提出了"预防为主"的卫生工作方针，并在部分高等医学院校中开办了公共卫生专业。1953年，我国在全国范围内建立了卫生防疫站。开展地方病与寄生虫、急慢性传染病防治工作。1965年左右，县-乡-村三级医疗体系、农村合作医疗制度、赤脚医生为当时卫生保健三大法宝。这些都是新中国成立后，我国公共卫生事业的前期尝试和努力。1978年起，中国开始改革开放，中国经济迅速转型，开始由计划经济体制转型为市场经济体制。中国卫生事业发展也随之发生了方向性的转变，从"预防为主"逐渐变为"重医轻防"，更加重视效率。但转变后的公共卫生事业并没有达到预期的目标，1992年，公共卫生机构开始市场化。由于卫生资源配置呈倒三角形，大量优质卫生资源集中在大城市、大医院，而公共卫生事业主要依赖基层医疗卫生机构开展服务项目，造成公共卫生人才流失和资金不足，这个阶段是公共卫生事业发展的调整期。

2002年，中国国家疾病预防控制中心（疾控中心）成立，并将原来卫生防疫站的卫生监督职能剥离，设置卫生监督所，新增慢病调查、妇幼保健等职能，初步形成中央-省-市-县的四级疾病预防控制体系。2003年，严重急性呼吸综合征（SARS）暴发，为有效地控制SARS（SARS-CoV）的扩散，我国增加了对公共卫生事业的投入，加强建设，四级体系也在抗击SARS中得到了完善和巩固，这个阶段是我国公共卫生事业的发展期。

2009年，为了纠正医疗卫生服务过度市场化，解决居民"看病难、看病贵"的问题，我国政府启动了新一轮的医药卫生体制改革，将公平可及的公共卫生服务体系与基本医疗保险为主体的医疗保障体系、运行高效的医疗服务体系和安全规范的药品供应保障体系并列作为中国卫生事业的四大体系，并随之提出基本公共卫生服务均等化的目标，启动"国家基本公共卫生服务项目"，面向全体居民免费提供的最基本的公共卫生服务。项目所需资金全部由政府承担，城乡居民可直接受益。服务主要由城市的社区卫生服务中心和社区卫生服务站、农村的乡镇卫生院和村卫生室提供，村卫生室、社区卫生服务站分别接受乡镇卫生院和社区卫生服务中心的业务管理，合理承担部分基本公共卫生服务任务，至此，国家基本公卫模式基本完善，国家卫生部（2013年改名为卫生计生委）分别于2009年、2011年和2017年发布了3个版本的《国家基本公共卫生服务规范》，项目内容也从2009年的9大类41项增加至2017年的14大类54项。

2019年末COVID-19疫情暴发，公共卫生走进人们视野，各级疾控中心人员扩充。2021年国家疾病预防控制局（疾控局）成立，各个省份相继出台疾控改革方案。但传统的基本公卫模式存在诸多问题，如服务内容较为单一、服务质量不高、资源配置不均等。因此，探索新的基本公卫模式成为公共卫生领域的紧迫任务。

公共卫生的核心任务是探索疾病的影响因素、研究如何从社会的角度护卫人群健康。近年来，随着慢性病对人群健康威胁的增大、疾病谱和死亡原因构成的改变，传统基本公卫模式已经越来越难以满足人民的健康需求。特别是几次全球蔓延的重大疾病，更快速地推动了世界各国对"新基本公卫模式"的探索。新基本公卫模式强调以健康为中心，这是其本质特征，从"以治病为中心"向"以健康促进为中心"转变。这意味着不仅要治疗疾病，更要注重预防疾病、促进健康和提高生活质量。新基本公卫模式还需要注重满足居民的健康需求，提供个性化的健康服务。这要求公共卫生服务提供者深入了解居民的健康需求，并根据需求提供相应的服务。新基本公卫模式强调预防为主，重视早期干预。通过开展健康教育、疾病筛查和慢病管理等服务，提高居民的健康意识和自我保健能力，降低疾病发生和传播的风险。新基本公卫模式同时还强调充分利用信息技术，如 EHR、健康信息管理系统和移动健康应用等，实现居民健康数据的收集、管理和分析，提高公共卫生服务的效率和质量。

国内外对新基本公卫模式也都有一些探索，例如，美国的健康管理主要通过私人健康保险公司和政府医疗保险计划（如 Medicare 和 Medicaid）来实现。健康管理服务包括预防性筛查、健康教育和慢病管理等。美国的健康管理注重利用信息技术提高服务效率和质量，例如通过 EHR 实现患者数据的共享和管理。英国的全科医生（general practitioners，GP）制度是其基本公卫的核心。全科医生负责居民的首诊和长期健康管理，同时负责转诊和协调医疗服务。英国还推出了"个人健康预算"制度，允许个人根据自身健康状况，自主选择医疗服务和项目。国内也有一些地区在进行新基本公共卫生模式的探索，例如，上海市自 2011 年起开始推行家庭医生制度，旨在为居民提供以家庭医生为核心的连续性健康管理服务。家庭医生负责居民的健康咨询、首诊、转诊和慢病管理等。此外，上海市还推出了"健康云"等信息化平台，实现居民健康数据的收集和分析。广东省在县域范围内推动医疗卫生机构的资源整合，形成以县级医院为龙头、乡镇卫生院为枢纽、村卫生室为基础的紧密型县域医共体。医共体内部实现资源共享、利益分配和统一管理，提高医疗服务质量和效率。同时进一步将公共卫生机构的职能融合进医院中，例如早在 2012 年就着手建立的阳江市公共卫生医院，负责全市感染性疾病、精神病、慢性病等的医疗、预防、康复管理等业务，同时承担突发公共卫生事件的应急医疗救治、法医鉴定、精神病司法鉴定及退役军人疗养任务。其肝病、艾滋病防治业务让医务人员参与疾病监测环节，提升防治协同效率，均取得了显著成效。

然而，新基本公卫模式在全国各地如火如荼进行的同时，其运行仍然面临着巨大的挑战。第一，资源配置不均：不同地区、不同人群之间的公共卫生资源配置存在较大差距，需要通过政策调整和资源配置优化等措施，实现公共卫生资源的合理分配。第二，服务质量和效率有待提高：新基本公卫模式由于还在起步阶段，目前无论从投入、管理、效率、能力等方面都还存在着不足，难以满足居民日益增长的健康需求。第三，公众健康意识有待提高：公众健康意识的提高是新基本公卫模式成功的关键。新基本公卫模式强调公民是个人健康责任的主体。不能只一味强调提升医务人员素质和水平，需要通过多种形式、多种渠道对公众进行健康教育和宣传活动，提高居民的健康意识和自我保健能力。这样才能充分利用好这种模式的优势为群众提供优质高效的服务。第四，新基本公卫考核方式融合和分配机制融合是难点；评价基本公卫和医疗工作结合之后的运行效能没有完整的体系，兼顾公平合理的同时又能促进效率提升的分配模式也还在探索之中。

现阶段是新基本公卫的探索阶段，需要从以下着力点入手：首先，由政府牵头，加

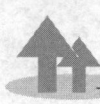

强政策支持和优化资源配置。政府应该加大对基本公卫的投入，优化资源配置，确保基本公卫服务的质量和效率，引导基本公卫和医疗卫生机构各种方式的深度融合。其次，需要加强公共卫生服务人员的培训和继续教育，提高其专业能力和综合素质；同时也应该鼓励基层医疗卫生机构从事公共卫生事业，并给予相应的收入倾斜，以满足居民的健康需求。再次，应该依托信息技术的发展，促进公共卫生领域和医疗卫生机构的整合应用，加强健康信息系统的建设和应用，实现居民健康数据的互联互通和共享，提高公共卫生服务的效率和质量。最后，建立有效的激励和约束机制，激励公共卫生服务提供者提高服务质量和服务效率，同时加强对服务质量和效率的监管。

总之，新基本公卫模式目前还处在探索和初步实践的阶段，需要政府、医疗卫生机构、公共卫生机构和居民等多方面的共同努力和协作。通过借鉴国外的成功经验，结合我国实际情况，不断优化和创新基本公卫模式，实现公共卫生服务的可持续发展，为居民提供更高质量、更有效率的公共卫生服务。

第十二章

医共体集团化运营管理

> 　　高效、务实的运营管理是现代医院高质量发展的关键之一。在医共体建设中，运营管理贯穿于医共体建设的始终，是推动医共体建设按照既定战略规划和政策要求可持续、高质量发展的重要手段。
>
> 　　在公立医院高质量发展的当下，运营管理也是县域医疗卫生机构的短板；在紧密型医共体建设中，如何做好医共体运营管理？应当注重哪些问题？运营管理中的核心制度、机制如何建立？这些问题也是困扰医共体建设的主要问题。
>
> 　　当代中国卫生体系正在面临前所未有的体系性调整和结构性优化。县域医共体建设作为中国特色卫生体系重构和县域卫生高质量发展的重要形式，也将在一定阶段内不断深化。从实践来看，县域医共体建设是当代中国县域卫生改革与发展在实践中摸索出来的解决县域群众"看病难"和"看病贵"的有效方式之一。尤其是在优质资源扩容下沉、县级医院综合能力提升和基层医疗卫生机构优质服务提升等的综合改革下，基于县域医改的医共体集团化运营必将是今后一段时期内推动县域卫生高质量发展的有效手段之一。
>
> 　　本章将梳理医院运营管理的基本理论，结合医共体建设中的有关要求，以实践为指引，探讨医共体集团化运营的关键环节与核心方法。

第一节　医院运营管理概述

当代中国医学正在经历一场变革，医疗服务体系的重构、数字医疗、互联网医疗、人工智能辅助诊断、新的支付系统相关技术等科学突破都对医疗服务的提供、运行、管理产生着巨大的影响。鉴于这些变化，我们比以往任何时候都更需要运营管理帮助医院获得与改革和时代相匹配、与群众就医需求相匹配的现代医院运营管理。

一、医院运营管理概念

医院是一个资源导向型的服务性组织。医院资源是指医院提供医疗卫生服务的生产要素的总称，通常包括人员、资金、床位、医疗设施及装备、知识技能信息等。医院运营管理（health operations management，HOM）是一个复杂的系统工程，它涉及对医院提供医疗服务的人财、物、信息、时间等直接资源进行有效的整合利用，以实现投入产出活动的效率、效益和效能的最优化过程。其目标是创建和管理一个系统，运用运营管理的理论和方法，对医院的资源进行计划、组织、协调和控制，以充分发挥系统整体运行功能，达到资源配置最优化和最佳综合效益，满足患者医疗服务需求。在某种程度上，通过对运营活动的管理，医院可以为患者提供更优质的医疗服务。医院运营管理的目标是创建和管理一个系统，在正确的时间和地点为人群提供正确的专业服务，并以尽可能低的社会成本使个人尽可能长时间地保持健康。

医院运营管理的内涵包括战略层面的运营战略分析和管理体系建设、系统和流程设计层面的服务流程优化和资源配置与调度，计划、组织、控制层面的具体经营活动，以及持续改进层面的绩效考核与评价。

医院运营管理是一个不断发展的领域，需要综合考虑多方面的因素，注重提高医疗服务的质量和效率，满足患者的需求和期望；同时承担社会责任，实现可持续发展。

二、医院运营管理的演变历程

医院运营管理的发展大致可以分为5个阶段。虽然不同阶段的研究内容有所区别，但并不是完全分离。各个阶段之间的内容不仅有所交叉，而且后一阶段会延续前一阶段的内容。

1. 萌芽阶段（19世纪末至20世纪初）

在欧美国家，由宗教团体建立的医疗卫生机构占主导地位，政府兴办的医疗卫生机构和医生兴建的医疗卫生机构只占极少一部分，医疗卫生机构的投资者和医生直接担任管理者，这个时期完全靠管理者的经验来进行管理，其方法缺乏科学性和系统性。

2. 科学管理阶段（20 世纪初至 60 年代）

随着 20 世纪初科学管理思想不断发展成熟，学者主要通过方法研究和实践研究来提高医疗服务效率。一方面是医疗工作者开始发表文章来说明按程序安排手术能够提高手术的效率和质量。另一方面是科学管理的方法应用于医疗服务业，如吉尔布雷斯（Gilbreth）对手术过程进行拍摄并进行动作分析。

3. 管理科学发展阶段（20 世纪 60 年代至 80 年代）

第二次世界大战以后，医疗服务的环境发生了很多变化；同时运营管理理论也快速发展，运筹学和统计学等方法在解决军事和生产企业管理问题方面发挥了巨大的作用。很多学者将这些理论和方法逐渐扩展应用到医疗服务业的管理中，但相对简单，而医疗服务系统是一个庞大的复杂系统，因此，需要更为深入的研究。

4. 全面系统发展阶段（20 世纪 80 年代至 21 世纪初）

科学技术的飞速发展和各种管理理论的深入研究也使得运营管理在医疗服务业的应用走向了一个快速且全面系统发展的新阶段。不仅原有研究内容向纵深发展，新的运营管理理论也纷纷引入，医院运营管理的研究内容已经形成一个相对完整的体系。

5. 系统整合发展阶段（21 世纪初至今）

随着整合型医疗服务体系的出现和中国深化医药卫生体制改革的发展，医联体、医共体、专科联盟、城市医疗集团等具有中国特色的整合型医疗服务体系建设，产生了中国式的现代医院运营管理体系——县域医共体、医联体和城市医疗集团运营管理新模式。

三、医院运营管理内容

医院运营管理的内容广泛，涉及战略、财务、绩效、人事、质控、信息、设备、专科建设、文化与品牌建设等多方面关系，是一个复杂的系统。

- 战略层面：包括医院运营战略分析和医院运营管理体系建设。这涉及组织方式构建、运营团队建设、运营模式选择等，以明确医院运营管理的方向和服务定位。
- 系统和流程设计层面：具体分为医院服务流程优化（如门诊服务流程优化、临床科室服务流程优化、医技科室服务流程优化、手术室服务流程优化、后勤服务流程优化）和医院资源配置与调度优化（如医院人力资源配置与调度优化、医院空间资源配置与调度优化、医院设备资源配置与调度优化、医院床位资源配置与调度优化、医院供应链管理优化）。
- 计划、组织与控制层面：涵盖医院各项具体经营活动的计划、组织与质量控制。这包括预算、成本、绩效、质量管理等管理工具的使用，以提高资源配置效率和业务开展效率。
- 持续改进层面：涉及医院绩效考核与评价、绩效薪酬管理以及医院精细化运营。通过考核工具调动团队工作积极性，并对业务和经济活动进行重构。

- 人员管理和培训层面：这是医院运营管理的一个重要方面，涉及对医院员工的管理和培训工作，以确保医院能够提供高质量的医疗服务。
- 品牌与文化层面：包含医院、科室品牌建设，人文文化建设等。
- 其他层面：包括辅助医疗决策与疾病预防、科室综合评价，以及结合新技术与多院区协同的运营管理。

此外，医院运营管理策略强调公益性、目标导向性、时效性和需求明确性原则，旨在通过科学配置、精细管理和有效使用核心资源（如人、财、物、技术），实现医院高质量、持续发展。

在医共体建设运营管理时代，职能部门需要懂业务，业务部门需要懂经济，这有助于医院运营管理不断深化。此外，医院运营管理需要关注以下几个方面：

- 提高效率和效益：通过合理的流程设计、精细化的管理和科学化的运营，提高医院的工作效率和经济效益。
- 优化医疗资源配置：通过医疗资源的科学调配，提高资源利用效率，降低成本，提高医院的服务水平和竞争力。
- 强化质量管理：建立完善的质量管理体系，不断提高服务质量，保证医疗安全。
- 加强人力资源管理：注重人才培养和引进，加强对医务人员的培训和管理，建立激励机制，提高医务人员的工作积极性和满意度。
- 发挥信息化优势：加强信息化建设，通过建立医院信息化平台、电子病历系统等，实现信息共享、协同工作，提高医疗服务的效率和质量。
- 优化医疗服务流程：缩短患者等待时间，提高服务效率和质量，为患者提供更加便捷和舒适的医疗服务。
- 加强风险管理：预防和控制医疗风险的发生，建立完善的应急管理机制，保障患者的安全和权益。
- 注重患者体验：注重提高患者的满意度和体验感，提供温馨、人性化的医疗服务。
- 加强社会责任：积极参与社会公益活动，注重环保和资源节约，推行可持续发展理念。
- 与时俱进：跟随时代的潮流，掌握最新的管理理念和技术，不断改进和优化管理方式。

四、医院运营管理目的

在当前新的医改形势下，医院运营管理的首要任务是降本增效和推动高质量发展。基于这一核心目的，医院需要做好多方面的综合运营，以达成医院运营管理的终极目标。

1. 提高资源配置效率

根据医院资源的特点合理配置资源，实现供需在一定限度下的动态平衡，是医院资源配置的基本要求；而充分调控有限的医院资源，对各项医院资源实施优化重组，实现医疗服务效率和效益最大化,是医院资源配置的终极目标。医院资源如何合理配置及有效利用,是确保医疗服务水平和能力不断提高及保证医院永续经营的重要课题,也是医院运营管理的主旋律。

2. 减少运营管理成本

医院在运行过程中,将产生大量的医疗成本、物资成本、人工成本和其他直接成本。同时,患者也要负担众多社会间接成本。因此,通过科学的运营管理,可实现降低成本、减轻患者费用负担、为医院获得最大的社会效益和经济效益。

3. 提升服务质量和满意度

医院服务质量的影响因素众多,而患者满意度是患者对医疗服务的认知、态度及情绪的反映,因此,提升医院的服务质量和患者满意度是一项复合工程。医院运营管理可通过医院战略和具体经营活动的计划、组织、质量控制的过程,将医院服务质量和患者满意度提升。

4. 改善医院绩效水平

随着国家公立医院绩效考核对"运营效率"的关注,医院核心业务工作与运营管理工作深度融合。医院的运营管理将更加着眼于将现代管理理念、方法和技术融入运营管理的各个领域、层级和环节,坚持高质量发展和内涵建设,将运营管理转化为价值创造,有效改善医院绩效水平。

5. 提高医院品牌影响力和竞争力

医院品牌运营是现代医院运营的内容之一。医院品牌运营与医院专科能力建设息息相关。要注重通过医院形象设计与传播、专科能力建设与品牌运营、患者服务与感受、医院及科室文化建设等,提升医院在患者中的口碑和影响力、传播力,从而提升医院的竞争力。

美国医院管理专家弗莱德·李(Fred Lee)认为:"管理医院是当今最艰难的管理工作"。随着医疗系统服务模式的转变和医共体建设的深入推进,医院运营管理正在全面、深入、系统化发展,并向着建立现代医院管理制度、设施规划层级化、管理业务多元化、管理措施法治化、管理人员职业化、管理手段信息化趋势发展。医联体、医共体运营管理模式也是一项新的研究课题。尤其是疫情之后,在互联网快速发展和医共体全面推进的背景下,大数据、人工智能等新兴技术涌现,国家级和省级医疗中心向市、县扩张,医疗竞争格局已悄然发生变化。做好新形势下的医院运营管理,提升医院运营管理水平和质量,是当代医院面临的时代课题。

五、医共体运营管理特点

国家卫生健康委卫生发展研究中心研究员黄二丹曾在文章指出,建设县域医共体要重点防范 6 个认识误区：一是把手段当成了目的，认为人、财、物一体化管理后，县域医共体改革就成功了。二是认为基层卫生机构交由县级医院管理，县级卫生健康行政部门就丧失了权力。三是把预付当成了预算，认为若医保按照前三年业务收入打包，便不能形成结余。四是把流动当成了"虹吸"，认为乡镇卫生院医务人员到县级医院上班，就是人才的"虹吸"。五是把公卫当成了临床医疗，认为除了帮助基层医疗规范高血压、糖尿病管理，县级医院便没有什么可做的了。六是把监测当成了评价，认为医共体建设的评价很重要，指标越全面就越好。上述六大认识误区，本质上是思想认识问题和运营管理问题。

医共体运营管理同单体医院运营管理一样，同样要以全面预算管理和业务流程管理为核心，以全成本管理和绩效管理为工具，对医院内部运营各环节的设计、计划、组织、实施、控制和评价等开展管理活动，对医院人、财、物、技术等核心资源进行科学配置、精细管理。

医共体运营管理除有上述医院运营管理的特征之外，不再仅仅是单体医院内部医疗资源的分配，而是更加侧重于区域内总的医疗资源分配和医保基金的合理使用，更加注重资源有效配置。这样能提升医共体总体服务能力，实现降低患者外转率，减少医保基金外流，形成区域内医疗服务能力提升和医保基金风险降低的良性循环。

医共体运营的难点在于不但要做好专业技术人员、医保资金、关键医疗设备等各种资源在医共体内成员单位之间的合理分配，还要指导各成员单位有效利用分配到的资源完成目标任务。

第二节　医共体整体运营管控体系构建

在前面的章节，我们探讨过医共体战略规划、医共体组织体系建设、人力资源统筹、医保管理方式等。本节，我们重点探讨在医共体建设落地过程中，基于目标责任考核的医共体总体运营管控机制。

医共体整体运营管控，主要是指在医共体建设总体层面上，按照国家、省、市、县有关要求，结合紧密型医共体建设评价指标，由医疗管理委员会（医管委）对卫生健康局（卫健局）、医保局、医共体等进行的监督考核、管理工作和医共体为加强对成员单位的管理进行的整体运营管理。

一、医共体的定位和目标

应始终坚持"以人民健康为中心"的初衷，依法依规执业，维护公立医院公益性，提升医疗服务质量和水平，调动和发挥医务人员积极性，办人民满意的医院，为区域医药卫生改革工作和提升医疗卫生整体服务水平能力做出积极贡献。

医共体建设要坚持"政府主导、高位统筹、资源共享、学科带动、错位发展、文化引领"的原则，各医疗卫生机构之间高度融合、资源整合、协同发展、信息化互联互通,重构县域医疗卫生服务体系新格局。

医共体成立的目标是逐步形成基层首诊、双向转诊、急慢分治、上下联动的分级诊疗秩序,让居民"少生病、少住院、少负担、看好病",将医共体建设触角延伸到村庄卫生室,打通服务群众健康的"最后一公里"。实现县域医疗卫生服务能力明显提升、医保基金得到有效利用、居民医药费用负担合理控制、有序就医格局基本形成,切实提升县域医疗卫生服务能力。

二、医共体运营管理主要环节

主要包含以下几个方面:

1. 搭建权责清晰的医共体组织架构

建立医改领导小组、医管委、医共体及各成员单位权责清晰的组织架构体系,明确各级领导的职责和权限,制定相应的工作计划和目标,并定期进行评估和调整。医共体设医共体决策机构(如医共体理事会或医共体党委)、医共体监督机构(纪委或监事会)和医共体管理中心。医共体管理中心根据县域实际需要和发展现状,设立管理部门、资源共享中心、医防协同中心、医疗业务中心等。

医共体建立管理部门可根据各地医共体建设需要,设立办公室、人力资源中心、运营管理中心、医保管理中心、医疗质控中心、信息数据中心、内控审计部等管理部门。

建立医共体资源共享中心,主要有医学检验中心、医学影像中心、心电诊断中心、病理中心、消毒供应中心以及临床药学管理中心、设备耗材管理中心、洗涤中心等。

建立医共体医防协同中心,主要有医防融合中心、慢病管理中心、健康促进中心、院前急救中心、一站式门诊服务中心等。

组建医共体医疗业务诊疗服务中心,可根据医共体建设的需要,因地制宜整合资源建立血液透析中心、皮肤诊疗中心、肛肠诊疗中心、安宁疗护中心、康复医学中心、胸痛中心、卒中中心、创伤中心、危重孕产妇救治中心、危重儿童和新生儿救治中心等。

2. 明确权责关系

医共体有明确的各类管理制度和章程,如"医共体管理办法""医疗共同体医管会章程""医疗共同体理事会章程""医共体三重一大事项议事决策制度""医共体党委或理事会分工""资源共享中心管理办法"等,明确各医疗卫生机构和医务人员的权利和责任,规范医共体内部的协作合作机制,建立有效的协作机制,实现优质医疗资源的共享和利用。

3. 管办分开授权管理

明确卫健委(局)在医共体改革与建设及日常经营管理中的权责关系。卫健委(局)承担全县医疗卫生总体规划、党风廉政建设、行业监督管理、推进改革、人事任免、重大事项决策及医共体运行考核指导等工作,行使政府办医主体责任。将医共体及各成员单位的日常经营管理权下放给医共体，授权医共体在有关管理机制、公立医院管理办法等规定内进行自主管理、运营，行使办医主体责任。医共体内执行党委领导下的院长负责制，落实各级管理人员岗位职责和主体责任，推动医共体稳定、高效运营。

4. 建立评估机制

建立与医共体和各医疗卫生机构发展相适应的绩效评考核估机制，对医共体的运营效果定期进行评估、监测和分析，如季度、年度运营分析，对发现的问题及时处理和解决，为医共体的可持续发展提供保障。

5. 实行差异化发展

医共体各医疗卫生机构之间高度融合、协同发展，明确定位，推行同质化管理、差异化发展战略，明确各医疗卫生机构的发展方向和职责，形成有序良好的区域医疗卫生发展体系，增强服务能力，破解同质化、低质量竞争模式。引导不同等级医疗卫生机构回归功能定位，差异化开展相关技术与服务，为区域内群众提供更加优质、高效、可及的服务。

6. 搭建医共体信息化平台

建立县–乡–村一体化的信息系统，实现区域信息数据资源共享、互联互通，借助信息化手段，打通资源共享渠道。依托信息化建设，提升医共体运营管理效能，助推县域医疗卫生事业的发展和改革。

7. 推进医保资金付费改革

根据各省医保政策和各地医共体建设实际，实行有利于推动改革和发展的医保付费制度改革。根据县域实际情况，从医共体层面制定符合当地县（区）的医疗保险资金分配方案、管理办法、考核办法，确保医保付费工作逐级推进落实。以打包付费为突破口，推动医疗收入考核由"创收量"向"服务量"转变，实施以增加知识价值和医疗劳务技术价值为导向的分配政策，推动医保制度改革持续健康发展和医保资金高效运转，保障资金安全。

8. 建立分级诊疗机制

医共体根据各级医疗卫生机构发展定位，制定分级诊疗管理办法，建立和完善分级诊疗流程，制定分级诊疗目录、指南或规范，推动优质资源扩容下沉，合理分配和利用医疗资源，推动实现分级诊疗。

9. 建立激励机制

建立匹配医共体组织架构的激励机制。根据在医共体内承担的岗位设置、功能任务、管理范围、工作量与工作质量等，设置有效的激励机制，形成医共体激励考核和薪酬绩效考核体系，提高医务人员工作积极性。激励机制一般应包括4个层级：医管委和上级主管部门（卫生健康、医保）对医共体的考核激励、上级部门对医共体主要负责人的考核激励、医共体对成员单位的考核激励和成员单位内部的考核激励。应建立县-乡-村一体化的激励考核机制和医共体主要负责人年薪制、特殊岗位和特殊人才引进等激励机制。

10. 建立风险控制机制

从制度管理、权力制约、资金管理、资产管理、流程控制、责任落实以及招标采购、后勤管理、医疗安全、合理用药等诸多方面，建立一套完善、科学的医共体及成员医疗卫生机构内部控制和风险管理体系。通过流程和节点控制，建立严密、严谨的内控管理体系，实现医共体经营管理各个环节的可知、可控、实时动态监管，及时进行干预，形成一系列具有控制职能的方法、措施、程序。

三、医共体运营管理中的几个关键问题

1. 医共体权力太大会影响卫健委（局）

在医共体建设中，有学者质疑原本属于卫健委（局）的权力被医共体分享了，影响了卫健委（局）的职权，主要体现在：在医共体建设之前，县域内各家医疗卫生机构中层以上干部的人事推荐、任免权力按照组织原则管理。科级以上干部由卫健部门考察推荐，组织部门批准任命，干部推荐、任免权力主要在卫健委（局）。医共体建立后，一些地方将医共体或者牵头医院提级管理，人事任免权归口组织部门；或者医共体主要领导岗位由县级领导兼任，卫健委（局）完全丧失了对医共体主要岗位领导的人事任免权。在中层干部和卫生院院长、副院长的人事任免方面，一些地方医共体具有人事推荐建议权和岗位聘任权，这一制度设计又进一步削弱了卫健部门的人事权。一些地方医共体主要领导由卫健委（局）提名，组织部门考察任免，副院长及中层干部、卫生院院长及副院长由医共体总院长提名推荐，卫健委（局）考察任命，总院长聘用。

从形式上来看，医共体改革确实存在对卫健部门权力的调整和重新分配。各地在医共体人事任免方面也有不同的做法。其中有两个问题需要认真思考：一是卫健部门在医改中的职权定位，二是在医共体建设中什么样的职权设计才更有利于医共体改革和医疗卫生机构的发展。

站在医疗卫生事业发展和提高新质生产力的角度看，若在医共体建设中不赋予医共体一定的经营管理和人事自主权力，改革也会受制于人事问题；若赋予医共体过大权力，卫健部门也会在改革中出现权力被削弱的失落感。针对这一问题，应采取以下方法：第一，卫健部门是医改和医共体建设的第一责任人，应当承担起在党委、政府主导下推动改革与发展的责任。第二，干部人事任免的初心应当围绕有益于推动改革、有利于推动发展的思想，并建立一套可以推动可持续发展的机制。第三，在权力机制上，应当赋予医共体总院长医共体中层以上干部人事推荐权，再由医共体决策机构按照民主集中制原则集体决策推荐，之后由卫健部门予以审核把关。在这一过程中，医共体领导班子应当

与卫健部门进行充分的沟通并形成人事任免的一致意见，避免医共体与卫健部门在人事问题上的冲突。第四，提名推荐人选达成一致意见后，应按照人事管理组织原则，分别由卫健部门、组织部门任免。在这一过程中，既要以改革和发展为大局选拔优秀干部，也要充分尊重卫健部门的职责职权，形成推动改革与发展的合力。

2. 总院长权力太大如何监管

一些地方在改革中担心赋予医共体总院长的权力过大，影响权力监督和医共体长久发展。对于这一问题，要注重从总院长人选选择和监督制约机制上进行统筹考虑。在医共体建设与改革之初，也不能片面地过度放大这一问题的负面效应。

首先，是总院长人选选定。总院长是医共体建设中的关键岗位之一，也是医共体建设成败的关键因素之一。医共体总院长人选应当具备以下几个特点：

- 对党忠诚，爱党爱国。
- 对医改和医共体建设相关政策有较为深入的研究和理解。
- 有公德心，勇于开拓创新，对改革和推动医共体建设充满激情。
- 在医院运营管理方面具有深入的理解和实践经验。
- 具备处理复杂关系的能力，能够协调政府有关部门和内外部关系。
- 干部职工评价较高，能够得到绝大多数职工拥护和认可。
- 勤政廉洁，务实进取。

其次，总院长职能要明确，包括以下几点：

- 在医共体理事会或医共体党委授权下，负责召集和主持理事会或医共体行政会议，签署有关文件，督促检查决议的执行。
- 负责医共体全面工作，对经营发展、质量管理、廉政建设、安全生产、反恐维稳等工作负主要责任。
- 执行医管会、理事会或党委决定、决议，制定并落实院长任期目标。
- 定期向医管会和理事会或医共体党委报告医共体经营发展、资金运行、对外合作等情况，自觉接受监督。
- 提名医共体各管理部门主管、卫生院院长及副院长人选，向卫生健康部门推荐医共体领导班子成员。
- 是党员者，兼任医共体党委副书记，履行党员职责和岗位职责，接受党员和党委或监事会监督。
- 兼任多个成员单位法人代表者，履行成员单位院长职责，严格执行有关医馆管理规定；若是党员，还要以党员身份参加成员单位党组织活动，接受党员监督。
- 定期向医共体各成员单位职工代表大会报告有关工作，接受干部职工监督。
- 在"三重一大"及重大事项决策中，坚持民主集中制，坚持集体协商原则，坚持按照有关制度、流程办事，坚持总院长与党委书记双向沟通。

最后，卫健局定期组织对医共体开展考核，考核结果作为医共体奖惩和医共体领导班子任免的依据。

可以看出，医共体总院长需执行医共体及其成员单位落实的各项政策、履行经营管理活动职责，开展在医管委或卫生健康部门授权下的各项经营管理事项，并接受医管委、卫生健康部门、医共体党委或监事会、各医疗卫生机构党组织和纪检部门以及干部职工的多重监督。在医共体建设与改革中，医共体总院长要承担起应当承担的责任。

3. 分级诊疗如何实现

一些地方把双向转诊作为分级诊疗的评价标准，绩效考核中将双向转诊作为主要的分级诊疗考核指标。这一理解是对分级诊疗的片面解读。医共体建设中分级诊疗格局应该具有如下几个特点：

- 医共体县级医院资源下沉至基层医疗卫生机构，并帮助基层医疗卫生机构显著提升医疗服务能力取得成效。
- 建立分级诊疗制度或机制，制定分级诊疗办法和流程。
- 以双向转诊为抓手，推动县（乡）医疗卫生机构有序开展转诊服务，成效显著。
- 在疾病诊疗方面，基层医疗卫生机构常态化开展首诊，并将首诊后无法解决或不具备条件解决的患者，以绿色通道上转至上级医院专科进行救治或诊疗，患者住院后再下转至基层医疗卫生机构进行康复和院后管理。
- 医共体制定县、乡、村三级医疗卫生机构疾病诊疗目录、用药目录，并发挥各级医疗卫生机构职能，按照诊疗规范开展规范化诊疗服务，杜绝无序转诊和"小病大治"。
- 对县级医院不具备能力解决的问题，上转至上级医院，待患者病情平稳或者出院后，根据患者情况和意愿下转至县级医院或基层卫生院，并做好患者出院后随访和管理服务工作。

在医共体运营管理中，要将实现分级诊疗作为日常运营管理的重点工作之一，建立健全制度机制，推动资源下沉，提升医共体各级医疗卫生机构服务能力。

4. 构建利益共同体的主要方式

没有共同利益的合作都是不可能长久和持续的。利益共同是医共体建设中的核心要素。在医共体建设实践中，一些地方出现的一些怪象有以下几点：

- 在医共体建设时考虑的首要问题是利益，尤其是个人利益和集体利益。
- 将解决医疗卫生机构的负债和经营困难完全寄托于医共体改革，希望医共体牵头医院或政府帮助其解决负债、盘活医院经营，同时，还希望自身权力和既有利益得到保障。
- 在医保基金使用上，按照国家政策要求的资金将25%用在基层医疗卫生机构，却不考虑县域卫生大局和基金使用效率，只盘算如何让医保基金结余留用。
- 希望绩效分配越高越好，但对基本医疗服务和运营管理则不太关注。
- 在信息化建设方面，期望拥有先进的信息化系统，但在出资问题上站在本单位利益层面考虑，拒绝出资或者不愿意服从医共体信息化建设整体布局。

世界上没有不劳而获的事，也没有不承担责任就能获取利益的事。在医共体建设与运营管理中要注重从以下几方面构建利益共同体，并推动医共体可持续发展：

- 资源利益共享：在影像诊断、医学检验、病理、消毒供应、心电诊断共享资源的建设与运营上，应由牵头医院负责整合医共体资源组建资源共享中心，并以协议服务方式与医共体成员单位，尤其是基层卫生院签订协议、明确成本分摊和收益共享机制。如在影像诊断上，可以采取中心投入设备、人员、信息化软件，通过成本核算，基层卫生院按照收费的10%～40%支付中心服务费的形式；医学检验中心因考虑耗材和试剂成本，可以按照收费的30%～70%收取服务费；病理中心可以按照项目核算，参照第三方服务方式有偿服务；消毒供应中心按照服务内容和消毒器械种类进行全成本核算定价，有偿服务结算。对于心电诊断中心，硬件设备若有医疗卫生机构投入，医共体可以执行集中带量采购，以便统一设备和之后的心电网络系统接口接入。在前期运行上可以依托心内科专科医生进行免费诊断，运行顺畅以后可以按照报告工作量适当结算诊断服务费。其他共享资源均可参考上述方式进行。以下是韶关市曲江区医共体利益共享的例子。

韶关市曲江区医共体利益共享激励机制实施办法

韶关市曲江区深化医药卫生体制改革工作领导小组办公室印发了《韶关市曲江区紧密型县域医共体利益共享激励机制实施办法》，成立医共体利益清算领导小组和清算中心，将医共体各成员单位之间双向转诊服务产生的收益、区级医院下派人员开展技术帮扶项目产生的收益（不含义诊）、医共体内"一院多区"产生的业务收入、医共体内人员流动产生的人力资源成本变化，以及医共体影像、远程心电、检验等业务活动产生的收益等，纳入清算项目实施范围。

在清算标准和规则上规定：上转患者，影像学、胃肠镜、超声检查每例按区级医院收费的10%计归基层分院，SARS-CoV-2检测等化验项目每例按区级医院收费的5%计归基层分院。上转区级医院住院治疗的每例按区级医院住院总收费剔除药品及耗材费用后的5%计归基层分院。区级医院下转患者到基层分院住院治疗的，每例按该分院住院总收费剔除药品及耗材费用后的10%计归区级医院。区级医院下派人员技术帮扶项目产生的收益，主要由区级医院下派人员实施的项目，按项目收费的60%计归区级医院；主要由基层分院人员在上级医院指导下实施的项目，按项目收费的30%计归区级医院。此外对远程影像、远程心电、检验、"一院多区"产生的业务收入、医共体内人员流动产生的人力资源成本、人事薪酬等方面均做了明确细化的利益分配和核算机制。

- 信息化建设利益共享：在医共体建设中，信息化系统建设是一项投入高、见效慢的基础工程。2022年国家卫生健康委信息统计中心调查报告显示，国内医共体信息化建设投入资金大多数为3000万～5000万元；且医共体信息化建设涉及硬件、软件采购及运营维护以及升级改造等工作，专业性强；在功能上涉及数据集成平台、主要业务系统、专业管理系统和硬件机房以及通信设备等。信息化系统建设在资金上可以采用"政府投入＋医共体自筹"和购买第三方服务等多种方式。总体上来说，龙头医院应当承担主要投入，中医医院、妇幼保健院等应按照业务体量承担相应投入，基层卫生院作为信息系统的延伸和基层终端也要承担与自身业务相匹配的建设成本。可按照龙头医院：中医医院：妇幼保健院：基层卫生院为4∶2∶1∶3的比例投入，具体可根据各地实际情况进行协商制定。

- 运营管理体系利益共享：在医共体运营管理中心的建设上，为节约人力成本，提高人力资源运营效率，可依托医共体龙头医院组建人力资源、信息数据、医疗质控、医保管理、运营管理等中心和职能部门，实行"一套班子，两块牌子"管理。如在运营管理中心建设上，医共体成员单位可保留独立出纳、会计以进行核算、预算、成本分析等日常财务管理工作，可以整合会计人员组建中心，也可以购买服务方式委托医共体中心人员提供专业服务。对整合后的富余人员，进行调岗使用或者辞退，以节约运行成本。在医疗质控、医保管理、信息数据日常管理等方面，医共体成员单位可以借助牵头医院专业力量通过运营管理资源下沉，提升医共体成员单位同质化运营管理能力。在人力资源管理方面，通过实行统一招聘、统一人事管理和人员柔性流动构建人力资源利益共享机制。

- 医保付费改革利益共享：在医保支付方式改革中，通过打包支付，实行"总额预付，结余留用"，并针对中医医院、基层卫生院业务模式和医保需求，保障医保支付比例。在总额控费前提下，结余医保资金纳入医疗业务收入，由医共体成员单位进行共享结余资金或纳入共享利益的建设性投资。

- 双向转诊利益共享：很多地方将双向转诊当作一项政治任务看待，没有从业务、服务和利益角度考虑双向转诊机制，导致了双向转诊的不可持续性。从共同利益角度，双向转诊以有序转诊为目的，以有效解决患者需求为导向，可以结合实际制定收益归属，如上级医院专家资源在医共体成员单位创造的价值收益扣除成本后10%～60%归属资源下沉单位，由基层医疗卫生机构合理上转上级医院产生的医疗服务性收入扣除成本后10%～50%归属上转单位。对于应当下转下级医院而不予以下转或不应当转诊而人为导致不合理上转的，以及没有正当理由导致患者外转或域外就医的医务人员，应设立处罚机制。以此，引导医共体各级医疗卫生机构及其医务人员形成县域卫生服务"一盘棋""一条心"。

- 设备与物资管理利益机制：医疗的发展离不开医学装备和试剂耗材的支持。而医学装备的购置，药品、试剂、医用耗材的采购和配送等，在取消药品加成和实行全面预算决算管理和全成本核算后，都应以成本为中心。如何降低采购、维护和管理成本，也是当代医院运营管理的重要工作。从成本管理角度看，可以在以下几个方面构建医共体集团化的共同利益：①带量采购。医共体通过组建采购中心，对设备、耗材、试剂和总务后勤等物资资源进行调查摸底，计算日、周、月、季、年使用量和消耗量，对品规、型号、功能等进行分析。实行医共体内设备、耗材、试剂以及总务后勤等物资以医共体名义进行带量集中采购，以量换价，降低采购成本。②集约化配送。应用SPD*管理、设置周转库等降低配送频次，提高库存周转率，节约人力、物力和资金成本。③医学装备专业化维修保障。通过购买第三方专业服务或者组建医共体设备修保中心、应用信息化系统进行设备全生命周期管理等方式，降低设备故障率、延长设备使用年限、提高设备资产效能。医共体各成员单位可以给予改革前后成本-效益分析，以有偿服务或奖励性绩效分配等方式构建利益共享机制。

除了上述方式外，在医共体建设中还存在其他共享资源管理和利益共享方式，应当在实践中不断探索。

第三节　医共体绩效考核体系建设

绩效考核似乎是医共体建设的指挥棒。建立科学的绩效考核体系，是医共体建设与运营管理的一项重要工作。在医共体绩效考核中应当坚持"四级三类"考核体系[†]。

一、医管委对医共体的考核

1. 考核目的

考核目的为：①客观评价医共体建设的进展和成效；②发现和解决医共体建设改革过程中存在的困难和问题；③研究推进医共体建设的有效措施。

2. 考核对象

考核对象为医共体总医院，以市域整体为单位，综合考核评价政策落实情况和医共体建设成效。医共体各成员单位由医共体总医院负责分别研究制定考核方案组织考核。

3. 考核方法

将医共体监测评价指标和地方党委、政府对医改的导向性指标融为一体，因地制宜制定关键绩效指标（KPI），每年签订目标责任书，实施季度监测、年度考核。

4. 考核程序

由市医管委办公室牵头，卫生健康、财政、人社、医保、发改部门和县委员会机构编制委员会办公室（县委编委办）共同开展医共体考核工作，按季度进行数据监测、通报，每年组织进行一次综合考核。

---

* SPD的定义为S（Supply）供给、P（Processing）分拆加工、D（Distribution）配送。
† "四级三类"考核体系：四级包括优秀、良好、合格、不合格，三类包括业绩考核、能力考核、态度考核。

5. 结果运用

绩效考核结果与医保支付、绩效工资总量及领导干部薪酬、任免、奖惩等挂钩。

6. 考核内容

将国家、省、市对医共体建设的监测评价指标以及县级党委、政府考核评价要求融为一体，合理设置考核评价指标。

二、医共体对成员单位的考核

1. 考核主体

由医共体理事会及各职能管理中心开展绩效考核工作，由理事会办公室统一组织实施。

2. 考核对象

考核对象为医共体牵头单位、中医医院、乡镇卫生院、社区服务中心。各村卫生室考核由医共体理事会办公室统筹指导，各卫生院、社区卫生服务中心具体组织实施。

3. 指标体系

牵头医院和中医医院绩效考核指标体系由医院责任担当、医疗质量、运营效率、可持续发展、满意度评价和其他方面指标构成，基层卫生院街道绩效考核指标体系由服务提供、综合管理、可持续发展、满意度评价和其他方面指标构成。

（1）服务提供

重点评价医院功能定位、服务效率、医疗质量与安全。通过基本医疗服务、基本公共卫生服务、签约服务等指标考核功能定位情况，通过人员负荷指标考核医疗资源利用效率，通过合理用药、院内感染等指标考核基层医疗质量与安全。

（2）综合管理

重点评价经济管理、信息管理和协同服务。通过经济管理指标考核牵头医院收支结构的合理性，通过信息管理指标考核牵头医院各项服务信息化功能实现情况，通过双向转诊、一体化管理考核协同服务情况。

（3）可持续发展

重点评价人力配置和人员结构情况。通过人力配置指标考核牵头医院可持续发展潜力，通过人员结构指标考核牵头医院人力资源配置合理性。

（4）满意度评价

重点评价患者满意度和医务人员满意度。患者满意度是牵头医院社会效益的重要体现，医务人员满意度是牵头医院提供高质量基本医疗和基本公卫服务的重要保障。

（5）其他方面

重点评价急救设备设施规范等。

4. 考核程序

考核工作原则上按照季度、年度进行。

（1）绩效考核准备

确定考核实施机构和考核人员，明确考核程序和工作安排。加强对考核人员和考核对象的培训，掌握绩效考核的基本内容和方式方法。

（2）牵头医院自评

牵头医院按照绩效考核要求定期开展自查，对发现的问题及时改进，形成自查报告，并提交至医共体管理中心。

（3）绩效考核实施

医共体各管理中心主要运用信息技术采集客观数据，结合现场核查、专题访谈及问卷调查等方式，依据绩效考核指标体系和标准进行综合评分，形成考核结论。根据每季度考核得分情况年终进行汇总。

（4）绩效考核反馈与改进

考核结果由医共体管理中心向医共体各成员单位进行反馈，对存在的问题提出改进意见和建议，并在一定范围内公开。医共体各成员单位根据考核结果进行改进，改进情况作为下一周期绩效考核的重要内容。

三、将村医纳入乡镇卫生院统一管理和考核

- 将村医纳入乡镇卫生院管理，实行乡村人财物一体化。
- 按照医共体建设、基本公卫服务、慢病管理和医防融合以及乡村医疗发展有关要求，制定村医考核办法和村医管理办法，简政放权。
- 将村卫生室看成乡镇卫生院基本医疗的延伸，做好乡村巡回医疗服务，开展乡村联合医疗。
- 做实基本公卫服务，构建县-乡-村三级医疗联动和"专科医生＋全科医生＋健康管理师＋家庭医生"综合服务，为群众提供家门口的优质服务。
- 构建与乡镇街道、村级组织联动的疾病预防控制和医防融合网格化管理新体系。
- 改革基本公卫服务考核，既要考核服务数量，也要注重服务质量。探索和推动乡村两级医疗卫生机构"临床＋公卫服务"考核模式（乡镇卫生院临床医生考核80%临床＋20%公卫服务能力，公卫服务团队考核80%公卫服务＋20%临床协同能力），推动临床与公卫服务深度协同。
- 将慢病管理，尤其是糖尿病、高血压以外的当地多发慢性病纳入绩效考核管理。

医共体通过运营体系建设和运营关键指标考核，提升医共体集团化运营管理水平；通过建立科学合理的绩效体系，绩效薪酬制度，提升职工积极性和满意度明确医共体内部的管理和运营程序，规范医共体内部的运作和管理。

第四节 医共体专项运营管理

在国内医共体建设实践中，要求执行"七统一"管理。目的是提升运营管理效率，实现降本增效。在实践中，除了政策明确要求的需要运营管理的工作之外，一些跨部门、跨专业的工作也需要在运营管理中予以加强。本节我们以整合组建医共体运营管理中心，开展专科建设运营为例，来探讨医共体专项运营管理的价值与意义。

一、专项运营管理主要内容和方法

专项运营管理是针对特定项目或业务领域进行的运营管理活动，旨在通过计划、组织、指导和控制等手段提高组织效率和满足市场和客户需求。其核心目标在于通过精细化管理，确保特定项目的成功实施和业务流程的高效运作。

1. 专项运营内容

医院专项运营涉及的方面很多，包括但不限于财务专项运营、市场分析、科室具体分析、运行战略、运行阶段划分、实施方案和控制等多个方面。在医共体建设中，可以针对改革和建设需要，设定专项运营管理内容，推动改革效率和进程，具体包括以下几个方面：

- 医院运营战略制定：医院运营战略包括定位分析、经营方向、经营战略和经营步骤。例如，走专科、专病的发展道路，选择差异化的战略方式，先做"强"，再做"大"。
- 资源共享五大中心建设：根据有关政策要求，结合当地实际，参考有关成功经验，制定符合当地实际的资源共享五大中心建设实施方案和管理办法，组织开展中心建设。
- 职能管理与机制建设：对医共体职能管理部门设置、职责职能、绩效评价、管理机制等进行专项研究和对有关职能管理的人、财、物、事等进行统筹，并使其运行顺畅。
- 财务专项运营：财务专项运营是指医院对其财务活动进行有计划、有目的地安排和管理，以达到有效利用资源、提高财务效益的目的。
- 人事薪酬管理专项运营：对人事薪酬管理有关事项进行专项建设和指导。
- 临床服务五大中心建设：针对临床服务五大中心建设组织开展持续性建设和运营管理工作。
- 专科建设运营：对医院的各个科室进行具体分析，包括现代化综合医院的骨科、妇科、体检中心、康复理疗科、内科等，了解各科室的优势和劣势，并据此制定运营策略。

- 医院品牌建设运营：提升医院品牌知名度和患者就医信任度。
- 中医药服务能力建设运营：针对中医药发展问题，制定医共体下的应对策略和发展方案。
- 乡镇卫生院高质量发展运营：针对卫生院发展中的难点和困惑，制定医共体下乡镇卫生院发展的策略，并抓好持续建设和运营管理工作。
- 改善患者服务专项运营：针对患者就医环境、就医流程、患者满意度、医共体内双向转诊等涉及患者服务方面存在的问题和不足，针对性研究制定有效策略予以改进。
- 其他专项运营管理：在医院管理和医共体建设中，有很多涉及跨部门、跨组织协同的问题都可以采用专项运营方式进行分析、研究和制定针对性改革策略。

2. 专项运营管理方法

- 系统分析法：全面深入了解运营系统的结构、功能、性能和问题。
- 决策分析法：提高决策的质量和效果。
- 统计分析法：基于数据进行分析。
- 优化分析法：提高过程效率和效果。

医院专项运营是一个复杂的系统工程，需要医院管理层对医院的各个方面进行深入分析和精心策划。通过关键点的分析和实施，推动医院更有效地管理和运营，提高医疗服务质量，最终实现医院的长期可持续发展。

二、专项运营关键环节

在医院专项运营中，有一些关键点是需要运营管理者在实践中重视的，具体内容如下：

1. 建立运营管理组织架构和运营管理体系

- 组建专项运营管理机构：设立由总院长或分管院长牵头，由涉及专项运营的有关职能部门负责人为核心成员的专项运营管理组织架构，明确职责和要求，主抓专项运营管理工作。专项运营机构组成人员应当具有与运营管理相关的多个层面的专家，如经济管理专家、医疗质控专家、人力资源专家、财务管理专家、政策咨询专家等，以保障专项运营管理的科学性。
- 设立运营助理和秘书推动运营管理广覆盖：在医共体县级医院临床科室设立运营助理，基层卫生院设立运营秘书，统一纳入专项运营管理组织业务管理。注重培训，提升运营管理人员的专业技能和业务技能。
- 设立专项运营管理绩效：激励参与专项运营管理人员工作积极性。
- 常态化开展专项运营管理工作：在经济运营和医疗质控管理方面，按照月、季度、年度等开展运营分析会议，制定运营分析报告，常态化推动运营管理中发现的问题及时有效解决。

2. 深入调查研究分析找准问题

- **市场分析**：对医院所在区域的医疗市场进行深入调查和科学分析，包括本地疾病谱的构成、现有医疗卫生机构的学科情况、当地经济状况与人群构成、医疗市场总量和科室发展程度等。
- **本地疾病谱分析**：对辖区常见病和多发病进行统计分析，找出常见病和多发病的重点疾病谱及其前100位疾病分布，准确分析统计前10位和前20位疾病谱，为医院专科和专病建设提供数据支撑。
- **人力资源分析**：对医院人力资源总量、分布、年龄、学历、职称、专业技能、学术组织任职等构成情况和岗位工作情况、专业技能发挥情况、人岗匹配情况、工作效能，以及薪酬福利竞争力、周边医疗卫生机构人才分布和标杆人力资源分布等进行全面分析，为人力资源优化调整和战略性人力资源储备、招聘奠定基础。
- **医保基金统筹和使用分析**：准确统计分析辖区内医保基金缴费、统筹和打包支付情况，分析参保人员县内就医和县外就医情况，并细化主要病种分布、就医医疗卫生机构分布。尤其要对县域外就医病种、去向、医保消耗、就医原因、诊后康复等情况进行调查分析，为针对性制定改善医疗服务策略奠定基础。
- **实施方案和控制**：实施方案和控制是确保医院运营方案得以有效执行的关键，需要具体到每个部门的战略实施。
- **其他关键环节**：在实际应用时需要结合最新的医疗行业标准和有关政策进行调整和更新。

三、医院专项运营存在主要难点

医院专项运营因其复杂性，在实际医院运营管理中也存在一些难点，主要表现在以下几个方面：

1. 成本问题

不具有完善的成本管理意识，导致医院成本管理理念没有创新。这包括对成本管控的重视不足、缺乏完善的成本管控机制，以及未能构建成本管理信息系统，进而无法有效控制运营成本。

2. 人员问题

缺乏专业的人才导致一系列问题，包括财务人员要承担运营管理工作的负担、运营管理人员专业水平较差，以及医院对运营管理人才的培养不够重视。运营管理人员普遍缺乏全局观和相关专业知识，需要经过专业培训。

3. 绩效管理问题

有些医院对绩效管理缺乏足够的理解，常常将绩效考核与绩效管理相混淆，缺乏完善的绩效考核标准，导致员工的积极性无法被充分调动。

4. 药品零差率政策

药品零差率政策的实施取消了药品加成，给公立医院带来运营压力。这需要医院调整内部收入结构，积极转型药学部门，并通过精细化管理控制运营成本。

5. 内部流程不畅

医院面临的另一个主要问题是内部流程不畅，包括患者就诊流程繁琐、医生和护士之间缺乏有效沟通和协作。医共体的建设进一步加大了上下联动的流程建立难度。

6. 信息化建设不足

许多医院信息化建设不足、信息系统功能不完善、医疗数据管理不规范，需要建立完善的数据管理体系。信息系统建设投入后闲置，造成信息孤岛、数据共享度低、协同性差。

7. 医患沟通不良

医患沟通不良是医院运营中的一大问题，需要通过加强健康教育和提高患者对医学知识的理解来改善。

8. 运营管理粗放

整体成本意识不强，科室之间业务交叉，导致资源浪费和成本居高不下。

9. 科室横向协作不足

科室之间缺乏沟通配合，MDT流于形式，造成患者就医体验差、医院的医疗质量无法提高。

10. 财务管理体系薄弱

许多医院强调扩张而不注重内控，关注财务会计而忽略管理会计，责任重心模糊，成本管控空有口号。

11. 管理组织架构单一

组织架构单一导致横向沟通协作困难，整体运作效率缓慢。重业务、轻运营，忽视医疗资源配置的整体效益，导致资源的无效投入和重复投入。

对此，在医共体建设和医院运营管理中，针对成本问题应提高成本管控意识，构建完善的成本管理和信息系统；加强对专业人才的培养和引进，提升运营管理团队的专业水平；明确绩效管理目标，制定合理的绩效考核标准，激励员工提高工作效率；加强药品零差率政策下的收入结构调整和药学部门转型；优化医院内部流程，提高医患沟通效果；推进医院信息化建设，确保数据管理规范；重视科室之间的横向协作，构建更加灵活和高效的组织架构；加强财务管理体系，确保成本管控的实施与医院战略发展规划相结合；提升运营管理人员的专业知识和管理能力，建立完善的运营管理体系。在实际应用中，需结合当前具体情况进行调整和优化。医院专项运营案例分析如下：

医院专项运营案例分析

1. A 医院 PET/CT 成本及效益分析

基本情况：A 医院是三级甲等综合医院，承担医疗、教学、科研任务。2015 年总收入为 42.51 亿元，门急诊人次为 350.31 万，出院患者数为 12.19 万。2015 年 PET-CT 检查 2181 次，其中肿瘤全身 CT 检查为 1941 次，脑蛋白质代谢显像检查 230 次。

医疗收入与成本：PET-CT 全身检查收费为 7500 元/例次，局部检查为 4500 元/例次。2015 年 PET-CT 检查的收入为 1563.75 万元。总成本包括固定成本和变动成本，其中固定成本包括设备折旧损失、房屋折旧损失及大额修缮费用、人员经费、设备维保费用等，变动成本包括设备检查使用的胶片、存储媒介、放射源、卫生材料和其他材料消耗、水电消耗以及检查必需的放射性药物成本等。

效益分析：通过量本利分析，确定了设备收益的保本工作量和年保本收入。当检查人次超过保本工作量后，收入的增长速度超过成本的增长速度，人次越多产生的结余越大。

建议：预约常态化，减少药物的不必要消耗；提高设备使用效率，强化临床医生对 PET/CT 的认知；医疗设备资源共享，实现资源优化配置。

2. 口腔医院社群运营案例

案例背景：某口腔医院位于四线城市，成立于 1999 年，具有较好口碑和较高知名度。目前正在打造线上私域流量体系，并计划在本年 9 月组织一次大规模线上裂变活动。

案例数据：种子用户约 30 人，实际参与人数为 386 人。打开浏览次数为 2915 次，下单 154 人，成交金额为 10 626 元。转化率为 39.90%，提现人数占比为 23%，提现金额占比为 24%。

活动流程：套餐准备包括多种口腔检查和服务。裂变机制采用分享赚奖励金和提现机制。活动细节包括实物奖励和首单返现等。

活动总结：活动实际运行两天，种子用户裂变出 154 单。超值套餐和利益驱动裂变机制是成功的关键。

3. 医院运营管理案例评价

评价原则：必须锁定医院管理的核心要素，如人力资源管理、经济运行管理、医疗质量运行模式管理以及文化管理成效等。必须依托信息化，使用信息化或大数据背景下的应用。必须应用科学的管理工具和手段来实现。案例必须是可复制和具有传播意义的，能够被其他医院学习和应用。

通过上述案例，我们可以看到医院专项运营成功的关键因素，包括科学的管理、信息化支撑，以及有效的营销策略。每个案例都提供了不同的视角和操作方法，这些都对医院运营管理和提升效益具有指导意义。

第五节　医共体内部控制与风险管理

近年来，随着县域卫生改革和医共体建设的深入推进，尤其是医保飞行检查、大型公立医院巡查、专项审计等工作开展，基于医共体建设的县-乡-村一体化的内部控制与风险管理中的问题也逐渐暴露，并引起医共体管理者的重视。国家卫生健康委《大型医院巡查工作方案（2023—2026年度）》明确指出："巡查范围原则上为二级（参照二级管理）及以上公立医院（含中医医院，以下简称公立医院）。社会办医院按照管理原则参照执行。"但乡镇卫生院、村卫生室，作为医共体的重要成员单位，其内部控制与风险管理仍然存在薄弱环节。因此，探讨和加强基于县-乡-村一体化的医共体内部控制和风险管理具有重要意义。

一、医院内部控制与风险管理定义

内部控制制度是单位内部建立的使各项业务活动互相联系、互相制约的措施、方法和规程，是现代化企业管理的产物。在竞争日益激烈的外部环境中，为了增强自身的竞争能力，医院需不断改善内部管理，提高工作效率、提高产品质量。该制度包括的基本要素是：

- 明确、合理的职责分工制度。
- 严格的审批检查制度。
- 健全的会计制度和企业管理制度。
- 严密的保管保卫制度。
- 有效的内部审计制度。
- 能胜任的工作人员。

由于内部控制制度的严密程度直接决定着被审单位提供的会计数据和其他经济资料的可靠性，现代审计把被审单位现行的内部控制制度当作审查的起点和重点，通过对内部控制制度的调查、核实和评价确定审计工作的范围、深度和侧重点。

风险管理是社会组织或者个人用来降低风险的消极结果的决策过程，通过风险识别、风险估测、风险评价，并在此基础上选择与优化组合各种风险管理技术，对风险实施有效控制和妥善处理风险所致损失的后果，从而以最小的成本收获最大的安全保障。风险管理含义的具体内容包括：

- 风险管理的对象是风险。
- 风险管理的主体包括个人、家庭、组织（包括营利性组织和非营利性组织）。
- 风险管理的过程包括风险识别、风险估测、风险评价、选择风险管理技术和评估风险管理效果等。
- 风险管理的基本目标是以最小的成本收获最大的安全保障。

- 风险管理成为一个独立的管理系统,并成为了一门新兴学科。

医院内部控制是医院为了保证业务活动的有效进行,保护资产的安全与完整,防止、发现和纠正错误与舞弊,并有效地进行监控而建立的对内部管理活动的检查和相互制约的机制。医院风险管理是指医院通过对现有和潜在风险的识别、评价和处理,有组织地、有系统地减少风险事件的发生,以及评估风险事件对患者和医院的危害及经济损失,不断提高医疗质量,提高医院的社会效益和经济效益的管理活动。医共体内部控制和风险管理,即在医院内部控制与风险管理的基础上,基于医共体治理结构和管理方式,对医共体运营管理活动进行科学控制并减少风险发生的运营管理活动。

二、医共体内部控制与风险管理的意义

医院内部控制与风险管理在当前的医疗行业环境中显得尤为重要。随着科技的进步和经济增速的下滑,居民就诊费用变得高昂,新医改政策等国家调控手段降低了公立医院的收费,使得医院在新时期面临更加严峻的市场形势和竞争压力,盈利变得更加困难。因此,迫切需要加强医院内部控制来降低医院运行成本、提高管理效率、规避风险。同时,医共体改革进一步改变了医院的经营模式和治理结构、权责关系、医疗服务流程等。监督管理好医共体的外部和内部的运营风险,也是保障医共体可持续、高质量发展的重要手段。

在县级医院高速发展和医院管理大变革的当下,医院和医共体内部控制与风险管理也存在一些薄弱点有待加强。主要体现在:

- 内控环境薄弱:医院管理者和科室人员对现代医院内部控制缺乏全面认识,存在本位思想,管理层缺乏风险意识。
- 人才培养机制不健全:医院缺乏复合型人才,临床技术人员和职能管理人员之间缺乏业务融合;管理人员转型缓慢或职能管理人员和临床科室管理人员只注重单体医院或单个科室管理,忽视医共体管理要求,管理手段和方式单一。
- 内部管理制度不完善:医院内部管理制度执行不力、监督不到位,导致内部信息和行为的监督不到位。
- 信息化建设制约:医院信息化建设进程缓慢,信息孤岛问题严重,影响数据的有效性和决策的有效性。

此外,医院和医共体内部控制管理不善的风险也会存在。主要表现在:

- 资金管理风险:由于内部控制管理不善,导致资金安全问题,资金可能被挪用、侵占。
- 人员操作风险:职责分工控制、授权控制失灵,岗位职责划分不明晰,导致医院内部混乱。
- 盲目投资风险:内部控制失灵导致管理者难以准确把握实际运行情况,决策计划有效性得不到保障。
- 管理混乱风险:缺乏合理的内控制度和人才管理规章,导致管理混乱。

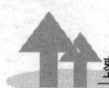

- 法人治理风险：医共体牵头医院院长担任多个医疗卫生机构法人代表或医共体对多家医疗卫生机构内部控制监管不到位造成的风险，如违规使用医保资金、出现医疗事故、医疗设备使用管理不善、财务管理不善等。

三、医共体内部控制与风险管理策略

医共体在内部控制中有效防范内部风险，需要从多个方面入手，构建全面、系统、科学的内控体系。以下是一些关键措施：

1. 完善组织架构与职责划分

- 明确组织架构：建立清晰的医共体组织架构，包括决策层、管理层和执行层，确保各层级职责明确、分工合理。
- 设立专门的内控机构：如内部审计部门或风险管理部门，负责医共体内部控制工作的规划、执行、监督和评价。
- 强化责任落实：明确各部门、各岗位在内部控制中的具体职责，确保责任到人，形成全员参与的内部控制氛围。
- 加强全体人员财务内部控制思想建设：提升全体人员对财务内部控制和风险控制的重视，明确财务内部控制和风险管理目标，并根据反馈数据调整管理流程。
- 强化相关人员专业性培养复合型人才：完善人才培养机制，加强复合型人才的培养。

2. 建立健全内控制度体系

- 制定内控制度：根据医共体的实际情况，制定完善的内控制度，包括财务管理、业务管理、人力资源管理、信息技术管理等方面的制度。
- 完善制度修订机制：定期对内控制度进行审查和修订，确保制度能够适应医共体发展的需要，同时符合相关法律法规的要求。
- 全面梳理业务流程：按照医院职能管理分工及职责界定，根据各部门提供的制度，梳理业务关键流程，并编制流程图，形成内控制度规范体系。
- 加强统筹规划和制度建设：注重制度的科学性、可行性、协调性，明确管理制度、部门职责和流程。
- 加强制度培训：对医共体成员进行内控制度培训，提高员工的内控意识和执行能力。
- 促进内部管理制度落地：建立有效的内部流程监管机制，推行制度透明、统一、标准化。
- 注重对少数关键岗位的管理。

3. 强化风险评估与应对

- 建立风险评估机制：定期对医共体面临的内部风险进行识别、评估和分析，确定风险等级和优先级。
- 制定风险应对措施：针对不同类型的风险，制定相应的应对措施和预案，如基层医疗卫生机构医疗事故处置预案、医院安全保卫应急处置预案、双向转诊与重症处置预案，确保在风险发生时能够及时、有效地应对。
- 加强风险监控：建立风险监控机制，对风险进行持续监控和跟踪，确保风险得到及时控制和消除。

4. 推进信息化建设与数据共享
- 加强信息化建设：推进医共体信息化建设，建立统一的信息系统平台，实现信息资源的共享和互联互通。
- 加强数据安全管理：建立健全数据安全管理制度，采取有效的技术手段和管理措施，确保医共体数据的安全性和完整性。
- 推进数据共享与利用：通过数据共享和利用，提高医共体的管理效率和服务水平，同时为风险评估和应对提供有力支持。
- 利用大数据、云计算等信息技术手段，对数据进行分析和挖掘，为决策提供有力支持。

5. 注重医疗设备和耗材采购管理
- 明确采购目标和需求：准确评估医共体内各级医疗卫生机构的设备耗材需求，包括种类、数量、规格等。充分考虑医共体的整体预算和资源分配，确保采购计划符合实际需求和经济能力。
- 建立统一采购平台：依托信息化技术，建立医共体内统一的设备耗材采购平台，实现采购信息的集中管理和共享。制定统一的物资分类及编码规则，形成可共享、可动态调整、可查询、可使用的标准信息数据。
- 规范采购流程：规范供应商资质审核、物品准入、招投标、合同签署等采购流程，确保采购活动的合规性和透明度。引入市场竞争机制，通过公开招标、竞价等方式，降低采购成本，提高采购效率。
- 加强供应商管理：建立供应商评估机制，对供应商的资质、生产能力、售后服务等方面进行评估，确保选择到合适的供应商。加强与供应商的沟通与合作，建立长期稳定的合作关系，确保设备耗材的稳定供应和质量安全。
- 优化物流配送：引入专业的物流公司或第三方服务机构，负责设备耗材的配送工作，确保其能及时、准确地送达各医疗卫生机构。建立库存预警和补货机制，确保医疗卫生机构在需要时能够及时获得所需设备耗材。
- 加强采购监管和评估：建立采购监管机制，对采购活动进行全程监督和管理，确保采购活动的合规性和有效性。定期对采购流程进行评估和改进，及时发现问题并加以解决，提高采购效率和质量。

6. 加强监督与考核
- 建立监督机制：建立健全医共体内控监督机制，包括内部监督、外部审计和社会监督等多种方式。

- 加强考核评价：定期对医共体内部控制工作进行考核评价，将考核结果作为绩效考核和奖惩的重要依据。
- 建立责任追究机制：对于违反内控制度规定的行为，建立严格的责任追究机制，确保内控制度的有效执行。

综上所述，医共体在内部控制中有效防范内部风险需要从组织架构、内部控制制度、风险评估、信息化建设和监督考核等多个方面入手，构建全面、系统、科学的内部控制体系。同时，还需要不断加强员工的内部控制意识，培训他们的执行能力，提高医共体的整体内控水平。

第十三章

面向未来：从 1.0 走向 3.0

2025年是县域医共体建设的关键之年。国家卫生健康委等10部门联合印发的《关于全面推进紧密型县域医疗卫生共同体建设的指导意见》(以下简称《指导意见》)要求，"到2025年底，力争全国90%以上的县（市）基本建成布局合理、人财物统一管理、权责清晰、运行高效、分工协作、服务连续、信息共享的紧密型县域医共体；到2027年底，紧密型县域医共体基本实现全覆盖。"

如果说建成紧密型医共体是新医改中县域卫生发展的1.0阶段，那么，提升医共体建设内涵和综合服务能力、推动公立医院高质量发展则是2.0阶段，而实现从医疗共同体到健康共同体的跨越则是县域卫生改革与发展的3.0阶段。

在全面深化改革、推进中国式现代化的伟大进程中，县域卫生也将从试点走向全面推进、从形式走向内涵能力提升、从医疗共同体走向健康共同体。县域卫生格局也必将因改革而发生历史性的变化。在这一伟大进程中，不忘初心、迎难而上、与时俱进地加快发展县域卫生新质生产力，驱动公立医院高质量发展，也是时代赋予县域卫生的使命。

第一节 县域卫生发展趋势

2022年，也是中国医改史上的重要转折点。这一年，肆虐3年的COVID-19回归正常诊疗流程，紧密型医共体建设从5年探索的试点改革走向全面推行，"千县工程"孕育而出并成为推动县域卫生高质量发展的又一新政，党的二十大再次释放健康中国强基层的时代强音……中国卫生未来将走向何处？对此，我们不妨一起来寻找答案。

一、县域卫生政策加速完善

党的二十大报告指出："从二〇二〇年到二〇三五年基本实现社会主义现代化，从二〇三五年到本世纪（21世纪）中叶把我国建成富强民主文明和谐美丽的社会主义现代化强国。"明确了全面建成社会主义现代化强国的战略安排，要求"加快构建新发展格局，着力推动高质量发展"。在健康中国建设中，要求"深化医药卫生体制改革，促进医保、医疗、医药协同发展和治理。促进优质医疗资源扩容和区域均衡布局，坚持预防为主，加强重大慢病健康管理，提高基层防病治病和健康管理能力。深化以公益性为导向的公立医院改革，规范民营医院发展。发展壮大医疗卫生队伍，把工作重点放在农村和社区。重视心理健康和精神卫生。促进中医药传承创新发展。创新医防协同、医防融合机制，健全公共卫生体系，提高重大疫情早发现能力，加强重大疫情防控救治体系和应急能力建设，有效遏制重大传染性疾病传播。深入开展健康中国行动和爱国卫生运动，倡导文明健康生活方式。"

2023年2月，中共中央办公厅、国务院办公厅印发《关于进一步深化改革促进乡村医疗卫生体系健康发展的意见》，要求"把乡村医疗卫生工作摆在乡村振兴的重要位置，以基层为重点，以体制机制改革为驱动，加快县域优质医疗卫生资源扩容和均衡布局，推动重心下移、资源下沉。重点支持建设一批能力较强、具有一定辐射和带动作用的中心乡镇卫生院。"

2023年2月，中共中央办公厅、国务院办公厅印发《关于进一步完善医疗卫生服务体系的意见》，要求"推动医疗卫生发展方式转向更加注重内涵式发展、服务模式转向更加注重系统连续、管理手段转向更加注重科学化治理，促进优质医疗资源扩容和区域均衡布局"，突出县级医院县域龙头地位，推进县域医共体建设。

党的二十届三中全会通过的《中共中央关于进一步全面深化改革、推进中国式现代化的决定》（以下简称《决定》）提出，要以人民健康为中心，进一步全面深化医改，促进医保、医疗、医药协同发展和治理，加快优质医疗资源扩容和均衡布局，深化以公益性为导向的公立医院改革，创新医防协同、医防融合机制，进一步完善医疗卫生服务体系。

2024年8月5日，国家卫生健康委党组书记、主任雷海潮在接受新华社专访时称，深化医药卫生体制改革的目标，就是要解决群众预防保健和就医最关心、最直接、最现实的利益问题，解决卫生健康事业发展不平衡、不充分的问题。

国家层面对基层卫生的改革与政策在加速完善。下一步医改的重点也会进一步向县域卫生改革倾斜。预计在不久的将来，制约县域卫生发展的各项问题，将不断得到破解，配套政策会得到充实和完善。县域卫生也必将迎来新的、历史性的机遇和高质量发展的春天。同时，这也必将进一步加速省、市、县医疗卫生格局的变革。

二、县域卫生格局加速变革

1. 县级三级医院加速落地

国家"千县工程"首批 1243 家县医院要求到 2025 年至少有 80% 成为三级医院，意味着到"十四五"末期，全国至少 1000 家县医院成为三级医院。

2019 年，江苏省江阴市人民医院和宜兴市人民医院率先获得三甲医院牌照。2020 年，浙江省东阳市人民医院成为浙江省第一家三甲县级综合医院。2021 年岁末，江苏省昆山市第一人民医院、昆山市中医医院、张家港市第一人民医院和邳州市人民医院通过江苏省三级甲等医院的等级评审并正式挂牌。在 2022 年的前 3 个月中，国家卫生健康委宣布已有 66 家县医院新晋为三级医院，其中一批县医院成功晋级三甲医院。截至 2023 年 3 月，云南省成功晋级为三级医院的县医院共计 16 家，其中三甲医院 3 家。

同时，伴随着城市医疗集团和"千县工程"建设，一部分人口少的偏远县（区）医院将与省、市三级医院建立紧密型协作关系，打通与上级三级医院的医疗服务渠道。未来将有更多的县级三级医院和具备三级能力的县医院诞生。

2. 县域医改进一步提速

国家卫生健康委提出到 2025 年底，紧密型县域医共体建设力争覆盖 90% 以上的县（市），到 2027 年底基本实现县（市）全覆盖。目前，中国 92% 的县医院达到二级及以上医院医疗服务能力。在此基础上，国家已经开始全面推进城市医院支援县医院：建立稳定的人员下沉服务长效机制，三级医院派出专家给予县医院医疗、药学、护理、管理等常年驻守指导。县域医疗格局正在省（市）级医院的指导和帮扶下，悄然发生历史性变革。

3. 县级中医医院迅速崛起

在紧密型医共体建设和国家加强县域中医药发展政策的背景之下，县级中医医院普遍获得了能力提升的机会。县级中医医院也必将通过各种方式加强自身能力建设。

4. 中心卫生院加速升级

中国有 37 000 多家乡镇卫生院，为近 8 亿县域农民健康提供保障，构成了中国基层医疗体系最重要的部分。

山东省目前已经有 35 家二级乡镇卫生院，还有一批有一定能力的中心卫生院也在做二级医院的评审申报。而近几年来，江浙地区的乡镇卫生院能力提升明显，一部分中心卫生院无论是医疗服务量还是业务能力已经达到甚至超过二级医院。

在分级诊疗制度下，对服务人口数3万～20万的乡镇卫生院所在辖区内人口所需医疗服务进行测算发现，对乡镇卫生院提供的基本医疗需求在急剧增加。有关专家甚至认为，按照现在的发展趋势，未来5年，将会有不低于2000家乡镇卫生院面临达标升级的诉求，毕竟等级评审是对能力评价的最好体现。

此外，县域医疗次中心建设也将进一步助推中心卫生院建设加速，卫生院的等级评审标准也将伴随基层卫生的发展进行修订和完善。未来，也必将产生一批不同于现行等级医院评审为二级的综合医院的乡镇卫生院，其服务能力也必将回归乡镇卫生院功能定位及其特色的二级服务能力所对应的新型基础医疗；同时，部分村（社区）、乡镇（街道）或因地理、交通、人口等因素调整行政区划，这或将从根本上带动基层卫生的新变革。

5. 基层医疗和公卫服务能力建设强化

COVID-19疫情的侵袭，让中国政府下定决心做成了两件大事：县域医院建设PCR实验室和基层发热诊室。

短时间内，全国的县域医院都具备了核酸检测能力，同时标准化的发热门诊建设也在各地落地。在后疫情时代，基层卫生建立"平战结合"状态下的标准化的急诊急救体系、做实基本公卫管理，将是未来县域卫生基本医疗的两个重点。

同时，"基本公卫不实"、居民健康"死档案"、家医签约队伍专业化、体制机制不完善等问题，也将在县域卫生体系重构与新医防融合建设中逐步得到改善。

6. 县域医疗中心形成

根据县域医疗服务格局的特点，我们大胆预测在"十四五"期间，以县医院为龙头的县域医疗中心将呈现"遍地开花"之势。尤其是依托龙头医院建设的紧密型县域医共体，将会在政策松绑中进一步激发活力和创造性，加速医共体模式迭代升级。医共体的牵头单位努力建成更加独立的县域医疗中心，而医共体的核心成员单位乡镇卫生院也将迎来能力建设和发展的新时代。

"平战结合"背景下的基层医疗现状，将进一步促使以医防融合作为核心能力的更加紧密的乡村医疗卫生一体化建设。在大病不出县、小病不出乡的就医格局之下，拥有一定医防融合能力的乡镇卫生院正在成为分级诊疗背景下最基层的"疾病守门人"和健康"守门人"。

三、县域卫生发展趋势和下一步重点

1. 强基层夯实乡村医疗基础

全国基层有495万名卫生健康从业人员，其中有110万名乡村医生。国家卫生健康委正在推动落实大学生乡村医生纳入编制管理、村卫生室纳入医保定点、为中西部地区定向免费培养医科类大学生等政策，以加强基层医疗和公卫服务防病治病和健康管理的能力。

2. 注重内涵完善医院运营管理机制

《决定》中也明确提出，深化以公益性为导向的公立医院改革，建立以医疗服务为主导的收费机制，完善薪酬制度，建立编制动态调整机制。对此，国家卫生健康委党组书记、主任雷海潮表示，要优化薪酬结构，提高医务人员固定收入占比，推动医疗卫生机构不同科室、不同岗位薪酬更加合理，同步优化绩效工资结构，加大固定收入所占比重。另外，医保在药品、医疗服务定价的主导权将得到巩固，并继续在严控不合理医疗费用支出方面发挥重要作用。

3. 医保基金省级统筹或成新趋势

《决定》还提出，推进基本医疗保险省级统筹，深化医保支付方式改革，完善大病保险和医疗救助制度，加强医保基金监管。

国家卫生健康委原党组书记、主任马晓伟曾表示，中国医保现在以市一级为单位统筹，统筹级别太低。设为省一级统筹，才能够更好地解决"看病贵"的问题，但是筹资水平还需要提高。

2024年初，国家医保局在答复全国人大代表建议时表示，国家高度重视提高基本医保统筹层次工作，指导各地不断巩固提升统筹层次，提升医保基金共济能力，增强制度可持续性。

目前，各地已经基本做实了地市级统筹，北京、天津、上海、重庆、海南、福建、宁夏等省份已推进了省级统筹，域内各统筹地区制度政策更加规范统一，基金共济能力和范围进一步加强，制度抗风险能力有效提升。

4. 整体医疗卫生格局转变

伴随着城市医疗集团和省级区域医疗中心建设，以省为单位的医疗格局必将发生变化，主要有3种趋势：①省级医院将加快省级医疗中心或优势学科与技术下沉，县级医疗卫生机构必将借此机会加快与省级医院建立联盟和协同关系。②区域医疗中心建设将加剧传统医疗市场的分割，尤其是县、市级医疗短板学科，如肿瘤、创伤，进一步刺激市级医院改变传统经营模式。③市级医院为保有医疗市场和发展空间，必将借助城市医疗集团政策和医联体政策，进一步加大与核心城区及周边县（市、区）组建城市医疗集团、专科医联体，进而改变县域医疗卫生格局。

在这种背景下，省级医疗卫生机构必将进一步强化专科能力建设，扩大区域医疗中心建设；市级医疗卫生机构也将加大自身的专科、专病在县域的影响力，以保障自身在县域医疗中的竞争优势；而医共体也必然从松散走向更加紧密的模式，并且以县医院为龙头的新型整合型医疗服务体系将不断加强与省级医疗中心和国家医疗中心合作，补齐短板、提升能力。其中，部分能力较弱的市级医疗卫生机构和民营医疗必将面临巨大的竞争与发展压力。

5. 社会办医机构面临转型

一项调查显示，相当长的一段时间内，县域成为社会办医机构的"阳光地带"，一是因为对于投资属性的社会办医申请，急需投资支撑的县域政府的资质审批更倾向于通过；二是特定专科医院的专科服务能让社会办医机构精准找到生存发展的痛点；三是更加灵活的人才和薪酬机制，对于县域内的专科精英人才有更大的吸引力；四是在医保监管失灵造成的医疗灰色地带，骗保成了不法机构收益的重要来源。

进入"十四五"时期，随着县域公立综合医院和中医医院能力的大幅提升，以及医共体内乡镇卫生院基本医疗能力的加强，民营医疗体系的生存空间将会被挤压，加上国家医保部门对于骗保行为的严厉打击，一些靠骗保生存的民营医疗卫生机构强制出局只是时间问题。与此同时，以专科医疗、精神卫生、医养结合等为特色的特色医疗和不依赖于医保生存的新型医疗服务可能在社会办医中兴起。

第二节　因地制宜构建医共体建设模式

世界上没有两片一模一样的树叶。紧密型医共体建设也是如此。

通过近5年的探索和实践，全国已形成了许多可参考借鉴的医共体建设经验，但因各地实际情况不同，完全照搬照抄的模式也难以持续。因此，因地制宜选择一条符合当地实际的改革路径，建立符合本地特色的医改模式，科学重构县域卫生高质量发展新体系，应当成为县域医改的共识。

总体来看，根据地理、交通、居民类型分为城市、农村和城乡接合部3种形态。城市又可细分为核心城区、城市周边等类型，农村地区分为平原、山区、旅游区、边境等具体形式。根据经济社会发展情况，可分为发达地区、中部地区和欠发达地区。根据人口分布，可分为人口较少地区、中等人口地区和百万人以上人口地区。从形式上看，有市三级医院牵头的医疗集团，也有以县级医院为龙头的县-乡-村一体化紧密型医共体。那么，如何选择符合当地实际的医共体建设模式呢？我们以边境县型、城市型两种较为特殊的形式进行分析和探讨。

一、多样化的中国县域

我国现有34个省级行政区划，333个地级行政区划。截至2023年1月1日，我国共有2843个县级单位，分别是1301个县，394个县级市，977个市辖区，117个自治县，49个旗，3个自治旗，1个特区，1个林区（图13-1）。

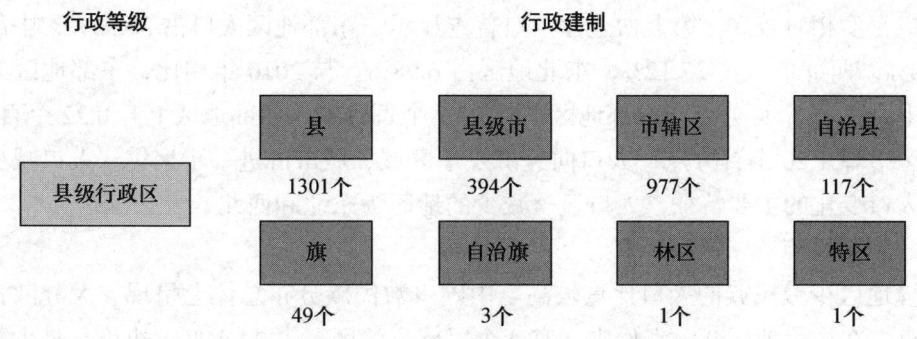

图 13-1 我国县级单位的分类

在 2843 个县级单位中，若羌县是我国面积最大的县，面积达 20.23 万平方千米，相当于 2 个江苏、12 个北京、17 个天津、32 个上海、182 个香港、6723 个澳门。嵊泗县是我国面积最小的县，面积为 86 平方千米，仅为若羌县面积的 0.04%。临泉县是我国人口最多的县，户籍人口 230.7 万人。札达县是我国人口最少的县，面积为 2.46 万平方千米，常住人口仅有 8454 人。

在超过 2 万千米的陆地边境线上，共有 9 个省份在陆地上和外国接壤，其中黑龙江、吉林、内蒙古 3 个省份与两国相邻，云南与三国相邻，西藏与四国相邻，新疆更是与八国相邻。在 9 个边境省份中共有 140 个边境县，每个县城都因为靠近邻国而各具特色。有被称为中国孤例的"一县接三国"的新疆喀什地区的塔什库尔干塔吉克自治县，该县与阿富汗、塔吉克斯坦和巴基斯坦（包括克什米尔地区）接壤，面积 2.5 万平方千米，整个县城只有崇山峻岭的山地和沟谷纵横的峡谷两种地形。有"一眼望三国"的吉林珲春县，每年来珲春的俄罗斯游客超过 30 万人次，平均每天的俄罗斯游客超过 1000 人次。除了旅游、边境贸易、工作和居住，大部分俄罗斯游客实际上是为了就医而来。也有众多的陆路口岸和旅居地，如云南省勐腊县、瑞丽市、景洪市。

多样化的中国县域，也造就了县域医共体建设的多样化特点。这一特点也决定了在县域医共体建设中，各地不能简单地照搬照抄其他地方的实践经验。在实践中，既要考虑落实好国家有关政策要求，也要充分结合当地实际情况，选择最符合当地卫生事业发展的具体路径。

二、边境县医共体建设模式

1. 我国边境县特点

边境既是国家间的界限，也是民族间、国家间联系的纽带。这种属性也决定了中国边境县都有自身独特的特点。总体来看，我国边境县主要有以下几个特点：

（1）人口特点

受多方面的因素影响，边境地区人口密度总体上偏低。分布基本格局是南密北疏，新疆、西藏、内蒙古、甘肃等边境地区人口密度总体偏低，云南、广西和东三省部分边境县人口密度相对较高。第七次全国人口普查显示，东部地区人口占39.93%，中部地区占25.83%，西部地区占27.12%，东北地区占6.98%。与2010年相比，东部地区人口所占比重上升2.15个百分点，中部地区下降0.79个百分点，西部地区上升0.22个百分点，东北地区下降1.20个百分点，人口向经济发达区域、城市群进一步聚集。人口减少是边境地区人口变化的主要特征，人口显著减少的地区为东北和西北。

（2）民族特点

边境地区少数民族的人口比重较高。中国少数民族分布总体上呈现"大分散，小聚集"特点。在边境地区9个省份中，有4个民族自治区，占44.44%。边境县是少数民族主要集中居住地。

（3）交通特点

我国边境县绝大多数地方深处内陆腹地，拥有高原、山脉、沙漠、丘陵、雪山等地貌，群山环抱、大江大河为特点的地理状况极大地制约着基础交通设施建设。近年来，国家加大对边境少数民族地区的投入，基础交通设施条件得到了极大的改善，但也主要集中在省、市、县、乡主要交通道路。与内陆地区和发达省份相比，边境县的县、乡、村之间与县和县之间受到地理条件的制约，很多地方交通设施依旧较为落后。此外，大多数边境县远离省会城市、市级城市。

（4）经济特点

我国边境县在经济发展方面总体上相对滞后，且分布呈现出明显的地区性不平衡特点。同时，边境县既是中国对外开放的经济走廊，又是中国与毗邻国家极为重要的生态走廊，经济发展与生态保护之间的矛盾较为突出。群众收入的来源主要集中在务工、种植和养殖方面。大多数边境县政府财政收入依赖于中央财政转移支付。

（5）对外交流

我国陆地边境线东起辽宁省丹东市的鸭绿江口，西迄广西壮族自治区防城港市的北部湾畔，总长度约2.2万千米。大陆海岸线自鸭绿江口至北仑河口，长达1.8万多千米。在漫长边境线上分布着众多公路、铁路、航空、水运口岸，也担负着"一带一路"对外交流与合作的历史重任。这也造成了边境县口岸流动人口多的特点。

（6）边境卫生特点

我国边境县医疗卫生总体上较内陆和东南沿海地区发展相对滞后，且医院规模总体较小，大多数县级医院为二级综合医院。总体较境外毗邻国县域医疗水平高。这一特点，也吸引了大量的境外患者到境内就医。

2. 边境县医共体建设要点

基于上述边境县特点，边境县在县域卫生发展中应当结合当地实际，突出地域特色，因地制宜发展县域卫生高质量发展模式。

（1）坚持高位统筹，组建一个紧密协同的县域医共体

由县委、县政府统筹，将医共体建设与县域卫生高质量发展纳入党委、政府的核心工作。县域内组建一个高度紧密、分工协同的医共体，统筹县域医疗卫生资源，实现有

限资源的高度整合。

（2）注重当地及辐射周边毗邻国家地区的疾病谱分析

突出常见病、多发病和急诊急救诊疗能力，因地制宜投入建设重点专科和特色专病（如呼吸道疾病、消化道疾病、心脑血管疾病、内分泌疾病、创伤、疼痛），解决好群众的基本医疗需求。

（3）资源整合，建强妇幼疾病诊疗和保健体系

鉴于边境县人力资源短缺，优秀医疗人才和技术制约，应从政策层面制定边境县医药卫生改革政策，尤其是妇幼、中医等短板学科发展政策、等级医院评审要求和县域医疗卫生机构设置，探索基于医共体高位统筹的妇幼、中医诊疗体系建设。如依托县医院中医科、康复医学科等组建医共体中医专科（加挂中医医院牌子），依托妇科、产科、儿科、康复医学科、中医科组建妇幼保健专科（加挂妇幼保健院牌子），实行"一院多功能区专科特色"医疗资源布局。

（4）注重乡村两级基层卫生服务能力提升

把乡、村两级医疗卫生机构服务能力提升作为重点工作，抓好基础医疗和基本公卫服务工作，把传染病防治、流行病调查、地方特殊疾病防治等工作融合起来，做好居民健康"守门人"。

（5）推动优质资源下沉，解决好医疗技术和人才短板

通过制定政策推动国家、省、市优质资源下沉边境县长期帮扶，建立省内优势医院长期帮扶边境县长效机制，借助上级医院优势人才和技术、资金支持提升边境县县、乡两级医疗卫生机构服务能力，培养一批优秀的本土医疗技术人才。建立县级医院资源下沉乡村医疗卫生机构长效机制，建立县级医院专科与乡镇卫生院全科医疗协同、与村卫生室基本公卫服务协同机制，重构分级诊疗新秩序。

（6）注重对外交流合作构建国门医疗诊疗服务中心

针对各边境县特点和毗邻国家群众医疗技术需求和边贸互市、边境旅游、国防医疗保障等需求，积极争取各级政府支持，布局边境县医疗卫生功能定位，做好特需医疗服务。构建医疗保健交流服务平台，助力边疆和平与稳定。

（7）注重发掘边境县旅游文化资源，构建新型康旅产业体系

边境县也拥有丰富的历史、文化、自然景观以及毗邻国国境风情特色和边贸互市人口流动特点。要注重用好这一资源要素，依托医共体医疗保障优势，构建医共体内的医疗卫生机构医养、康养、旅居医疗保健等服务，提高医疗卫生机构非医疗依赖业务收入。

三、城市医共体建设模式

1. 城市医疗的机遇与挑战

县级市和市辖区从经济发展程度来看，是县域经济发展的佼佼者，具有较好的经济条件；从城市化进程来看，有超过50%的城镇化率，个别地方城镇化率达到80%以上；从人口结构来看，是老龄化程度较为明显的地区；从职业结构来看，主要为企事业单位

职工和城镇人口；从医疗保障需求来看，与农村地区有显著差别，群众就医选择呈现多样化渠道，对市（县）级医院依赖性较弱；从病种方面来看，主要疾病集中在慢性病；从交通条件上看，因其本身处于城市核心区，交通便利，容易流动和域外就医。这一显著特点，决定了城市型医疗卫生机构机遇与挑战并存。

机遇包括：①县域医共体建设，为市（县）级医院整合街道、社区医疗提供了有利的政策契机；②城市医疗集团建设，为市（县）级医院转型并与省（市）级三级医院合作开通了"绿色通道"；③省（市）级三级医院也需要和基层医疗卫生机构合作，构建新医改下的转型发展新模式。

挑战包括：①处于省级或市级医疗中心腹地，难以形成有效的"纽带"作用，受制于省（市）级医疗卫生机构的"虹吸"和街道、社区卫生服务机构的"排挤"，医院生存和发展受限；②在新医改和新的医疗竞争格局中，战略定位和业务定位不清晰将会进一步加剧经营困难。

在这种背景下，城市医疗卫生机构如何突破重围，如何破局实现高质量发展，也是众多市（县）需要深思熟虑的问题。

2. 城市医共体发展模式要点

（1）主动融入新医改，抢抓政策机遇

城市型市（县）级医院应当在新改革大潮中主动作为，抓住政策机遇，重塑县域医疗卫生高质量发展新格局。

（2）将紧密型县域医共体与城市医疗集团"双融合"，构建城市型县域卫生发展新模式

县域医共体核心在于县-乡-村一体化，城市医疗集团的优势在由省（市）级三甲医院为龙头引领，双向力量加持。这不仅仅是城市型县域医疗的机遇，也是推动城市型市（县）级医院升级的外部力量。应当"用好"省（市）级三甲医院帮扶这一资源，找准城市型医疗卫生发展和转型的着力点、突破口。

（3）坚持差异化发展准确定位牵头医院发展方向

由于城市型市（县）级医院处于多个省（市）级三级医院以及民营医疗的"包围圈"之中，在综合实力上，无法与省（市）级三级医院抗衡；在专科能力上，与省（市）级三级医院优势专科和民营专科医疗相比也难以有过于明显的优势。与街道基层医疗相比，医疗服务便捷性、实惠性又难有竞争力。如何定位医院发展方向？如何定位重点专科发展方向？这两个问题将决定着医院的生存之道。应当针对周边医疗中的薄弱点或其他医院不被重视的专科方向，将其发展成为医院的重点特色。对此，各医疗卫生机构需要因地制宜地进行调查分析和定位。

（4）借助城市医疗集团资源推动资源下沉

在城市医疗集团建设中，应当考虑借助上级医院的专科能力、人才和技术，将市（县）级医院定位为医疗集团的分院，积极发展亚专业特色专病、专科，并与医疗集团在技术和服务上形成互补。此外，要注重医院和专科品牌建设，引流患者就医，提升患

者就医体验。

（5）特别注重慢病管理与医防融合

要注重以慢病为抓手，开展慢病病种专科化医疗技术与服务，打造全人群、全流程的慢病闭环管理与服务体系。注重中西医协同、营养、心理、康复等在慢病管理中的作用，构建特色服务体系。注重辖区群众就医习惯，与其他医疗卫生机构实行差异化就诊服务体验，如夜间门诊、节假日门诊、绿色通道门诊以及特色化住院诊疗服务，引流职工、学生等群体便捷就医。

（6）注重双向转诊协同

与医疗集团上级医院和下级医院畅通转诊利益机制和资源共享机制，构建可持续的发展利益机制。

（7）功能转型构建"大专科+小综合"社区医院服务

在养老、护理、康复、残疾人康复、常见病全科医学诊疗、保健服务等领域，建立专科服务特色，并借助上级医院延伸专科服务能力，为居民提供具有特色的综合服务。

此外，以农村为主的县域建设模式较为成熟，如福建省尤溪县、云南省云县、云南省景东彝族自治县等都探索出了较好的经验。在城乡接合部，也涌现了一批先进的医共体建设模式，如云南省祥云县、安徽省阜南县、山西省介休市、河北省故城县。

总体来说，从全国各地的实践来看，高位统筹、资源共享、信息化建设、体制机制改革、差异化发展等是共性做法，在具体路径上各地的发展模式和方式也具有地方特色特点。在具体实践中，应当坚持强龙头、强中医、强基层、重管理、提升内涵，并注重疾控、妇幼协同，因地制宜，推动县域卫生高质量发展。

第三节　从县域医共体走向健康共同体

2023年12月29日，国家卫生健康委等10部门印发的《指导意见》标志着紧密型县域医共体建设由试点阶段进入全面推进阶段，为各地规范稳健开展紧密型县域医共体建设提供了依据和指南。《指导意见》指出，到2024年6月底前，以省为单位全面推开紧密型县域医共体建设；到2025年底，力争全国90%以上的县（县级市，有条件的市辖区可参照）基本建成布局合理、人财物统一管理、权责清晰、运行高效、分工协作、服务连续、信息共享的县域医共体；到2027年底，紧密型县域医共体基本实现全覆盖。这也意味着紧密型医共体建设到2027年底将完成阶段性的使命。

那么，2024—2027年医共体建设的重点是什么呢？2027年之后，中国县域卫生又将走向何处？一批先行先试的医共体建设试点县、医改成功县又该将改革与发展的重点放在哪里呢？在漫漫历史长河中，改革与发展始终是每个时代的主题。也唯有不断改革与创新，才能推动历史不断前进。

一、深化医共体建设改革：从试点走向全面推进

《指导意见》从5个方面提出20条重点任务和要求，对县域医共体的外部管理、内部运行、完善服务、支持政策等方面做出了明确的规定，内容丰富全面，坚持守正创新，提出了具体目标要求。强调医共体建设要坚持"强县域、强基层"，推动实现一般疾病在市（县）解决、日常疾病在基层解决。明确了工作路径，就是建设责任、管理、服务、利益"四个共同体"，增强医共体建设的内生动力和可持续性。提出了发展要求——"紧密型、同质化、控费用、促分工、保健康"，确保医共体建设行稳致远。

《指导意见》要求，以习近平新时代中国特色社会主义思想为指导，全面贯彻党的二十大精神，落实新时代党的卫生与健康工作方针，坚持以人民健康为中心，坚持基本医疗卫生事业公益性，深化"三医"联动改革，围绕"县级强、乡级活、村级稳、上下联、信息通"目标，通过系统重塑医疗卫生体系和整合优化医疗卫生资源，推进"以城带乡""以乡带村"和"县乡一体""乡村一体"，加快建设紧密型县域医共体，大力提升基层医疗卫生服务能力，让群众就近就便享有更加公平可及、系统连续的预防、治疗、康复、健康促进等健康服务，为健康中国建设和乡村振兴提供有力保障。值得注意的是，要注重推进"以城带乡""以乡带村"和"县乡一体""乡村一体"，提升基层医疗服务能力。这也是当前医共体建设的薄弱点。

《指导意见》要求到2025年底，紧密型县域医共体建设取得明显进展，尤其要在"组织管理、投入保障、人事编制、薪酬待遇、医保支付"等政策上进一步完善；基本建成"布局合理、人财物统一管理、权责清晰、运行高效、分工协作、服务连续、信息共享"的县域医共体。《指导意见》进一步明确了政策支持和医共体考核评价的总体要求。县级市和有条件的市辖区可参照执行，这也为城市型和城乡接合的县（市）指明了县域医共体建设方向。

《指导意见》同时要求，到2027年底，紧密型县域医共体管理体制运行机制进一步巩固，县域防病治病和健康管理能力明显提升，县-乡-村三级协同支持关系进一步夯实，乡-村两级服务水平明显加强，医保基金县域使用效能不断提高，群众获得感进一步增强。换言之，当前很多医共体管理体制的运行机制尚不健全、运营尚不顺畅、基础尚不稳定、县-乡-村协同尚不够紧密、医保基金使用效能尚不够高、群众获得感尚不够好。这些问题也是2024—2027年需要深化改革和解决的问题。

二、提升医共体建设内涵：从建设走向全面运营

《指导意见》从4个方面对规范县域医共体内部运行管理提出任务要求。一是完善内部决策机制。要求制定县域医共体章程，明确组织架构，完善议事决策制度。加强县域医共体内党组织建设，切实发挥党委把方向、管大局、做决策、促改革、保落实作用。选强配齐县域医共体负责人员，负责人员中要有基层医疗卫生机构代表。二是加强

绩效考核。要求各地明确县域医共体年度任务目标和绩效考核指标，引导资源向乡村下沉，考核结果与公共卫生服务经费补助、医保基金支付、绩效工资总量核定以及负责人员薪酬、任免、奖惩等挂钩。建立健全内部考核机制，考核指标向资源下沉、巡诊派驻、家庭医生签约、成本控制等方面倾斜，建立长效激励机制。三是优化内部管理。要求逐步实现县域医共体内部行政、人事、财务、业务、用药、信息、后勤等统一管理。整合县域医共体现有资源，合理建立人力资源、运营管理、医疗质控、医保管理、信息数据五大管理中心。四是提高管理服务质量。要求统一县域医共体内规章制度和技术规范、人员培训、质量控制等标准，强化县域医共体医疗质量和安全管理，完善查房、病案管理、处方点评、机构间转诊等工作流程和标准，加强检查检验、疾病诊断质量监测评价。

1. 在投入保障方面

《指导意见》强调落实政府投入保障责任，政府办基层医疗卫生机构的基本建设和设备购置等发展建设支出，由地方政府根据发展建设规划足额安排；人员经费和业务经费等运行成本通过服务收费和政府补助补偿。中央财政通过基本公共卫生服务、基本药物制度补助资金对乡村医疗卫生机构予以支持。中央预算内投资对县域医共体内符合条件的项目加大支持力度。地方政府新增财政卫生健康支出向县域医共体内基层医疗卫生机构适当倾斜。

2. 在人事编制方面

《指导意见》提出在编制使用、人员招聘、人事安排、绩效考核、职称评聘等方面赋予县域医共体更多自主权。在县域医共体内公立医疗卫生机构编制分别核定的基础上，更加注重人员统筹使用，根据岗位需要，实行"县管乡用""乡聘村用"。以县域医共体为单位，充分利用专业技术岗位职数，适当提高基层医疗卫生机构中级、高级专业技术岗位比例。

3. 在薪酬方面

《指导意见》强调落实"两个允许"要求，统筹平衡县、乡两级绩效工资水平，合理调控各级各类医疗卫生机构间人员收入差距。鼓励对县域医共体内各医疗卫生机构负责人实行年薪制。

从上述政策导向可以看出，2024年之后的医共体建设将更加注重其支持政策配套，更加注重医共体内部运营管理，更加注重建立和完善保障医共体可持续高质量发展的保障体系建设。落实政策、完善制度、健全机制、降本增效、控制风险、规范运营、精益管理、注重成效、重在执行，也将是今后一段时期医共体内涵体系建设的重点工作之一。尤其是要妥善解决在改革和发展过程中总院长人选及领导班子调整对医共体可持续发展的风险。

三、提升整体服务能力：从医疗共同体走向健康共同体

《指导意见》从5个方面对提升县域医共体整体服务能力提出具体要求。一是促进资源服务共享。统筹建立县域医学影像、医学检验、病理、心电诊断、消毒供应五大资源共享中心，统筹建立县域肿瘤防治、慢病管理、微创介入、麻醉疼痛诊疗、重症监护五大临床服务中心，提高资源配置和使用效率，提升服务能力。二是提升重大疫情应对和医疗应急能力。要求健全县域医共体传染病监测预警机制，健全分级、分层、分流的重大疫情救治机制，加强县域医疗急救体系建设，强化牵头医院对基层的指导，加强重大疫情医疗资源和物资储备等。三是拓展家庭医生签约服务。要求依托基层医疗卫生机构开展家庭医生签约服务，扩大、做实一般人群和重点人群签约服务。四是创新医防融合服务。要求围绕慢性病患者、老人、儿童、孕产妇、重大传染病患者等重点人群，开展融合疾病预防、筛查、诊治、护理、康复等的一体化服务。五是提升中医药服务能力。要求县级中医医院统筹县域中医药服务资源，发挥县域中医医疗、预防保健、特色康复、人才培养、适宜技术推广和中医药健康宣教龙头作用。

2024年7月18日中国共产党第二十届中央委员会第三次全体会议通过的《中共中央关于进一步全面深化改革、推进中国式现代化的决定》要求，实施健康优先发展战略，健全公共卫生体系，促进社会共治、医防协同、医防融合，强化监测预警、风险评估、流行病学调查、检验检测、应急处置、医疗救治等能力；促进医疗、医保、医药协同发展和治理；以应对老龄化、少子化为重点完善人口发展战略，健全覆盖全人群、全生命周期的人口服务体系，促进人口高质量发展；积极应对人口老龄化，完善发展养老事业和养老产业政策机制；优化基本养老服务供给，促进医养结合。

此外，2024年7月国家卫生健康委等部门陆续印发《健康中国行动——糖尿病防治行动实施方案（2024—2030年）》《健康中国行动——慢性呼吸系统疾病防治行动实施方案（2024—2030年）》《国家卫生健康委办公厅关于印发肺癌筛查与早诊早治方案（2024年版）和结直肠癌筛查与早诊早治方案（2024年版）的通知》，进一步加强对糖尿病、慢性呼吸系统疾病、肿瘤疾病等管理和临床诊疗要求。管理慢病、管理好慢病，也将是2024—2030年的重点工作之一。尤其是《重点中心乡镇卫生院建设参考标准》的医疗服务部分对急诊急救、门诊和住院服务、特色专科服务和医疗设备配备4方面，公共卫生服务部分对应对突发公共卫生事件、健康管理服务、电子健康档案普及应用等方面提出了明确要求。中华医学会编制的《基层医疗卫生机构常见疾病诊疗指南》进一步细化了基层卫生院慢病管理职能和技术要求。

健康共同体更注重健康和预防，强调全生命周期的健康管理，注重从源头上改善人们的健康状况，减少疾病的发生，也更加注重社区和基层的参与。管理慢病、重视科普、改善行为、促进健康，加强全人群、全周期健康管理，注重医防融合，从治病向防病转变，也将是今后一段时期医疗卫生服务的重点。在人口老龄化和慢性病、传染性疾病多发的大环境下，从县域医共体走向健康共同体，不仅是"健康中国"战略的需求，也是广大人民群众的热切期盼。

同时，随着国家推进基本医疗保险省级统筹，深化医保支付方式改革，完善大病保险和医疗救助制度，加强医保基金监管等医保改革的深化，以及基层医疗卫生机构分类管理和一大批县级医院综合能力提升，县域卫生未来的发展格局也将迎来前所未有的巨大变化。在这一变革中，县域医共体及其成员单位如何因势利导、与时俱进地谋好局、布好篇，也是县域卫生从新医改走向高质量可持续发展的又一重大机遇与挑战。

参考文献

［1］刘远立.健康中国建设研究报告（2023）［R］.北京：社会科学文献出版社，2023.
［2］庄一强，王兴琳.中国医院竞争力报告（2022）［R］.北京：社会科学文献出版社，2022.
［3］李瑞锋，候胜田.中国中医药发展报告（2022—2023）［R］.北京：社会科学文献出版社，2024.
［4］中国研究型医院学会移动医疗专业委员会.医疗蓝皮书：中国县域医共体发展报告（2023）［R］.北京：社会科学文献出版社，2024.
［5］妇幼健康司.中国妇幼健康事业发展报告（2019）［R/L］.（2019-05-27）［2024-10-10］.http://www.nhc.gov.cn/fys/ptpxw/201905/bbd8e213a7e47958c5c9e032e/dfa2.shtml.
［6］国家卫生健康委员会基层卫生健康司，国家卫生健康委卫生发展研究中心.紧密型县域医疗卫生共同体建设典型案例2024［M］.北京：人民卫生出版社，2024.
［7］国家卫生健康委员会基层卫生健康司，国家卫生健康委卫生发展研究中心.基层卫生综合改革典型案例2024［M］.北京：人民卫生出版社，2024.
［8］中国医院协会医共体分会.紧密型县域医疗卫生共同体实践案例2020［M］.北京：人民卫生出版社，2021.
［9］中国医院协会医共体分会.紧密型县域医疗卫生共同体实践案例2021［M］.北京：人民卫生出版社，2022.
［10］国家统计局.第七次全国人口普查公报［R/L］.（2021-05-11）［2024-10-10］.http://www.stats.gov.cn/cy/zxfb/202302/t0230203_1901085.html.
［11］国家统计局.2022年中国卫生健康事业发展统计公报［M］.北京：国家统计局，2022.
［12］云南省统计局，国家统计局云南调查总队.云南发展［R］.昆明：云南省统计局，2024.
［13］王红漫.大国卫生之论——农村卫生枢纽与农民的选择［M］.北京：北京大学出版社，2024.
［14］黄征学.中国边境地区发展面临的问题及对策建议［J］.发展研究，2013（8）：5-7.
［15］洪蒙，时松和，陈雪娇，等.基于价值医疗的整合型医疗卫生服务体系在医共体建设中应用研究［J］.中国医院管理，2020，40（11）：25-27.
［16］宋莉.党领导妇幼健康事业的发展成就［N］.学习时报，2021-12-03（11）.
［17］潘锋.在新征程上推进我国妇幼健康事业高质量发展［J］.中国医药科学杂志，2024（6）：16.
［18］杜玉开，王友洁.中国妇幼卫生事业的发展历程和未来展望［J］.中华预防医学杂志，2008，11（4）：104-107.
［19］杨威，郭睿，杨金侠.某省乡镇卫生院医疗服务能力调查［J］.卫生经济研究，2017，361（5）：1-5.
［20］王思远，杭苒枫，唐专智，等.西部少数民族地区乡镇卫生院医疗服务供给状况调查［J］.中国农村卫生事业管理，2023，43（9）：1-5.
［21］王麦燕.乡镇卫生院的发展历程及在新医改中的机遇［J］.中国医药指南，2012，10（25）：1-4.
［22］池翔宇.科室创新管理［M］.重庆：西南师范大学出版社，2021.
［23］张鹭鹭，王羽.医院管理学［M］.2版.北京：人民卫生出版社，2014.
［24］刘志军，杨丁贵，张海芳.中医精诚文化与医院文化管理［M］.北京：中国协和医科大学出版社，2022.

［25］张宗久．贴众而行进一步改善医疗服务行动百佳案例（第二辑）［M］．北京：光明日报出版社，2019．

［26］国家卫生健康委，国家中医药管理局．关于印发医疗联合体管理办法（试行）的通知（国卫医发〔2020〕13号）［S］．2020．

［27］中共中央办公厅，国务院办公厅．关于进一步深化改革促进乡村医疗卫生体系健康发展的意见（厅字〔2023〕35号）［S］．2023．

［28］中共中央，国务院．"健康中国2030"规划纲要（中发〔2016〕23号）［S］．2023．

［29］国家卫生健康委，中央编办，国家发展改革委，等．关于全面推进紧密型县域医疗卫生共同体建设的实施意见（国卫基层发〔2023〕41号）［S］．2024．

［30］中共中央．关于进一步深化改革推进中国式现代化的决定（中发〔2024〕19号）［S］．2024．

［31］国家卫生健康委办公厅，国家医保局办公室，国家中医药局办公室．关于印发紧密型县域医疗卫生共同体建设评判标准和监测指标体系（试行）的通知（国卫办基层发〔2020〕12号）［S］．2020．

［32］国务院办公厅．印发关于加快中医药加快中医药特色发展若干政策措施的通知（国办发〔2021〕3号）［S］．2021．

［33］国家中医药管理局，人力资源社会保障部，国家卫生健康委．等．关于加快推进县级中医医院高质量发展的意见（国中医药综发〔2023〕13号）［S］．2024．

［34］国家卫健委办公厅．“千县工程”县医院综合能力提升工作方案（2021—2025年）（国卫办医函〔2021〕538号）［S］．2021．

［35］云南省深化医药卫生体制改革领导小组．关于印发全面推进紧密型县域医共体建设的实施意见的通知［S］．2022．

［36］国家卫健委办公厅，国家中医药局综合司，国家疾控局综合司．关于印发重点中心乡镇卫生院建设参考标准的通知（国卫办基层函〔2024〕269号）［S］．2024．

［37］国家卫健委，国家中医药管理局．乡镇卫生院服务能力标准（2022版）（国卫基层函〔2022〕117号）［S］．2022．

［38］中共云南省委办公厅，云南省人民政府办公厅．关于进一步深化改革促进乡村医疗卫生体系健康发展的若干措施［S］．2023．

［39］南安市公立医疗机构管理委员会办公室．关于印发南安市医防融合工作方案（试行）的通知［S］．2021．

［40］李路平，马丽平．现代医院管理务实［M］．北京：中国商务出版社，2016：34．

［41］迈克尔·波特．什么是战略［J］．商界：评论，2006（1）：100-101．

［42］张英，何苗苗，雷程仕，等．医院管理咨询全程运作实操［M］．广州：广东省出版集团广东人民出版社，2010．

［43］赛柏蓝-基层医师公社．公卫服务难开展？5大问题值得深思［EB/OL］．［2024-12-27］．https://www.sohu.com/a/464454440_121101003．

［44］琼海卫计．湖南医改观察"超级乡镇医院"背后的浏阳经验［EB/OL］．［2024-12-27］．https://www.sohu.com/a/437088416_120209921．

［45］刘志勇．"超级"乡镇卫生院"变形"记［N］．健康报，2021-02-19（3）．

［46］林清清．中医药帮扶．广州中医药大学帮扶清远佛冈镇卫生院变身中医药康养基地［N］．羊城晚报，2024-07-17．

［47］苏妙玲．基层慢病门诊量占比80%是怎样炼成的［EB/OL］．（2020-09-18）［2024-12-27］．https://health.sina.com.cn/d/2020-09-18/doc-iivhuipp5088281.shtml．

［48］刘丹．长沙县：慢病管理健康生态背后的"医防密码"［EB/OL］．（2020-11-24）．［2024-12-27］．https://health.rednet.cn/content/2020/11/24/8631215.html．

[49] 罗利.医院运营管理[M].北京：中国协和医科大学出版社，2022.

[50] 崔艳红.基于SDCA循环的档案数字化流程标准化管理[J].卷宗，2020（5）：87.

[51] 段永刚.全面质量管理[M].4版.北京：中国科学技术出版社，2018.

[52] 高晶晶，李荣博，宋世卿.影响临床路径管理入径率因素分析[J].养生保健指南，2019（50）：186.

[53] 佛莱德·李，著.假如迪士尼运营医院：缔造完美体验的91/2准则[M].何静，译.北京：光明日报出版社，2017.

[54] 三明市医改领导小组.三明市绩效考核方案[S].2021.

[55] 云县县委办公室，县政府办公室.云县医共体绩效考核方案[S].2020.

[56] 舒琳林.浅谈新医改背景下公立医院财务管理存在的问题和对策[J].中国集体经济，2020（7）：21-26.

[57] 王力男，杨燕，王瑾，等.公立医院经济运行综合评价指标体系构建[J].中国卫生资源，2020，23（3）：217-221，227.

[58] 张云霞，梁立.医疗卫生机构推行财务共享服务的探讨[J].中国卫生经济，2020，39（1）：83-84.

[59] 肖勇，黄晓英.医院绩效考核制度改革势在必行[J].中国总会计师，2019（12）：134-135.

[60] 陈云，范艳存.新医改以来公立医院绩效考核政策述评[J].中国卫生经济，2018，37（7）：67-70.

[61] 宋超，李满昌，王雪瑶，等.强整合重分层提升医疗体系治理效能[J].中国卫生，2023，451（73）：73-74.

[62] 刘霞，洛任文雅，李欣咪，等.2029—2021年江西省分级诊疗运行情况与实施效果浅析[J].中国农村卫生事业管理.2023，7（481）：481-487.

[63] 张朝阳.医保支付方式改革案例集[M].北京：中国协和医科大学出版社.2016.

[64] 王子伟，韩洋.我国医防融合建设的内在逻辑、类型划分与实践路径[J].南京医科大学学报（社会科学版），2025，25（1）：9-15.

[65] Shaw FE, Asomugha CN, Conway PH, et al. The Patient Protection and Affordable Care Act: opportunities for prevention and public health[J]. Lancet, 2014, 384(9937): 75-82.

[66] Ayenew LG, Hoelscher MA, Emshoff JG, et al. Evaluation of the public health achievements made by projects supported by a federal contract mechanism at the Centers for Disease Control and Prevention (CDC)[J]. Evalnation and Program Planning, 2021, 88: 101949.

[67] AMR-X Collaborators. System-wide approaches to antimicrobial therapy and antimicrobial resistance in the UK: the AMR-X framework[J]. Lancet Microbe, 2024, 5(5): e500-e507.

[68] Katsuyama K, Kato K, Murata Y, et al. Current Status and Issues with Japan's Community-Based Integrated Care System: Health Information System and Health Information Exchange System Framework[M]. Singapore: Springer Singapore, 2020: 155-174.

[69] Kelley AT, Nocon RS, O'Brien MJ. Diabetes management in community health centers: a review of policies and programs[J]. Current Diabetes Reports, 2020, 20(2): 8.

[70] Bomba B, Cooper J, Miller M. Working towards a national health information system in Australia[J]. Medical Information, 1995, 8(2): 1633.

[71] Foo C, Chia HX, Tan SYT, et al. Community hospitals of the future: the role of community hospitals to mitigate health system burden in Singapore[J]. Frontiers in Health Servles, 2024, 4: 1407528.

[72] Ingelbeen B, van Kleef E, Mbala P, et al. Embedding risk monitoring in infectious disease surveillance for timely and effective outbreak prevention and control[J]. BMJ Global Health, 2025, 10(2): e016870.

［73］Zhao Y，Liu L，Qi Y，et al. Evaluation and design of public health information management system for primary health care units based on medical and health information［J］. Journal of Infection and Public Health，2020，13（4）：491-496.

［74］Rosales R，Calvo R. The Affordable Care Act：policy predictors of integrated care between Hispanic-serving and mainstream mental health organizations［J］. BMC Health Services Research，2021，21（1）：186.

［75］顾海，李子豪，王福如，等.医防融合的关键问题、机制创新与实现路径［J］.卫生经济研究，2024，41（1）：45-49.

［76］罗力，王颖，张天天.新时代疾病预防控制体系建设的思考［J］.中国卫生资源，2020，23（1）：7-13.

［77］武丽君.以慢性病管理为抓手，创新医防融合新模式［J］.中国乡村医药，2021，28（9）：71-72.

［78］张霄艳，孙枫华，方鹏骞.城市社区在"新冠肺炎"疫情防控中的基础作用与思考［J］.中国卫生事业管理，2020，37（5）：321-324.

［79］高原，寇现娟.体医融合背景下的糖尿病防治：美国经验及启示［J］.中国全科医学，2022，25（25）：3089-3096.

［80］冯雁，杨兴宇.基于COSO风险管理框架下的公立医院内部控制体系研究［J］.企业导报，2012（9）：40-41.

［81］《审计专业资格考试辅导教材》编写组.审计理论与实务［M］.北京：中国时代经济出版社有限公司，2021.

［82］张英，何苗苗，等.医院管理咨询全程运作实操［M］.广州：广东省人民出版社，2010.

［83］桂克全.解密华西［M］.北京：光明日报出版社，2019.

［84］张虹.中医医院学科建设精细化管理［M］.北京：科学技术文献出版社，2022.

［85］任桂莲，紧密型县域医共体建设探索与实践［M］.昆明：云南出版集团，云南科技出版社，2021.

［86］单之蕾.中国最"牛"的县：塔什库尔干［EB/OL］.（2015）.［2024-05-01］.http://www.dili360.com/cng/article/p566fd7c4882a243.htm

［87］许伟明.珲春 吉林蓝海梦的唯一希望［EB/OL］.（2017）.［2024-05-01］.http://www.dili360.com/cng/article/p5912873e4631987.htm

［88］荣松.吉木乃 中哈俄蒙风情的十字路口［EB/OL］.（2021）.［2024-05-01］.http://www.dili360.com/cng/article/p617123eaa361759.htm

［89］云南普洱边三县：多姿多彩的民族风［N］.广州日报，2012-12-11.

［90］游珍，封志明，雷涯邻等.中国边境地区人口分布的地域特征与国别差异［J］.人口研究，2015，5（8）：12.

［91］刘志军，杨丁贵，张海芳.中医精诚文化与医院文化管理［M］.北京：中国协和医科大学出版社，2022.

［92］刘珏，闫温馨，刘民，等.新时期健康中国建设中的医防协同，理论机制与政策演变［J］.中国科学基金，2023，37（3）：451-460.

［93］中华医学会.基层医疗卫生机构常见疾病诊疗指南.中华全科医师杂志，2020，19（4）：20-24.